睡不着？中医来帮忙

海 英 主编

辽宁科学技术出版社
·沈阳·

中文：辽宁省"兴辽英才计划"项目资助（XLYC2002104）
英文：Supported by Liaoning Revitalization Talents Program（XLYC2002104）

图书在版编目（CIP）数据

睡不着？中医来帮忙 / 海英主编 . — 沈阳：辽
宁科学技术出版社，2022.12
ISBN 978-7-5591-2712-9

Ⅰ . ①睡… Ⅱ . ①海… Ⅲ . ①失眠—中医治疗法
Ⅳ . ① R277.797

中国版本图书馆 CIP 数据核字（2022）第 151907 号

出版发行：辽宁科学技术出版社
　　　　　（地址：沈阳市和平区十一纬路 25 号　邮编：110003）
印　刷　者：辽宁鼎籍数码科技有限公司
经　销　者：各地新华书店
幅面尺寸：145mm×210mm
印　　张：8.75
字　　数：230 千字
出版时间：2022 年 12 月第 1 版
印刷时间：2022 年 12 月第 1 次印刷
责任编辑：寿亚荷　胡嘉思
封面设计：刘冰宇
责任校对：刘　庶　赵淑新
书　　号：ISBN 978-7-5591-2712-9
定　　价：40.00 元

联系电话：024-23284370，13904057705
邮购热线：024-23284502

编　委　会

前 言

睡眠和进食一样是人生中必不可缺的，每个人每天都需要睡眠，睡眠也是人类的基本需求。"日出而作，日落而息；入夜则寐，入昼则寤"。随着生活节奏的加快，社会竞争的加剧，人们生活方式的改变，失眠已成为影响现代人生活和身体健康的一大疾患，其发生率也日益增高；随着社会的发展，健康含义的不断扩大，人们也越来越认识到良好睡眠的重要性，注重睡眠的质量、积极解决睡眠问题成为当代社会的关注焦点。失眠不仅仅是睡不着那么简单，往往会给患者带来极大的痛苦和心理负担，严重影响生活质量和工作效率。长期失眠会导致免疫功能降低，记忆力减退，还会引发多种疾病，造成机体多脏器功能紊乱，增加死亡风险。因此，了解失眠的发病规律及其临床特点，遵循自然界的昼夜节律和机体自身的睡眠规律，倡导科学的生活作息方式，对于预防失眠具有非常重要的意义。

中医治疗失眠历史悠久，从古至今已积累了丰富的临床经验，笔者经过多年临证实践，在对失眠的认识、预防、治疗方面深切体会到中医药的独特优势，因此我们组织有关人员编写了《睡不着？中医来帮忙》一书。本书是一本深入浅出、通俗易懂、实用性强的医学普及读本。书中从"人需要睡眠"入手介绍睡眠的相关知识，包括正常睡眠的周期性变化、不同年龄人群的睡眠需求、睡眠与大脑的亲密关系等，告诉人们优质睡眠不可缺少，拥有优质睡眠使人们身体健康，也是生活质量的保证。再从"中医对睡眠的认识"，带领大家走进中医睡眠理论，了解睡眠与五脏、睡眠与脑、睡眠与体质、睡眠与情志、睡眠与经络时辰之间的关系，再过渡到"中医对失眠的认识"，力求将中医知识深入浅出，让广大读者读得懂、记得住。很多人把"睡不着"当作"失眠"，把"失眠"等同于"睡眠障碍"，这种想法并不完全正确，错误的睡眠认知及不良的生活习惯，在日常生活中非常常见。有些导致了失眠的发生，甚至导致了失眠的持续存在，因此我们又从现代医学角度向读者介绍了引起失眠的因素、失眠的易患人群、衡量失眠的标准、失眠的分类、特殊人群的失眠以及失眠的西药与睡眠认知行为治疗等，让有失眠困扰的读者可以"对号入座"，找到失眠"根源"，最后中医来帮忙，帮您积极"寻医问药"，辨证论治，从中药、食疗、运动导引、针刺、拔罐到情志调理诸多方面，好似体验"中医专家与您面对面"，再教给广大读者一些平日里可以自己操作的失眠方面的养生与调护知识，教您如何做能避免失眠的发生，怎么做能改善失眠的症状，助您摆脱失眠困扰。

　　本书可作为失眠患者家庭治疗和自我调养的常用书，也可供基层医务人员和广大群众阅读参考。希望通过阅读，能使读者了解睡眠的价值，饮食起居习惯的调节，掌握具体的实用手段，重新正视睡觉这件事，好好改善您的睡眠，从而提升健康和生活水平。限于编者水平与时间，不足之处在所难免，望广大读者批评、指正，待再版时完善。

编　者

2022年10月28日

目　录

第一章　人需要睡眠

第一节　睡眠概述

　　睡眠是人生中必不可缺的，每个人每天都需要睡眠，就像进食一样，睡眠也是人类的基本需求，而且，大多数人一生中的睡眠时间超过生命的1/3，但要给睡眠下一个确切的定义却不那么容易，最初人们认为当人或动物处于一种静止不动的状态就是睡眠，睡眠常常被视为一种被动现象，因为睡觉时机体不会发生太大的动静，对于机体的生存和良好的运作而言，觉醒时所发生的事才具有重要性，这个定义显然不确切。1917年，罗马尼亚的希腊裔神经学家、精神病专家康斯坦丁·冯·艾克诺默通过研究，首先提出睡眠并非一种被动现象，睡眠并不只是觉醒缺失，而是一种主动现象，提供睡眠的神经网络需要被激活，同时觉醒神经元处于休息状态下需要大脑一些部位发挥作用才会产生睡眠。20世纪30年代初，一位法国生理学家给睡眠下了个定义，认为睡眠是身体内部的需要，使感觉性活动和运动性活动暂时停止，如给予适当刺激就能立即觉醒。但随着科学技术的发展，用电子仪器可以记录动物和人的脑电活动，并将睡眠和觉醒状态比较，发现脑电记录并没有明显的差异，从而对睡眠有了一个新的认识。定义是：由于脑的功能活动而引起动物生理性活动低下，给予适当地刺激可使之达到完全清楚的状态。但此说法仍不够完善，因为人体的许多生理功能，在睡眠时相对更加活跃。人在睡眠时对外界刺激相对地失去感受能力，骨骼肌（呼吸运动的骨骼肌除外）松弛，血压稍降，心跳变慢，代谢率减低，脑功能在睡眠中得到恢复，而某些内分泌功能在深睡时变得更加活跃，如生长激素、松果体素的释放、增加等，免疫系统也在熟睡中强化。因此，可以将睡眠定义为一种周期性日常状态，表现为社会活动关系的可逆性暂停，之所以说睡眠是周期状态，是因为人们每天都要睡觉，而睡眠时人体不会与周围环境互动，所以说，睡眠的特征是社会关系活动的暂停。但这并不意味着人们的大脑就停止运行了，只不过睡眠时，所有活动都发生在脑海里而已。

因此，需要区分睡眠和其他与之表现相似但毫无关联的情况，如麻醉、催眠、冬眠、昏迷等。麻醉是通过药物让患者失去意识和痛觉，但是麻醉不属于睡眠，无法仅仅依靠声音就能快速逆转。催眠同样不属于睡眠，它是一种被改变的意识状态，虽然催眠的确能够将某些人置于有利于入睡的条件下来帮助他们入睡，但是其特征不同于睡眠。冬眠是为了储存能量而放缓机体运作，很多动物在冬天食物缺乏的情况下利用这一策略谋求生存，但冬眠动物醒来后做的第一件事就是睡觉。昏迷是一种因大脑某些部位损坏或功能失调所致的病理状态，这种状态下人丧失意识和警觉性，而且很难逆转。处于昏迷的人也不是在睡觉。

人们在睡眠时都有以下特征，首先，处于睡眠中的人体会采取一种典型的姿势。在陆地动物中通常是卧位。其次，熟睡的人体肌张力降低，形成姿势的骨骼肌使人们保持直立，而这些肌肉在由浅入深的睡眠中就会放松下来。还有，睡眠时人们不会表现明显的交流或反应，通过刺激很容易逆转，即被唤醒。最后，人类是昼行生物，所以人们更喜欢白天保持清醒而夜晚睡觉。通过这些特征，可以判断一个人是否处于睡眠状态。从中医学的整体观来看，睡眠是人对自然界昼夜节律的一种生理适应。睡眠是人适应自然的生理需要，具有严格的节律性。一日之内，天地阴阳规律性地消长变化，形成了白昼阳气盛与黑夜阳气藏的特点；同样，人体顺应自然形成了白昼清醒、夜晚昏沉乃至睡眠的生理节律。所以《黄帝内经·灵枢》中说：夜半"阳气尽，阴气盛，则目瞑。"；白昼"阴气尽而阳气盛，则寤矣。"

从现代生物学研究来看，睡眠周期出现的一种自发且可逆的静息状态，表现为人体对外界刺激的反应性降低和意识的暂时中断。与食物、水和空气一样，睡眠是人类生命的基本需求，更与巩固记忆、调节新陈代谢与免疫系统等重要功能密切相关。睡眠缺乏会增加肥胖、糖尿病、高血压、炎症、神经认知功能下降等疾病风险，也会给人的心理健康带来负面影响。对大脑来说，睡眠几乎可以说是在用脑脊液给它洗澡、排毒，人在睡觉的时候，脑细胞的活跃程度比白天更高。大脑是人体中一个特别的器官，大脑的能耗非常高，虽然只占全身质量的2%，但是需要消耗全身能量的20%～25%。大脑也是通过血液循环系统来输送营养、获得能量供给的。那么，大脑里没有淋巴管，大脑所产生的废物是如何排掉的呢？大脑里充满了一种透明液体，叫作脑脊液，大脑的代谢产物并不是随便排到脑脊液里的，而是有时间开关的，这个开关就是睡眠。人体在睡眠时，脑脊液更容易在脑内流动，因此人在睡觉的时候，可以高效地清除大脑里的代谢废物，让大脑恢复活力。打个比方：商场开张营业的时候要专心热情接待客人、满足客人一切所需，是不能打扫卫生的；只有关门打烊了，才能整理卖场、清理货架等，准备第2天开门迎客。这道理是一样的。

睡眠是中枢神经系统产生的一种主动调节过程。目的就是为了恢复精力做出适当的休息，由专管睡眠以及觉醒的中枢神经来管理。目前研究已经发现像5-羟色胺、去甲肾上腺素和乙酰胆碱等神经递质参与睡眠和觉醒的调节过程，除此以外，像免疫因子、激素和肽类也参与睡眠以及觉醒的调节过程当中来，人在睡眠的时候其实大脑并没有完全停止工作，只是换了一种工作模式，睡眠的特征就是减少主动的身体运动，对外界刺激反应减弱，增强同化作用水平，降低异化作用水平。

第二节 正常睡眠的周期性变化

睡眠时脑功能状态并非单一不变，而是呈显著的周期性变化。对睡眠进行分期主要依赖于脑电记录技术的发展。1875年，英国生理学家Richard Caton第一次从家兔和猴的脑上记录到电活动。德国神经精神病学家汉斯·贝格尔在1929年首次记录到了人类的脑电波，并发现人类的脑电波在睡眠与觉醒状态下存在显著的差异。人的脑部存在着两个系统，一个是促进睡眠系统，一个是促进觉醒系统，称为睡眠-觉醒系统。睡眠得以发生，需要觉醒系统的活动减弱，睡眠系统充分发挥作用，从而进入睡眠。觉醒系统活动过强，或睡眠系统力量不足，则不能发生睡眠。当觉醒系统活动增强，睡眠系统作用减弱，人就觉醒了。1953年，美国芝加哥大学的尤金·阿塞林斯基和纳塞尼尔·克莱德曼在研究婴儿睡眠时发现，婴儿在安静睡眠后出现周期性快速眼球运动，眼球会快速地向各个方向移动，同时身体的肌肉会放松。随之证明了快速眼球运动时脑电波与觉醒时类似，这一发现明确了睡眠存在两种类型，即非快速眼球运动（non rapid eye movement，NREM）睡眠和快速眼球运动（rapid eye movement，REM）睡眠，快速眼球运动睡眠曾被称为快波睡眠（fast wave sleep）或异相睡眠（paradoxical sleep，PS）。并将非快速眼球运动睡眠又分为3期，包括入睡期、浅睡期、深睡期。

一、入睡期（N1期）

入睡期，即非快速眼球运动睡眠1期（N1），为睡眠的开始，也可以称为打瞌睡期。此时脑电波开始变化，频率渐缓，振幅渐小。在这个阶段中，人们会觉得昏昏欲睡，能听到周围发生的事，并且容易惊醒。此时，肌肉活动降低，还有可能出现睡前幻觉。有时候他明明觉得自己还醒着，周围的人却说他已经睡着了，其实这就是入睡阶段的一种表现。

刚进入睡眠时似睡似醒，朦朦胧胧，有时会感觉自己正在坠落或跌倒而突然惊醒，这是在睡眠第一阶段发生的。在睡眠过程中如果有人大声说话，或者开门都能把人惊醒，此期持续3~7min，然后进入浅睡期。

二、浅睡期（N2期）

浅睡期，即非快速眼球运动睡眠2期（N2期），为睡眠正式开始。此时脑电波频率逐渐减慢，呈现4~7Hz的低电压混合频率波。其中会伴随纺锤波，这个阶段会持续10~25min。这个阶段人的心率和体温会下降，一般的声音不会被唤醒，但是听到敏感的声音还是会被唤醒，比如叫他的名字、妈妈听到孩子的哭声等，在睡眠里这个阶段占比时间最多，然后进入深睡期。

三、深睡期（N3期）

深睡期，即非快速眼球运动3期（N3期），程度加深，也称为慢波睡眠期，是沉睡阶段，不易被叫醒。此时脑电波频率更慢，但振幅增加较大，呈现变化缓慢的曲线。此期持续时间从数分钟到1h不等，在前半夜持续时间较后半夜持续时间长。这个阶段人的血压、呼吸和心率都达到了一天中的最低点。深睡阶段时间的长短和连续性很大程度上决定了睡眠质量，这个阶段是人充分休息的睡眠时间，很难被别人叫醒，或者在被别人叫醒的时候，醒来晕头转向、糊里糊涂的，这就是在深睡眠醒来时睡眠惯性的威力，有梦游症的人也是在这个阶段产生的梦游，睡眠的生理修复大多发生在这个阶段，比如生长激素分泌量增加，这个激素对人的状态影响非常大，它能促进新细胞的生长和组织修复，它是恢复生机和活力的关键。人们在深睡眠状态下时间应占总睡眠时间的20%左右，而有些睡眠不好的人就无法进入深度睡眠状态，也就是为什么有人感觉睡了10h白天依然没有精神，其原因是没有足够的深度睡眠所致。

因此，好的睡眠一定要增加深睡眠时间。深睡眠期结束后，睡眠又回到非快速眼球运动睡眠2期或1期。

四、快速眼球运动期（REM期）

快速眼球运动为睡眠的第四阶段，脑电波迅速改变，出现与清醒状态时的脑电波相似的高频率、低波幅脑电波，但其中会有特点鲜明的锯齿状波。睡眠者通常会有快速的眼球运动，此时人们肌电活动显著下降甚至消失，尤其颈后及四肢肌肉的抑制更显著，呈姿势性肌张力迟缓状态，如果此时将其唤醒，大部分人正在做梦。因此，快速眼球运动就成为睡眠第四阶段的重要特征，也成为心理学家研究做梦的重要根据。进入快速眼球运动睡眠阶段时人的身体将会暂时无法动弹。这个睡眠阶段被认为有助于开发创造力，成人此阶段的睡眠占比有20%左右，婴儿则需要占50%以上。在快速眼球运动睡眠阶段结束时，人们会醒来，但通常情况下，人们不会记得自己曾经醒来，然后开始进入下一个睡眠周期。

第三节　不同年龄人群的睡眠特点

睡眠在人类进化过程中不断变化，同样，睡眠也在人们的生命过程中不断变化。人们所需要的睡眠时间根据不同年龄各不相同，表现在睡眠时长、睡眠特点等多个方面，并各有特点。婴儿通常每天需要睡眠大约16h，而青少年平均需要睡眠大约9h。尽管有些人每天可能只需要睡眠5h或有些人需要多达10h的睡眠，但对于大多数成年人来说，每晚睡眠7~8h似乎是最佳的睡眠时间。而老年人则需要5~7h的睡眠时间。怀孕头3个月的妇女通常需要比平常多几小时的睡眠。

虽然人们通常需要的睡眠量与成年初期所需的睡眠量大致相同，但随着年龄的增长，他们的睡眠往往会更浅、睡眠时间更短。65岁以上的人中约一半有经常性的睡眠问题，这种变化可能是衰老的正常现象，也可能是由于老年人常见的自身疾病以及针对这些疾病的药物和其他治疗方法引起的。如果一个人在前几天被剥夺了睡眠，那么其需要的睡眠量也会增加。睡眠不足会产生"睡眠债务"，这很像在银行透支。最终，他的身体将被要求"偿还债务"。不同年龄人群的睡眠特点如下。

一、出生之前的睡眠

胎儿早期几乎所有时间都处于一种类似于睡眠的状态，大部分时间类似于快速眼球运动睡眠。母亲从胎儿身上感受不到的任何伴随发生的胳膊和腿的动作，最有可能是大脑活动的随机爆发，这是快速眼球运动睡眠的典型特征。成年人不会表现出类似的夜间踢腿和活动，因为会被快速眼球运动的身体麻痹机制阻止，但尚未发育成熟的胎儿的大脑还没有建立起像成人一样的肌肉抑制系统。胎儿在约23周时，绝大多数产生非快速眼球运动和快速眼球运动所需的神经调控装置和开关都已经被培育形成并连接起来。由于这种不同步的发育，胎儿的大脑在快速眼球运动期间仍然会产生强大的动作指令，只是没有麻痹机制来克制，母亲就会感觉到其踢腿和轻微的挥拳。胎儿在子宫发育的这个阶段，在24h的周期中，包含了大约6h的非快速眼球运动睡眠、6h的快速眼球运动睡眠，以及12h的中间睡眠状态。只有当胎儿进入妊娠末期时，才会出现少许真正的清醒状态。然而清醒时间每天只有2~3h。在孕期最后的3个月中，胎儿的睡眠时间逐渐减少，但快速眼球运动睡眠时间反而增加。在怀孕最后2周，胎儿的快速眼球运动时间会增加到约每天9h，最后一周能达到12h的最高水平。在人类孕期发育的第二、第三阶段，即6~9个月，大脑的组成部分细节的构造进入快速发展阶段，此时快速眼球运动睡眠会激增。

二、婴儿的睡眠

婴儿刚出生时，每天睡16h左右，节律为3~4h：睡觉，醒来，睡觉，醒来……无关白天还是黑夜，也无关进食，因为婴儿的生物钟还不足以成熟到能够自我调节以配合外部光照的程度。这时，4种警觉状态已有所区分：平静觉醒，不安觉醒，平静睡眠（或深睡眠），不安睡眠（与异相睡眠接近）。不安睡眠表现为大量的动作和"社会"模仿，婴儿会做鬼脸、会哭或笑，呼吸快速且有时无规律，还会出现因呼吸中枢不成熟而引起的呼吸暂停等。因此会被误以为身体疼痛、饥饿或不开心，导致父母会急于将其唤醒。婴儿的睡眠周期为40~60min（成人为90min），不安睡眠占比高达50%~60%（成人为20%~25%）。因为在此期间，神经回路会生成并连接，有助于管理接收到的信息，并将这些信息巩固在记忆中。

随着婴儿的成长，睡眠间断就会越来越少，睡得也就越久越安稳。出生后1~6个月中，婴儿将逐渐养成节律，并形成与成人相近的昼夜周期睡眠。虽然产生睡眠的大脑区域在出生前就已经塑造妥当，但控制昼夜节律的24h生物钟（由视交叉上核控制）需要相当长的时间来发育完善。婴儿到三四个月以后，才会出现适度的日常节律。慢慢地，视交叉上核开始根据反复信号，如日光、温度变化和喂食规律等，建立更有规律的24h节律。此时睡眠循环时间有所增加（为60min），浅睡眠、深睡眠以及异相睡眠也得以区分。到了发育满一年时，婴儿的视交叉上核生物钟已经能够适用昼夜规律。这意味着婴儿每天有更多的清醒时间，中间穿插几次小睡。

三、儿童的睡眠

在儿童6个月至4岁之间，睡眠时间会逐渐减少，日间睡眠会出现小睡，但午睡的生理特征则会持续到4岁。随着年龄的增长，不仅24h的睡眠总时长有所变短，睡眠的内在结构也发生变化：深睡眠和异相睡眠都有所减少。从5~6岁起，儿童的睡眠内在结构实际上与成人完全相同。在进入青春期前这一阶段，儿童一般都睡得很深且没有间断，因此他们白天精力充沛。

一个6个月大的儿童每天总共14h睡眠时间，其中非快速眼球运动睡眠与快速眼球运动睡眠占比为50∶50。而一个5岁的孩子，在每天总的11h睡眠时间内，非快速眼球运动睡眠和快速眼球运动睡眠之间的比例为70∶30。换句话说，在幼儿时期，总睡眠时间减少了，快速眼球运动睡眠比例也在减少，而非快速眼球运动睡眠比例增加了。快速眼球运动睡眠比例的下降和非快速眼球运动睡眠比例升高会贯穿整个儿童时期和前期和中期。这种平衡最终会在青少年后期，以80∶20的非快速眼球运动睡眠与快速眼球运动睡眠的比例稳定下来，并在整个中年的前期和后期都保持不变。

四、青春期的睡眠

从儿童期到青春期，快速眼球运动睡眠强度下降，深度非快速眼球运动睡眠强度上升。在这段过渡期，深度睡眠有什么特别之处呢？出生之前和出生不久的婴儿，需要大脑建立和增加大量神经通路的相互联系，快速眼球运动睡眠在此期间起着至关重要的作用。然而在儿童后期和青春期，由深度非快速眼球运动睡眠来对大脑进行最后的修检和完善，认知技能、推理和批判性思维能力开始提升，且提升程度与非快速眼球运动睡眠的改变成正比。深度非快速眼球运动睡眠的变化是在脑内的认知和发育标志出现之前几周或几个月发生，所以说深度睡眠才是大脑成熟的驱动力。因此，相比较于成年人，青少年拥有理性程度较差的大脑，决策能力也相对较差。理性思考和关键决策能力是由额叶前端所控制，而青春期发育时青少年的大脑后部更像成年人，而大脑前部更像儿童，所以睡眠结构的改变，即深度非快速眼球运动睡眠的增加，成为青少年具备成熟的思维和推理能力的重要因素。

青少年每天应保持平均9h的睡眠时间。但随着青少年的大脑继续发育，在争取充足的睡眠过程中面临两个问题。一个是昼夜节律的变化，另一个是学校很早的上课时间，且两者之间有着密切的关联。在青春期，视交叉上核（后面会详解）的时间设置会逐渐向后推移，这种变化无关文化或地理差异，在所有青少年中都很常见，是一种生理现象，也会出现在其他哺乳动物的性成熟阶段。儿童时期，昼夜节律会让其晚上9点左右睡着，这是由于褪黑激素在这时上升驱使。而青少年时期，其昼夜节律的循环阶段发生了重大转变，由于褪黑激素的增长、黑夜和睡眠的指示，不习惯于晚上9点睡觉，这时他们仍处于清醒的高峰期，甚至大概晚上10点或11点，他们仍处于清醒状态。然而，当第二天父母希望他们青少年的孩子"正常"时候醒来，但这个早上"正常"时间的青少年仍处于昼夜节律下降的低谷。这时青少年就像一只过早的从冬眠中被吵醒的动物一样，大脑仍需要更多的睡眠和更多的时间来完成昼夜节律的周期，才能有效地运作，但青少年并不会总是这样。随着年龄的增长，他们的昼夜节律将逐渐回归正轨。

五、中年的睡眠

深度非快速眼球运动睡眠在20岁出头的青壮年期的稳定并不会持续很久，很快就会发生很强的睡眠衰退，其中深度睡眠受影响比较大，而快速眼球运动睡眠在整个中年时期都保持高度稳定。在20岁末尾和30岁出头就会出现深度非快速眼球运动睡眠的下降，当人们进入到40岁时，深度快速眼球运动睡眠的脑电波数量和质量会明显降低。人们的深度睡眠时间会更少，那些深度非快速眼球运动睡眠脑电波幅度会变得更小、更弱，数量也变少。进入40岁后期，和青少年时期相比较，老化将剥夺60%～70%的深度睡眠。但此时大多数人没有感受到自己睡眠脑电波的质量，就是说很多人没有意识到自己的深度睡眠和质量已经下降了。因此忽略了将他们的健康状况的恶化与睡眠的恶化联系起来。中年人每天应保持7～8h的睡眠时间，而深度睡眠应保持在15%～20%。其实每天需要睡多少时间在同龄人中个体差异也很大，即使同一个人夜与夜之间也不一样。只要第二天感觉精力充沛就不能说是睡眠不足，因此不用刻意追求8h睡眠。

六、老年的睡眠

老年人只需要较少的睡眠，这是一个错误的论点。事实上，老年人像年轻人一样，仍需要整夜的睡眠。老年人应保持5～7h的睡眠时间，但随着年龄的增长，人们的睡眠时间变得越来越短。睡眠最终表现得和大脑其他功能一样，如老年人敏捷度减弱，平衡力下降，记忆力慢慢变差，同时睡眠质量也变得更差。引起老年人睡眠问题，其原因有三。第一，随着年龄的增长，深度非快速眼球运动睡眠的脑电波数量及质量均会明显下降，而到了70岁的时候，人们将失去年轻时80%～90%的深度睡眠。而人们大脑中产生夜间的健康深度睡眠区域，就是随着年龄增长退化或萎缩得最早、最严重的区域。所以老年人深度睡眠不足与记忆力减退是相互关联的。第二，睡眠改变的第二个标志，同样也是老年人更清楚的一个特征，就是碎片化。年龄越大，夜里醒来的次数越频繁。诸多原因可导致这种现象，包括药物和疾病的影响，但其中最主要的是膀胱衰弱。由于睡眠分散，老年人的睡眠效率会下降。睡眠效率是人们睡眠时间占躺在床上时间的百分比。如果人们在床上待了8h，睡了8h，睡眠效率就会达到100%。如果8h中只睡了4h，睡眠效率只有50%。大多数睡眠医生认为良好的睡眠质量是睡眠效率达到90%以上。即使控制了身体质量指数（BMI）、性别、种族、吸烟史、运动频率、药物等因素，如果老年人睡眠效率评分越低，他们的死亡风险越高，身体健康也越差，越有可能患有抑郁症，认知功能越低。第三，老年人昼夜节律的改变。老年人通常与青少年形成鲜明的对比，在睡眠时间方面会推前，导致睡得越来越早。原因是随着年龄增长，褪黑素在傍晚会更早释放并达到高峰，从而发出较早的睡眠开始时间指示。很多老年人由于昼夜节律的提前，在傍晚时不经意间睡着了。晚上过早的瞌睡会消除宝贵的睡眠压力，几小时后，当老年人上床睡觉时，由于睡眠压力不足，难以让其快速入睡或保持睡眠状态。许多老年人的睡眠节律也会在清晨4—5时开始上升，开始进入典型的提前的老年时间表。因此，老年人可以通过服用褪黑素，帮助其增强昼夜节律和与之相关的褪黑素节律，减少入睡所需时间，改善睡眠质量，以及提升早上的清醒度等。

第四节 睡眠与大脑的亲密关系

睡眠与大脑有着密切的关系。成人一旦醒了大约14h后，就开始变得昏昏欲睡，想睡的感觉会在约2h之后变得强烈，在接下来的4h之后会更强烈，很难保持清醒。大脑中的"唤醒表"会检测一种叫腺苷的化学物质，这种物质负责体内能量的转移。大脑活跃时间和消耗能量的时间越长，腺苷的浓度越大。腺苷的主要作用是促进睡眠和抑制清醒。咖啡因会抵消腺苷的作用，所以它能让人保持清醒。

同时，大脑也控制人们的睡眠时间。人们怎么知道何时该入睡，何时又该醒来呢？大脑的视交叉上核中的细胞具有时钟意识并能监测睡眠和清醒的周期。大脑中的松果体会产生褪黑素，当黄昏来临，天开始变黑，脑内褪黑素开始分泌。视交叉上核细胞不仅控制每个人的入睡或清醒的时间，也控制体内许多其他系统的功能。事实上，身体内的大部分系统在24h中都有不一样的运行模式。随着多种激素分泌，血压、心率也会随之变化。这种天然的、内在的节奏被称为昼夜节律。昼夜节律的变化影响着身体许多系统，使这些系统能够更加顺应身体的需求。距离大脑较远的组织器官（如肝脏和肾），都有和大脑中的主时钟同步的生物钟。这样，人类就不会在夜间突然感觉到饿，或者想要去厕所。跨时区出差的人都有过生物钟被打乱或感觉不同步的情况，因为他们身体的生物钟与所在地区不同步。

一、人体生物钟

（一）生物钟的定义

生物钟是生命对地球光照以及温度等环境因子周期变化长期适应而演化的内在自主计时机制。地球自转而导致光照等环境因子以大约24h为周期的循环变化，塑造了生命过程以大约24h为周期的昼夜节律。鉴于来源于生命对地球特有的周期性环境长期适应和演化，生物钟是生命最普遍的基本特征之一，从简单的单细胞蓝细菌到复杂得多的细胞真菌、植物、动物，包括人类等几乎所有生物都呈现强烈的昼夜节律，而且这种以24h为周期的昼夜变化广泛存在于从分子、生化、细胞、器官，到生理以及行为等水平。从理论上而言，生物钟系统由三部分组成：即输入通路、中心起搏器或振荡器和输出通路。输入通路感受外界信号如光与温度等，把这些信号加工成神经信号并传递到中心起搏器或振荡器，中心起搏器或振荡器由一组钟基因及其蛋白质所组成，主要通过转录和翻译产生分子振荡，而输出通路则通过分子振荡调控下游各种生命过程，包括生理和行为等。生物钟能够像时钟一样，记录人体生理大约24h。生物钟通过输入通路，可以被启动、重置以及与外界环境同步化或被外界环境导引。比如，当人们旅行到不同的地区，体内生物钟可以通过输入通路调到当地时间。生物钟调节是内源的，体现在两方面：一方面具备生物钟调节功能的细胞是自律的；另一方面在无外界环境因子干扰的自行运转情况下，生物钟能够正常运行多日。生物钟是受大脑的视交叉上核控制的，视交叉上核是哺乳动物最重要的昼夜节律中枢，参与控制睡眠与觉醒周期等多种节律活动，因此，人们有昼夜节律的睡眠、清醒和饮食行为都归因于生物钟作用。

（二）生物钟研究的历史沿革

生物钟分子遗传机制的研究起源于20世纪60年代末。经过50多年的生物钟研究取得了跳跃式进展。首先，始于Konopka和Benzer等生物钟研究先驱利用模式生物果蝇遗传诱变筛选，发现了多个影响生物钟调节和行为的突变体，提出生物钟调节模型，即以转录或翻译为基础的负反馈环路，再到发现这种负反馈环路高度保守，可以解释几乎所有生物的生物钟运转。其次，生物钟调节的神经基础也被阐明，比如在哺乳动物中，生物钟系统中的中心起搏器或振荡器位于下丘脑的视交叉上核。下丘脑病变会影响生物钟调节导致疾病的发生。最后，钟基因表达研究以及钟基因启动子驱动报告基因，如绿色荧光蛋白的转基因动物显示，钟基因不仅仅在大脑神经系统中表达，几乎在身体各个器官、组织和细胞表达，揭示了除了位于大脑的主生物钟以外，体内各种器官，甚至各类细胞也拥有外周生物钟。生物钟系统的输出通路通过外周生物钟以及主生物钟和外周生物钟的协调调控生命过程的方方面面，诸如代谢、发育、生殖、免疫应答、神经、睡眠等。生物钟系统与体内其他基本的生命系统，如神经系统存在相互影响的关系，即生物钟系统紊乱会影响神经系统的功能，反过来神经系统功能的缺失也会影响生物钟的正常运转。

（三）关于生物钟的研究方向

目前生物钟生物学研究主要集中在以下几个方面：

（1）发现生物钟新基因和新调节机制。20世纪90年代提出的转录或翻译负反馈环路的生物钟调节机制属于十分简化的模型。新的生物钟基因和新的生物钟调节机制都有待发现。

（2）发现新钟控基因和钟控生命过程。随着DNA芯片技术和高通量测序技术逐渐成熟和成本不断降低，需要大量实验进一步发现新钟控基因的功能及其在诸多基本生命过程中的作用机制。

（3）生物钟在医药领域的应用。生物钟紊乱会严重损害人体健康，导致各类疾病。未来的卫生保健大多集中在精准或个性化医疗方面，从生物钟生物学角度看，这意味着用更精确的药物在适当的时间来治疗特定的患者。

（四）生物钟基因与睡眠障碍

睡眠障碍是临床常见病，是由各种原因引起的人体睡眠和觉醒机制失常，主要表现为睡眠不足和睡眠过多的一类疾病，常常影响人们的正常生活、工作、学习和健康。正常情况下，时钟基因会在相同的时间打开和关闭，以保持睡眠和饮食周期的均衡，但如果其中的基因发生突变时，就会打破生物钟内在调节平衡，引发睡眠问题。Clock基因作为哺乳动物中，最早发现的昼夜节律钟基因，在节律钟基因的组织中起着中心作用，是生物钟基因正向反馈调节的重要组成部分。有研究表明，Clock基因突变小鼠与正常小鼠比较，Clock基因突变小鼠具有躁狂症状的行为，表现过度活跃，无焦虑及沮丧。它们睡眠较少，表现出更多的脑活动。同时增加腹侧被盖区的多巴胺能神经元活性，从而说明，多巴胺能神经元对维持觉醒具有一定作用，多巴胺能神经纤维投射到纹状体、基底前脑及皮质。此外，还有研究表明，生物钟昼夜调控器的Clock基因与ADHD（注意力缺陷多动障碍）及其症状存在关联。ADHD患者常常伴有睡眠问题，主要表现为睡眠抵抗、入睡困难、晨起困难。Clock基因中的几个单核苷酸也与抑郁症和睡眠障碍相关，Bmal 1基因与睡眠障碍研究表明，Bmal 1作为正向调节子，当Bmal 1基因缺失时，小鼠活动节律立即紊乱，昼夜节律基因的敲除或突变可导致节律改变，目前的研究集中在以突变小鼠研究为基础的E-boxDNA元件的转录调控网络，如Bmal 1基因敲除小鼠，其表现出基于活性的节律性丧失，生物钟Bmal 1和npas 2相关的E-box转录活性的正调控因子在AK菌株中均匀上调，这种观察导致E-box介导的基因表达可能是睡眠需求的驱动力的可能性。Bellet提出静脉全麻药氯胺酮下调Ng108-15神经元细胞Bmal 1基因的表达；还有研究证实，当Bmal 1/Mop 3缺乏后小鼠会在持续黑夜中变得节奏不稳定，对睡眠觉醒形式产生调节作用。Per1研究表明，当Per 1基因突变时，小鼠会出现昼夜节律周期变短。Tseng等发现Per 1基因参与快速动眼睡眠（REM）的监管。家族性睡眠时相提前障碍（FASPD）与Per 2基因多态性有关，这个家族成员总在凌晨3、4时起床，晚上6、7时入睡，这种独特的生活习惯源于家族成员身上的一种名为"Per 2"的基因发生突变。研究证明Per 2基因的缺失与神经性疾病阿尔茨海默病紧密相关。综上所述，不同的生物钟基因可能通过其对生物钟的直接作用或通过其他机制影响睡眠。

二、睡眠的机制

关于睡眠的产生机制，目前没有权威的唯一机制，有以下几种学说：第一种是自律神经系统学说，认为人体边缘系统与睡眠-觉醒节律有关。理由是边缘系统与自主神经调控有密切关系，交感神经与副交感神经交替兴奋抑制的结果产生了睡眠现象。而参与这一过程的神经递质有5-羟色胺、去甲肾上腺素、多巴胺、乙酰胆碱等。第二种是睡眠中枢学说，此为瑞士生物学家赫斯使用埋藏电极刺激法试验时，证实"睡眠中枢"在皮层丘脑下、大脑底部第三脑室。其实验方法是：用特制的绝缘电极放在动物丘脑下后部，当电流通过时，动物很快由觉醒转入睡眠；若改变电极插入其他部位，则上述现象消失。此实验说明睡眠中枢在丘脑下部。第三种是脑干网状系统上行阻断学说，网状结构的活动可直接影响睡眠、觉醒和警觉等，动物实验证实，反复刺激正在睡眠中动物的延髓、脑桥和中脑网状结构的内侧区，可使其迅速觉醒，当切断中脑被盖中央区的脑干网状结构，就会使动物失去知觉，其脑电波活动与被催眠或麻醉的动物脑电波一致。第四种是血液中毒学说，法国学者皮隆和爱维最早从动物实验中发现，从非常困倦的狗、兔子、猴体内抽出血液，然后注入正常动物体内，发现所有觉醒的动物很快入睡了。说明生物体内存在一种"睡眠促进物质"，也叫"睡眠因子"。这种睡眠因子是一种多肽，已在猫、山羊中提取出来，其研究前景是相当吸引人的。目前比较公认的睡眠发生的机制如下：觉醒与睡眠的不同脑功能状态受脑内觉醒发生系统与睡眠发生系统的控制。觉醒与睡眠所构成的周期性变化是脑内各相关系统相互作用的动态平衡结果。

三、觉醒与睡眠发生系统

20世纪初一个名叫康斯坦丁·冯·艾克诺默的神经科医生在研究流行性甲型脑炎时发现，人有一个觉醒中枢和一个睡眠中枢。在早期的研究中，损伤和刺激是最常用来鉴定神经系统中产生和维持觉醒和睡眠区域的基本方法，神经解剖学运用这些方法对动物睡眠和觉醒机制进行了大量的研究，这些研究对于了解人类睡眠和觉醒机制以及与人类脑损伤相关的睡眠紊乱和昏迷提供了神经解剖基础。神经生理学通过记录脑内神经细胞的电活动，确认可能产生睡眠或觉醒的细胞，明确了一些睡眠-觉醒产生的细胞机制，从20世纪60年代开始，更多的研究聚焦于神经递质在睡眠和觉醒过程中的作用，进一步促进了人类对睡眠和觉醒机制的理解。目前认为睡眠和觉醒是在神经和神经介质共同作用下完成，其本身受昼夜节律、人体生物钟和周围环境的影响和调节。

（一）觉醒系统

觉醒本质是脑的自我意识、思维、价值判断、记忆、感觉和运动等六大功能网络的可工作状态。觉醒的发生和维持是脑干、间脑、皮质下核团等多个脑区的众多觉醒系统共同作用的结果。脑内存在的觉醒中枢包括脑干网状结构、蓝斑核、背缝核、结节乳头核等。这些中枢通过神经递质在觉醒时处于活跃状态。觉醒神经递质包括去甲肾上腺素、多巴胺、5-羟色胺、乙酰胆碱和组胺等。

　　促进觉醒的系统大部分起源于一系列明确的细胞群，并且这些细胞群与各自明确的神经递质相关联。促进觉醒的系统有两条主要的激活途径，第一条是由脑干被盖背外侧核和脑桥被盖网状核通过乙酰胆碱激活丘脑中继核和网状核，继而将信号传递到大脑皮质。第二条是由来自不同神经核团的信号首先激活外侧下丘脑和基底前脑，然后激活大脑皮质。这些神经核团起源于上位脑干和尾侧下丘脑部位的单胺能神经元，包括结节乳头体组胺能神经元、腹侧导水管周围灰质多巴胺能神经元、背缝核5-羟色胺能神经元和蓝斑核去甲肾上腺素能神经元。此外，第二条激活途径也接受来自外侧下丘脑食欲素能神经元、基底前脑γ-氨基丁酸和乙酰胆碱能神经元的信号。其主要神经递质的功能如下：

　　1.乙酰胆碱：是一种神经递质，可激活丘脑中继核和丘脑网状核，兴奋丘脑皮质中继核，促进大脑皮质兴奋。乙酰胆碱主要由位于脑干背外侧被盖核和脑桥被盖核的胆碱能神经元所释放。胆碱能神经元放电在觉醒时活跃，在非快速眼球运动睡眠时减弱，而快速眼球运动睡眠时又重新活跃，这与大脑皮质的兴奋性活动相吻合。

　　2.去甲肾上腺素：是非常重要的促进觉醒的神经递质，对靶神经元的作用既可以是兴奋，也可以是抑制，去甲肾上腺素通过作用于不同受体而选择性地兴奋其他觉醒系统，抑制睡眠。通过观察去甲肾上腺素神经元信号的改变研究其对觉醒的影响，总结出具有遗传性多巴胺到去甲肾上腺素转化缺陷的小鼠去甲肾上腺素能受体的激活作用减弱，从而导致睡眠时间延长并且在应激状态下不容易被唤醒。蓝斑核是脑内去甲肾上腺素能神经元最多、最集中的地方。蓝斑核神经元的轴突分为升、降支，在行程中反复分支，广泛分布于脑及脊髓的各部位。蓝斑核发出的上行神经纤维经前脑、脑干，投射至大脑皮质，促发觉醒。蓝斑核神经元放电活动在觉醒期活跃，非快速眼球运动睡眠时减弱，快速眼球运动睡眠时停止。

3. 5-羟色胺：5-羟色胺最早是从血清中发现的，又名血清素，广泛存在于哺乳动物组织中，特别在大脑皮质及神经突触内含量很高，它也是一种抑制性神经递质。5-羟色胺具有缓慢促进下丘脑一些具有催眠效应的肽类物质累积的作用，而5-羟色胺的耗竭使机体失去了这些催眠物质的作用。5-羟色胺能神经元放电在觉醒期最为活跃，非快速眼球运动睡眠时减弱，快速眼球运动睡眠时停止，表明其具有促觉醒的作用。5-羟色胺通过抑制促觉醒系统其他核团削弱大脑皮质的兴奋性，应用选择性5-羟色胺再摄取抑制剂氟西汀，机体表现出日间思睡、夜间活动增加、肌张力增高等复杂的生理活动。背缝核是脑内5-羟色胺能神经元分布的主要部位。背缝核是沿脑干的中线分布，从延髓至中脑，有中缝隐核、中缝苍白核、中缝大核、中央上核、中缝背核和线形核等核团。这些神经元的上行纤维主要投射至前脑和皮质，下行纤维则投射到脊髓。在觉醒期中缝背核区域表现出最高的兴奋性，紧接着在慢波睡眠期兴奋性降低，而在快动眼睡眠期兴奋性最低。

4.多巴胺：是大脑中含量最丰富的儿茶酚胺类神经递质。多巴胺作为神经递质调控中枢神经系统的多种生理功能。多巴胺系统调节障碍涉及帕金森病、精神分裂症、注意力缺陷多动综合征和垂体肿瘤的发生等。在觉醒和快速眼球运动睡眠期可见中脑多巴胺能神经元的活性增加，但其活化度并不随着睡眠周期的时相转变而变化，因此，多巴胺对正常觉醒的作用可能是通过与其他神经递质系统相互作用而实现的。但外源性促进中脑多巴胺能神经传递的药物可对睡眠-觉醒以及非快速眼球运动-快速眼球运动睡眠周期有影响，如可卡因通过阻断中脑多巴胺和脑内去甲肾上腺素的再摄取，苯丙胺（安非他明）刺激中脑多巴胺的释放，均可以增加觉醒和减少睡眠，因此可用于治疗猝倒症和中脑多巴胺功能低下相关的思睡症，如帕金森病的思睡症状。中脑多巴胺能神经元位于黑质致密部、被盖腹侧区和红核后区，其神经纤维投射到纹状体、基底前脑及皮质，对维持觉醒具有一定作用。

5.组胺：组胺被认为是一种促进觉醒的物质，脑内组胺的释放与睡眠觉醒相关，清醒期组胺的释放量是睡眠期的4倍。下丘脑结节乳头核是脑内组胺能神经元唯一分布的脑区。其神经纤维投射到前脑和脑干。这些细胞在觉醒期兴奋性升高，而在睡眠期间受到位于下丘脑的 γ-氨基丁酸神经元的抑制。下丘脑结节乳头核部位的神经元损伤或者阻断组胺受体尤其是组胺 H_1 受体能够导致嗜睡。因此，抗组胺类药物，如苯海拉明、异丙嗪等，常常伴有导致嗜睡的副作用。

6.促食欲素：促食欲素是1998年发现的具有促进摄食和促醒作用的神经肽。促食欲素神经元位于下丘脑外侧及穹隆周围，数量仅数千个，其纤维和受体分布十分广泛。促食欲素能神经元比较特殊，密集地投射到蓝斑核、背缝核、下丘脑结节乳头核、背外侧被盖核和皮质等，促进觉醒期相关递质的释放，兴奋大脑皮质，减少睡眠，在睡眠觉醒周期的调控中起到重要作用。促食欲素神经元既增强了上行激活系统的功能，又不直接抑制腹外侧视前区，这种不对称的投射关系能够帮助稳定睡眠-觉醒转换，从而避免了不必要的觉醒向睡眠状态的转换。促食欲素能神经元变性是发作性睡病的重要原因。

综上所述，脑干胆碱能和单胺能神经元、间脑组胺能和促食欲素能神经元等众多脑区和递质系统参与了对觉醒的调控。目前认为，这些促觉醒系统之间亦有广泛的纤维联系，最终上行经基底前脑和丘脑到达大脑皮质，发挥其启动和维持觉醒的效应。

（二）非快速眼球运动睡眠发生系统

非快速眼球运动睡眠发生系统主要通过释放抑制性神经递质如 γ-氨基丁酸或甘丙肽，抑制觉醒系统的神经元活动，觉醒系统放电减弱，大脑各功能网络兴奋性水平下降，大脑进入睡眠状态。参与启动和维持非快速眼球运动睡眠发生的抑制神经系统主要位于下丘脑的腹外侧视前区和视前正中核、延髓面旁区、丘脑网状核以及基底前脑等脑区。

1.基底前脑和下丘脑腹外侧视前区的 γ-氨基丁酸神经元： γ-氨基丁酸是一种重要的中枢神经系统抑制性神经递质，其拥有良好的水溶性与热稳定性。与睡眠促进相关的 γ-氨基丁酸能神经元主要分布在基底前脑、下丘脑腹外侧视前区。基底前脑和下丘脑腹外侧视前区的神经元具有非常重要的促进睡眠作用，这些区域的损伤能够导致失眠。去甲肾上腺素可兴奋基底前脑乙酰胆碱能神经元，而抑制非乙酰胆碱能神经元。基底前脑及下丘脑腹外侧视前区的 γ-氨基丁酸能神经的兴奋性在觉醒期被乙酰胆碱所抑制，随着蓝斑核的乙酰胆碱能神经元放电减弱，γ-氨基丁酸能神经元区抑制而活化，促进非快速眼球运动睡眠。

2.脑干和丘脑的 γ-氨基丁酸神经元： 脑干网状结构和蓝斑区域局部有 γ-氨基丁酸神经元分布并且在睡眠阶段也表现出有选择性的兴奋性，从而起到抑制其他部位的促进觉醒的神经元的作用。延髓网状结构尾部的 γ-氨基丁酸神经元与甘氨酸神经元一起将神经纤维投射到脊髓，在快动眼睡眠期表现为兴奋状态并且可能直接抑制脊髓运动神经元。丘脑前部在睡眠调节中发挥重要作用。非快速眼球运动睡眠中的纺锤波起源于丘脑。从脑干投射到丘脑的乙酰胆碱能神经纤维，可使网状核 γ-氨基丁酸能神经元超极化，并随即阻断纺锤波的发放。大脑皮质是非快速眼球运动睡眠发生的执行机构，深睡期的 θ 波获得的幅度和数量反映大脑皮质的成熟程度，θ 波的出现总是在丘脑-皮质神经元超极化时，因此任何使丘脑-皮质神经元去极化的因素皆可阻断 θ 波。

综上所述，各脑区的γ-氨基丁酸被视为主要的促进非快速眼球运动睡眠发生的递质受体系统。因此，γ-氨基丁酸受体成为镇静、催眠和麻醉的主要靶标。

（三）快速眼球运动睡眠发生系统

快速眼球运动睡眠启动的关键部位在脑干，尤其是背外侧被盖下核是快速眼球运动睡眠发生的核心脑区。一方面，背外侧被盖下核通过上行投射至内侧隔区影响海马神经元活动，以及投射至脑桥网状结构、中线丘脑、下丘脑引起皮质兴奋，参与快速眼球运动睡眠期间皮质和海马的激活。快速眼球运动睡眠期间，还可以在脑桥网状结构、外侧膝状体和视觉皮质记录到脑桥-外侧膝状体-枕叶波。另一方面，背外侧被盖下核的腹侧部分含有大量的下行投射至延髓和脊髓的谷氨酸能神经元，在快速眼球运动睡眠发生前放电频率增加，并在快速眼球运动睡眠期间放电频率达最大。这些神经元直接兴奋脊髓的抑制性中间神经元，同时通过刺激延髓腹内侧的γ-氨基丁酸能神经元，最终抑制脊髓运动神经元，产生运动抑制。

四、人为什么会做梦

（一）梦的起源

睡眠与梦的关系很久以来一直备受关注，杰出的法国神经生理学家、梦之学的开拓者米歇尔·朱夫特在为《睡眠之谜》一书作序中写道："大约200万年前，在神经生物学机制的帮助下生成梦境。从此，梦境一直在人类文化中扮演着重要的角色。梦经验招致肉体和灵魂的二元设想，同时梦经验显然也成为永生和上帝这些观念形成的催化剂。"我国对梦的研究，有文字记载的历史达数千年。尤其是中医学，对源于古人睡眠之梦与健康关系的精辟解释，开创了梦的心理生理学先河。关于梦，上下五千年，至今尚无一个明确的概念或完整的定义。不过，在历代的争论中，对睡眠中梦的本质、作用、意义却在不断地发展与完善。古希腊哲学家柏拉图认为："梦是想象力与创造力的源泉。"1861年法国学者艾尔弗雷德·莫里在他的《睡眠和梦》一书中写道："梦只是临睡前或睡眠时感受到感觉印象后随之出现的一种现象。"1900年，奥地利精神分析论的先驱者弗洛伊德在他的划时代著作《梦的解析》中认为："梦是一种受压抑的愿望经过变形的满足。"20世纪六七十年代不同的研究者根据自己的不同理解，对梦所做出的定义各式各样，如安特罗巴斯等认为："梦是一种幻觉，当时却被当事人认为确实发生过的影像，它可引起广泛的视觉反应，有时是怪异的或戏剧性的。"同年，福克斯等还简单地把梦归纳为"思考"。而持反对态度的科学家们却把这种否定心理动机和心理作用的观点进行了抨击，因为他们一直相信："梦是有心理感觉的，梦是有逻辑的，梦是认知系统组织能力有意义的阐述，梦反映了一个分析信息的途径，梦与过去的心理体验密切相关。"因此，关于梦的定义，学者们从不同角度根据自己的研究和认知给出不同的解释。

（二）梦的本质

加拿大和芬兰科学家近来做出的诠释是梦境事实上是人体组织进行的紧张性锻炼，这种锻炼出现于人类形成的早期阶段，这是让人们从心理上做好对各种危机情况的准备。尽管诸家的解释各有所长，然而对梦的概念和定义现今仍是个谜，有待于继续探索和创新。目前被公认较完整的对于梦的解释是梦在睡眠时出现的大脑活动，通常表现为强烈且逼真的认知和情感，以至于人们在做梦的时候觉得那就是现实。人们在睡眠期间心理活动仍然存在，但与觉醒时的情况大相径庭，觉醒时的精神心理活动是自我意愿、个体与环境感觉信息相互作用的结构。在睡眠时，躯体与环境感觉信息对人的影响降至最低。睡眠过程中的精神心理活动主要表现为做梦。弗洛伊德强调："一切梦的共同特征，第一就是睡眠。"春秋战国时期的墨子在《经上》说："梦，卧而以为然也。"因此，梦必须在睡眠中发生，是人人都知的道理。然而，真正将梦的发现置入科学殿堂的是现代睡眠之父纳撒尼尔·克莱特曼。他引领弟子德门特在美国创建的全球一流的睡眠实验室内，研究快速眼动睡眠的受试者与做梦的关系。结果与其他睡眠阶段形成鲜明对照，在REM睡眠中被唤醒的受试者能清楚而详细地记住梦境。此后，又有日本学者大熊教授等对梦的内容进行分析，发现视觉印象最多，其次为听觉和运动觉，最少的是触觉、味觉及嗅觉。其后，大量的研究人员也证实，要回想起REM睡眠的梦境，确有80%以上成功的比例。梦对睡眠有依赖关系，从睡眠与梦的相互影响也可得到证明。如噩梦使人从梦中惊醒，常做噩梦的人，会对睡眠产生恐惧，以致不敢入睡。又如睡眠的规律发生变化，也可导致伴随的梦境变化。心情抑郁者，嗜卧思睡，随着睡眠时间延长，梦也会增多起来。睡眠学家提出，制造梦境的原始材料来自于白天的记忆痕迹信息片段、人生艰辛或幸福的经历、耳闻目睹的令人难忘的场面或事件等。确切地讲，梦的科学定论的来源为："梦仅出现在REM睡眠中，在其他睡眠阶段出现的对梦的残缺记忆，是早先REM睡眠的梦境片段，而后残留在毗连的睡眠阶段中。"说明梦出现在REM睡眠期，从REM睡眠醒来后的梦的报告，在细节和情节上均比从其他睡眠阶段醒来后的报告更加丰富、更加准确，此时有认知，唤醒时认知活动的回忆过程与大脑皮质的唤醒有关。唤醒程度愈高，梦报告就愈详细。通过正电子发射成像术监测脑部血流情况，发现快速眼球运动睡眠期中脑被盖、中脑核、丘脑、基底前脑和间脑结构、杏仁核和海马、内侧前额叶皮质、视觉皮质及前扣带皮质局部区域的代谢增强，也就是说，快速眼球运动睡眠时视觉、运动、情绪和自身记忆相关的大脑活动区域非常活跃，而控制理性思维的区域即眶额叶皮质、背外侧前额叶皮质、后扣带皮质、楔前叶、下顶叶皮质的活动则处于抑制状态。

（三）梦与脑科学

梦形成的原因或产生机制的研究，在多导睡眠仪（PSG）、正电子发射断层扫描（PET）和局部脑血流量（RCBF）、影像学及生理、心理学等介入下已得到了长足的发展。现已表明，REM睡眠是由脑桥及脑桥以下组织产生的，从而否定了人们原先认为的"做梦是大脑皮质兴奋的产物及REM睡眠也是由大脑皮质产生的"观点。深入研究的结果是，脑桥的不同部位维系着REM睡眠的不同表现，其网状核首尾端、蓝斑核中尾部均可通过系列神经生理效应，共同维持REM睡眠中的各种特征性活动。蓝斑核的这些功能又依赖于中缝核的触发，中缝核反过来又可激发蓝斑核的兴奋，终而导致整个REM睡眠。另一项观察发现，在REM睡眠期，脑电图可在脑桥等处记录到一个特殊的棘波即现被称之的PGO波，它可通过不同的解剖通路，投射到外侧膝状体，再投射到枕叶视觉中枢。

目前认为，PGO波的出现就等于REM睡眠即将到来，PGO波是做梦的标志，并具有若干脑电生理特点。如PGO波主要集中于REM睡眠期；在脑桥水平测定时，REM期PGO波幅增高、频率加快，并与做梦的密度成正比；剥夺REM睡眠后，在此后的睡眠中，PGO波在REM和非REM睡眠期均见频率明显增加；睡眠初始期，无PGO波存在，故不出现做梦的现象，在梦中，虽然没有冲动经视网膜视神经传递，但从脑干产生的PGO波能进入视放射通路，进而也能形成看见的感觉。有人还推测在REM睡眠期存在着冠状放电系统，激活后可使测试者仍然认为信息是从外界传入而来的，经过前脑的认知整合便形成做梦的各种知觉。不过，前脑的这种认知激活，常被随后的PGO波所打断，因此被认为是"梦为什么不能连续或总是怪异荒诞的原因之一"。总之，梦的发生原理非常复杂，还有许多成因没有弄清楚。然而REM睡眠期优势活动的主要功能部位，现已表明在边缘和旁边缘区的一些特定部位，部分新皮质和前脑-下丘脑形成的中间区。多项研究比较一致认为，部分边缘与旁边缘结构及额前区参与了REM睡眠的形式，枕叶参与其特殊视觉皮质过程，这也是参与梦的形成最重要的依据。临床实践发现，如果司理做梦的中枢神经组织被损伤或破坏，也易发生梦的病理异常。脑桥被盖部梗死的患者可能导致REM睡眠行为障碍，在REM睡眠中，由于生理性REM弛缓或消失，患者可能出现梦游或梦中惊跳。脑桥被盖、中脑或丘脑部梗死者，有的甚至罹患Lhermitt幻觉病，表现为夜间或入睡时发生的彩色的、五花八门的、梦样视幻觉。半球、丘脑和脑干梗死者有单模式（视觉、声觉）或多模式梦幻觉出现。丘脑、颞、顶和枕部的脑梗死导致多梦、循环噩梦或混淆梦等。枕叶、额深部、丘脑和顶叶脑损伤者，会产生梦回忆暂时或永久性减少（Charcot-Wildbran综合征）。国外最近报道，若脊髓后侧发生梗死，则患者有可能引起失眠和完全无梦的状态。其他脑病，如脑炎及其后遗症、脑创伤和脑震荡后遗症等，也可诱发梦症的各种表现。由此可见，梦的来源除了日常生活经历、精神情感障碍以外，脑组织实质性损害，尤其是累及与做梦有关的神经中枢时，也是梦的来源之一。

第五节　优质睡眠不可或缺

一、优质睡眠

优质睡眠是每一个人所期待的，也是维持正常生活所必需的，但对于某些人来说简直就是可遇不可求的"奢侈品"。优质睡眠，不仅仅取决于"睡眠时间长短"，更取决于"睡眠质量"！如果没有睡眠质量，睡得时间再长也会感觉到"一夜无眠"、终日疲惫不堪！

何为"睡眠质量"？通俗地说就是睡眠的时间和睡眠的深度，也就是睡眠中各个睡眠时相所占的比例。其中，深度睡眠具有恢复体力的作用，而快眼动睡眠具有恢复脑力、精力的作用，两者缺一不可。

"睡眠质量"评价标准：有研究把快眼动睡眠所占睡眠时间的比例作为衡量睡眠质量好坏的标准。不同年龄段的人快眼动睡眠所占整个睡眠时间的比例分别为：新生儿约占50%，婴幼儿约占40%，青少年约占30%，成年人约占20%，老年人约占15%。如果达不到相应年龄的比例，就会出现睡眠不足的表现，如醒后呵欠不断、精神萎靡、浑身酸痛疲乏、注意力不集中、记忆力下降、工作效率降低等现象。

"优质睡眠"基本要求：常用以下6个标准来衡量一个人的睡眠是否达到"优质睡眠"，缺一不可！

（1）入睡快，不超过30min，一般约10min就可以入睡。

（2）睡眠深，呼吸深长，不易被惊醒。

（3）无起夜（包括上厕所排尿），或很少起夜（最多1次/晚）；醒后能继续在30min内快速入睡。

（4）没有早醒（比自己正常晨起时间提前2h）。

（5）醒后很快忘记梦境，无惊梦（做噩梦）现象。

（6）早晨起床快、起床后精神好，没有疲乏、肌肉酸痛等不适，白天头脑清晰、工作效率高，没有疲乏困倦现象。因此，保证睡眠的时间和深度状态下，才能拥有优质睡眠，使人们身体健康，保证生活质量。

二、睡眠的使命

众所周知，睡眠会让人感觉良好，但其实它的重要性不仅仅只是提升人们的情绪或消除黑眼圈。充足的睡眠是健康生活方式的重要组成部分，它可以保存能量、增加代谢产物排出、增强免疫、促进发育及巩固记忆等。良好的睡眠可以带来以下好处：

（一）消除疲劳，恢复体力

睡眠是消除身体疲劳的主要方式，也可以说是养精蓄锐的过程，因为在慢波睡眠期间体温、心率、血压的变化，呼吸以及内分泌的减少，使机体的基础代谢下降从而使体力得到恢复。脑糖原是大脑的主要能量储存物。随着觉醒时间延长，脑糖原水平逐渐降低。睡眠后，脑糖原水平恢复。此外，与觉醒状态相比，睡眠时体温主动调节到一个较低的水平。在温暖环境中，睡眠启动时会出现出汗速率的增加，在寒冷环境下睡眠时，睡眠时出现战栗，减少产热，利于能量贮存。

（二）保护大脑，巩固记忆

睡眠不足的人常常表现为烦躁激动，精神萎靡，注意力涣散，记忆力减退，那么长期缺少睡眠会导致幻觉，因此有效的、合理的睡眠可以保护大脑，提高脑力。优质睡眠可以让人的紧张疲惫的身体和心灵得到充分的休息，然后在第2天充满活力，也让脑部能发挥最佳功能，尤其是记忆方面。记忆巩固是将新的记忆或开始衰退的记忆转换为更为稳定的表现形式，并将其与现有的记忆融合，从而使人们可以长期记住。实验反复证实，如果努力学习一段时间后，立即进入睡眠状态，对于学习的内容和记忆有加强作用。因此，记忆巩固依赖于学习后的睡眠。人的记忆过程，其实是大脑皮层神经细胞积极活动、实施记录和保存的过程。无论慢波睡眠还是快速眼球运动睡眠都对记忆巩固有作用，且作用迥异。慢波睡眠对于外显记忆（依赖海马）更为重要，而快速眼球运动睡眠对于内隐记忆（不依赖海马）更为重要。睡眠期海马神经元可再现觉醒期海马活动，即在睡眠期，脑活动将觉醒期新获得并编码的信息从不稳定记忆的痕迹转变为更稳定的记忆。这种记忆巩固实质是在编码它的神经回路中重新启动对新信息的处理过程，称为重激活。如果加强重激活过程，记忆提高改善的效果更显著。相反，阻断睡眠期海马神经元重激活过程，记忆会受到损害。目前已知重激活脑区主要包括海马、新皮质、丘脑和纹状体。人一旦疲劳，特别是大脑疲劳时，位于大脑皮层上的脑细胞的活动就会受到抑制，甚至进入半休眠或休眠的状态。此时，任何从外界进入大脑的信息都不可能获得有效的筛选、接收和反应。因此，要想增强记忆力，首要的任务就是解除大脑疲劳，而优质睡眠便是大脑充分休息所必需的前提。

（三）增强免疫力，康复机体

免疫是人体对抗外邪侵袭的一种能力，在正常的情况下，人体能够对侵入的各种抗原物质产生抗体，并通过免疫反应，将它清除，从而保护人体健康，睡眠能增强人体免疫力。优质睡眠能改善免疫系统，这种作用是由睡眠因子所引起的。睡眠因子被认为是能引发睡眠的分子，它们白天积蓄在血液中，达到一定浓度的时候，就会令人体感到倦怠，而免疫细胞则参与了构造睡眠因子的过程。那些一直活跃在淋巴和血液中的细胞因子和其他免疫细胞，对大脑产生了影响，在抵御病毒持续感染的同时导致睡眠出现。相反，质量低下的睡眠会打乱人体生物钟，使新陈代谢失衡，那些影响机体生理活性的有害物质也会聚积在身体的各组织器官内，令各种免疫物质的分泌量迅速减少，白细胞及巨噬细胞对病菌的吞噬能力减弱，导致免疫力下降，无法抵御疾病的侵袭。同时，睡眠可以使人体各组织器官的自我康复。每天保证充足的睡眠能增加机体的免疫力和抵抗力，充足的睡眠可以显著地增加血液里面的 T 淋巴细胞和 B 淋巴细胞。这两个细胞是人体免疫力的主要力量来源，所以保证充足的睡眠比吃增强人体免疫力的药物更有效和更安全。如果想增强人体的免疫力，可以从保证睡眠开始。优质睡眠有利于肝脏健康，当人体进入睡眠之后，肝脏中的血液量就会增加，肝细胞可以尽情地吸收养分，在晚上11时至凌晨1时，肝脏开始排毒，人体在睡眠的状态下肝脏里产生的废物也全部会被身体代谢掉，肝脏也就会越来越健康。如果人体长期睡眠不足，肝脏里的废物得不到正常的排泄，很容易损伤肝细胞，肝细胞受损，想修复就不是很容易了，因此要保证睡眠，保护肝脏健康。优质睡眠有利于心脏，睡眠不足和过度睡眠都对心脏有害。这可能是因为睡眠会影响诸如葡萄糖代谢、血压和炎症等，这些都会对心血管疾病的发病产生影响。心脏为血液提供动力，白天心脏绝大部分时间都要工作，而在晚上睡眠的时候，心脏就可以多进行休息。睡得好，心脏才能更快恢复活力。如果睡眠质量不好，可能会导致心率加快或者心血管疾病等。因此，为了我们生命的"发动机"持续健康工作，一定要保证好睡眠质量。优质睡眠有利于代谢，睡眠不足与肥胖、糖耐量受损、糖尿病和其他代谢紊乱的高风险之间相关，睡眠时间短、质量差与代谢综合征之间呈正相关，而经过调整，好的睡眠，代谢综合征发病率显著降低，降低患糖尿病的风险。即使是健康的年轻人，只要一夜睡眠不足（不到6h），就会影响新陈代谢。

（四）促进生长发育

睡眠与儿童生长发育有密切的关系，婴幼儿在出生后相当长的时间内，大脑的发育及自身的长高都是在睡眠中进行的，而睡眠期血浆生长激素可以连续数小时维持在较高的水平。儿童的生长发育除了与先天遗传、营养吸收及体育锻炼有关外，还与体内生长激素分泌的多少有密切关系。生长激素是人体下丘脑所分泌的一种蛋白质，它具有促进肌肉、骨骼、内脏和结缔组织生长发育的重要作用。生长激素分泌不足，将会导致身材矮小。而根据生长激素分泌的特定规律，人们在熟睡后才能分泌生长激素，深睡1h以后逐渐达到高峰，一般在夜晚10时至凌晨1时为生长激素分泌的高峰期。保证充足的睡眠可以很好地促进体内生长激素的分泌，只有在深度睡眠中，人脑才能合成生长素来促进身体的生长发育，特别是在婴儿时期。在儿童早期，应该试着让他们养成小睡的习惯。生长素的分泌是儿童成长的重要因素，许多不喜欢睡觉的孩子可能不高，而且性成熟的比较晚。此外，大量调查指出，40%~65%的快速眼球运动睡眠疾病患者会出现神经退行性疾病，说明快速眼球运动睡眠与神经元的发育有着重要的联系。婴儿早期睡眠结构异常对其日后神经系统发育有预测作用。足月前觉醒或哭闹多而快速眼球运动睡眠较少的婴儿，其6个月时智力发展指数较低。因此，对于处在身体生长阶段的儿童来说，优质的睡眠是他们生长发育和茁壮成长的一个先决条件。

（五）延缓衰老，促进脑代谢产物排出

健康长寿的老人都有一个良好的正常睡眠。人们的脑内代谢产物在白天不断积聚，睡眠时大脑可高效清除代谢产物，从而恢复脑活力。脑内排出代谢产物位于细胞间隙，作用与淋巴系统类似。觉醒期间，细胞代谢产生的废物积聚在细胞间液，睡眠时，脑脊液沿着动脉周围间隙流入脑内组织，与脑内组织间液不停交换，并将细胞间液体的代谢废物带至静脉周围间隙，随即排出大脑。因此，睡眠时大脑通过脑脊液冲洗掉积累的代谢垃圾。细胞间隙在觉醒与睡眠时状态各不相同，表现有二：一是觉醒时细胞间隙的体积占全脑体积的14%，而在睡眠时其体积增至60%，因而显著增加了脑脊液的流动；二是觉醒时脑脊液的流动局限于脑的表层，而睡眠时其流动扩张到脑组织深层，这使得觉醒期脑脊液的流动只有睡眠时脑脊液流动的5%。这种差异与觉醒时去甲肾上腺素高引起的细胞外钾离子浓度升高造成细胞肿胀有关。因为这两方面因素，使得脑内产生的β-淀粉样蛋白在睡眠时能高效地清除出脑。

（六）保护人的心理健康

睡眠对于保护人的心理健康和维护人的正常心理活动是非常重要的，因为短时间的睡眠不佳，就会出现注意力涣散，长时间睡眠不足可以造成不合理的思考等一些异常的心理活动。良好的睡眠可以帮助人们恢复精力和保持心情舒畅，舒缓心理压力，消除人们在白天生活中的恶劣情绪，有助于个体保持积极乐观的心态，从而有利于个体心理的健康。睡眠对心理健康非常重要，由于睡眠不足，可以出现头痛、头晕、注意力不集中、学习能力降低等问题，而充足的睡眠可以有益于心理健康，让生活质量可以延续。

三、睡眠不足对身体的伤害

睡眠不足并不是失眠，只要肯花时间睡觉，就能够睡着，睡眠不足是具有睡眠能力，但是不给自己充足的睡眠机会，比如熬夜看手机。睡眠不足会对人的脑部造成严重的影响，同时也对身体每一个主要系统、组织和器官都会带来影响。例如晚上11时到凌晨1时是养肝护胆的最佳时间，人们如果长时间过子时（23—1时）不睡，就会伤胆、伤肝。初期表现为眼圈黑、眼睛干涩、疲倦、头晕、头痛、精神疲倦以及注意力不集中等，严重的还会出现脏腑失衡和各种病症。

（一）睡眠不足与脑神经方面

睡眠不足会扰乱脑细胞之间的交流方式，也会剥夺神经元正常运转的能力，导致神经元对视觉信息反应的灵敏度降低，所以在睡眠不足的情况下，人们的神经活动比在快速完成任务期间诱发的神经活动有所减慢和削弱，导致人们专注力下降、反应减慢。专注力下降的最严重社会后果是疲劳驾驶。同时，人们眼睛里调节晶状体的组织叫睫状肌，会因为睡眠不足而处于痉挛状态，影响第二天的晶状体调节功能，会导致视力模糊。中医认为，肝开窍于目，过子时不睡易引起肝虚，出现视力模糊、老视、迎风流泪等症状，还会形成青光眼、白内障、眼底动脉硬化、视网膜病变等眼疾。

（二）睡眠不足与代谢方面

睡眠不足会引起代谢异常，导致体重增加。人体内含有瘦素与胃饥饿素，瘦素会传递出饱腹感，使人们食欲变迟钝，不想吃食物。胃饥饿素会引发强烈的饥饿感。两种激素任何一种不平衡，就可能引发进食量和体重的增加。睡眠不足会降低瘦素的浓度，升高胃饥饿素的浓度。睡眠不足也会升高血液循环中内源性大麻素的水平，内源性大麻素会刺激人们的食欲。因此瘦素与胃饥饿素的不平衡加上内源性大麻素的升高，会增加饥饿感和食欲，致使人们体重增加。同时，长期睡眠不足会引起胆汁的分泌异常，同样也有可能造成胆汁瘀积，也会导致胆结石的可能。中医认为，子时胆要更替胆汁，胆经旺时人若不睡，胆汁更替不利，过浓而结晶成石，久之即得胆结石。

（三）睡眠不足与情志方面

睡眠不足可能会导致人们出现焦虑抑郁状态，因为夜间不能充分休息，身体状态不能得到很好的恢复，就会出现夜不瞑昼不精的情况，白天人们容易精神恍惚、注意力不集中，到了夜晚又会害怕睡不着，长期如此身心俱疲，就容易出现抑郁的症状。中医认为，过子时不睡易耗伤胆气，《黄帝内经》讲"气以壮胆"，胆气一虚人就容易惶惶不安，多疑、胆怯，久之则形成抑郁症、焦虑症等情志方面问题，甚至厌世、自杀。现在青少年患抑郁症甚至自杀者越来越多，大多数是因经常熬夜伤了肝胆之气，所以抑郁症、焦虑症等不能单单寻找心理因素，心理异常往往来自于生理失衡。

（四）睡眠不足与心血管系统方面

睡眠不足会增加心血管疾病的发生。即使控制了已知的威胁心脏健康的因素，如吸烟、体力活动和体重等，睡眠不足与心力衰竭之间仍然有很强的联系。睡眠不足很容易增加全身的静脉压力，拉伸并压迫血管壁。睡眠不足会导致交感神经系统过度活跃，可能会出现心脏加速跳动，通过脉管系统泵送的血液体积流率就会增加，就会出现高血压状态。同时，皮质醇激素会缓慢增加，导致的后果是血管收缩，从而使血液流动得更快。睡眠不足会抑制生长激素分泌，没有生长激素来修补血管内皮内组织，血管就会磨损，再加上高血压，更容易发生动脉粥样硬化，显著增加了冠心病的发作。中医认为，人卧则血归于肝，过子时不睡觉，可引起肝血不足。由于心主一身之血脉，肝的储藏和调节血液的功能受损，会造成心脏供血不足，从而引起心脏病、高血压等心脑血管疾病。

（五）睡眠不足与免疫方面

睡眠不足的人，其身体免疫力就会减弱，容易感染感冒，甚至大大地增加了患上各种癌症的概率。其原因有交感神经紊乱的影响，睡眠不足会迫使交感神经过度运行，身体交感神经活动水平增加，将会引起免疫系统不必要的持续炎症反应。慢性炎症一直开启着而没有自然恢复到平静状态，它的非特异性状态就会引起多种健康问题，包括癌症有关的问题。癌症会利用炎症反应，例如，一些癌细胞会将炎症因子吸引到肿瘤中，以帮助血管增生，为肿瘤供应更多的营养和氧气。肿瘤还可以通过炎症因子破坏其癌细胞中的DNA并使其突变，从而增强肿瘤的效力。睡眠不足与癌症的关联如今在科学上已经证据确凿，以至于世界卫生组织已经将夜间轮班工作正式归类为"可能的致癌因素"，同时，睡眠不足使人体免疫力下降，引起感冒等呼吸疾病，中医认为，过子时不睡觉，无法滋阴潜阳，肝阴亏损，引起肝火过盛而灼肺，出现干咳或咳嗽、咳痰血等木火刑金的症状。

（六）睡眠不足与生殖肾脏方面

睡眠不足的女性，卵泡释放激素下降，出现生育能力低下或更容易发生流产。中医认为，亥、子、丑时（21—3时）为一天的"冬季"。春生夏长秋收冬藏，冬季应肾，肾主藏精，肝肾同源，过子时不睡觉易耗伤肝气、肾气，从而容易引起女性不孕不育等疾病，严重的还会影响下一代。睡眠不足的男性，睾酮水平明显低于年龄与背景相似的正常男性，他们会感到情绪和活力逐渐低落。这些男性大部分睡觉时间超过零点，伤肝太重。肝在五行里属木，木性不强，精子如同弱势的种子，扎根力弱，胎儿极容易滑落。因此可以说，无论是男性还是女性，人类生殖系统的关键方面，包括生殖激素、生殖器官等，都会受到睡眠不足的影响。

第二章　中医对睡眠的认识

第一节　中医睡眠的起源与理论基础

一、中医睡眠的起源

中医对于睡眠的认识源远流长，早在秦汉时期就有关于睡眠生理及失眠病理机制的论述，并提出了相关的论治方药。古人一直秉承天人合一的思想，认为人类的行为也与自然息息相关。所以睡眠也保持着一些和自然界同步的节律。《素问·四气调神大论》云："春三月，此为发陈。天地俱生，万物以荣，夜卧早起……夏三月，此为蕃秀。天地气交，万物华实，夜卧早起……秋三月，此谓容平。天气以急，地气以明，早卧早起……冬三月，此为闭藏。水冰地坼，勿扰乎阳，早卧晚起，必待日光。" 意思是说在春季、夏季的3个月中，要睡得晚，起得早；秋季的3个月就要睡得早，起得早；而在冬季的3个月中就应该睡得早，起得晚，一定要等到太阳升起来以后再起床。这是人类睡眠与四季节律相一致的表现。比四季的节律更明显的是昼夜的节律，人的睡眠随着日出日落形成了睡眠－觉醒节律。 天地阴阳的盛衰消长，致使一天有昼夜晨昏的节律变化。人与自然界是统一的整体，人体的阳气，随天气变化有消长出入的日节律运动。平旦时人体的阳气随自然界阳气生发而由里出外，阳气渐长，人起床活动，中午时分人体阳气盛于外部，黄昏则阳气渐消，入夜则阳气潜藏于内，人上床休息。阳入于阴则寐，阳出于阴则寤。阴主静，阳主动；阳气衰，阴气盛，则睡眠；阳气盛，阴气衰，则产生觉醒。这种阴阳盛衰主导睡眠和觉醒的机制，是由于人体阳气入里出表的运动来决定的。睡眠－觉醒节律与自然界之阳气的变化一致，因此在解释睡眠的时候，仿照自然界阴阳的变化，建立了卫气行的理论，认为卫气的运行周期，模仿太阳的运行周期，与太阳相呼应的运行，循环不休，夜间卫气循行于阴则寐，昼日卫气循行于阳则寤。卫气的运行遵守自然界的规律，是人与自然协同进化的结果。恰如《黄帝内经》中认为，入睡和觉醒的产生，以及睡眠的昼夜节律变化都是人体营卫之气运行的结果。如《灵枢·营卫生会》云："营在脉中，卫在脉外，营周不休，五十而复大会。"其中又尤其体现在卫气的运行上："卫气行于阴二十五度，行于阳二十五度，分为昼夜。"卫气则是阳气的一部分，行于脉外，性质剽悍，运行滑利，起到温养、护卫肌表、抵抗外界侵犯、司汗孔开阖等作用。卫气昼行于阳分去发挥卫外作用，因此使得阳经满而气盛，而夜半阳经潜藏于阴分，使得阴经气盛，脏腑在内修复涵养，人静而得寐。而阴阳跷脉则是卫气出入人体的枢机。阳跷、阴跷脉，分别为足太阳膀胱经、足少阴肾经的支脉，均起源于足底，上达头面部于目内眦相会，有阴阳相交之意。而卫气就在此出入于阴分和阳分，因此，阴阳跷脉可以控制开目和闭目，更深层次的意义就是，可以控制人体的清醒和睡眠。

当今，中医对睡眠的研究和现代科学认识相结合，有分化为独立学科的趋势。目前，中医睡眠研究大多集中在睡眠障碍的临床治疗，主要从神、阴阳节律、营卫、脏腑等角度进行论治，而对于睡眠理论特别是睡眠机制，目前公认的中医睡眠理论包括神主、阴阳、营卫等学说。

二、中医睡眠的理论基础

近年来，睡眠研究取得了重要的进展，但中医睡眠学理论还处于发展阶段，睡眠的许多奥秘尚待揭开。中医睡眠学说奠基于《黄帝内经》，包括睡眠的阴阳睡眠说、营卫睡眠说、神主睡眠说，有其独特的理论体系和科学的内涵。《黄帝内经》认为，睡眠发生的根本机制是营卫调和。在"天人相应""人体五脏与四时阴阳相应"的观念指导下，认为人体内的阴阳消长与自然界的阴阳消长节律相应，正如《灵枢·口问》云："阳气尽，阴气盛，则目瞑；阴气尽而阳气盛则寤矣。"而人与自然相应的关键环节就是营卫之气的运行，也就是说，人体是通过营卫之气的生理性睡眠节律进行调控的。正如《灵枢·大惑论》言："夫卫气者，昼日常行于阳，夜行于阴，故阳气尽则卧，阴气尽则寤。"这是对营卫运行、阴阳相贯的生理阐述，指出卫气在白天行于阳经，则阳经之气盛而主动，神动出舍即寤，这时人是精力充沛且精神饱满的；卫气在夜晚行于阴经，则阴经之气盛而主静，神静入舍即寐，这时人会觉得疲乏困顿，想要休息。因此，人体生理睡眠节律的调节是与营卫之气的正常运行息息相关的。《灵枢·营卫生会》云："壮者之气血盛，其肌肉滑，气道通，营卫之行，不失其常，故昼精而夜瞑。"强调年轻人气血盛满，肌肉滑利，气道通畅，营气和卫气可以正常运行，因此白天能精力充沛，夜晚也能安然入睡。同时，人之将寐，在神的控制之下，充分做好睡前准备，各种思维活动与情绪也随神的内敛而平静，睡眠产生。人之觉醒，即神首先外张，从睡眠状态恢复如常，正常接受各种内外刺激并做出反应，人体各种感知、意识思维活动以及肢体行为随之恢复。夜间阳入于阴，神安于五脏而憩，白天阴入于阳，神游于外而觉醒。神的收敛、外张导致了睡眠、觉醒活动的产生，形成人体正常的睡眠节律。

此外，中医学还认为气、血、津、液是构成人体和维持人体生命活动的最基本物质，它们的生理功能又存在着相互依存、相互制约和相互为用的关系，当气、血、津、液正常环周于人体全身运行情况下，形成了一个非常协调与统一的整体，血液在脉内正常地运行，周流不息，这样心有所养，心气充沛，心主神明的生理功能正常，则精神意识正常，神志安宁，神安则寐，这是中医学对睡眠的认识。

（一）阴阳学说

"医学之要，阴阳而已"，阴阳概念的形成经历了自然的阴阳、哲学的阴阳、应用到其他学科的阴阳这3个阶段。古人在医学实践中对哲学的阴阳加以改造，形成了中医学的阴阳学说，成为指导中医实践的理论纲领。阴阳学说在中医学特定领域中的应用非常丰富，归纳其应用特点如下：一是内涵上有抽象与具体之分。用阴阳表示人体经络、组织结构、脏腑属性、药物属性，这些都是具体的、物质性的、有形的，属于"象"的存在。《素问·阴阳离合论》曰："阴阳者，推之可十，十之可百；推之可千，千之可万，万之大不可胜数……阴阳之中复有阴阳。"这里的阴阳就是抽象的、思维性的，属于"意"的范畴。抽象阴阳是一个哲学概念，如张介宾《类经·阴阳类》对阴阳含义有一高度的概括为"道者，阴阳之理也。阴阳者，一分为二也。"具体意义上的阴阳却总是与具体的属性相关。阴阳的本质是抽象的，是理论上的概括，无法作为肉眼可见的物质实在，而阴阳的物质基础是具体的，是看得见、摸得着的物质实在。也因为此，历代学者对阴阳的研究主要集中于阴阳含义的研究和阴阳物质基础的研究。二是形式上有"一分为二"与"一分为三"之分。《素问·调经论》曰："夫邪之生也，或生于阴，或生于阳。"这是病因的阴阳二分法。《素问·金匮真言论》曰："夫言人之阴阳，则外为阳，内为阴；言人身之阴阳，则背为阳，腹为阴；言人身之脏腑中阴阳，则脏者为阴，腑者为阳。"这是脏腑的阴阳二分法。《灵枢·营卫生会》曰："上焦出于胃上口，并咽以上，贯隔而布胸中，走腋……中焦亦并胃中，出上焦之后……下焦者，别回肠，注于膀胱，而渗入焉。"这是脏腑的阴阳三分法。《素问·三部九候论》曰："人有三部，部有三候……有下部，有中部，有上部，部各有三候。三候者，有天有地有人也，必指而导之，乃以为真。"这是脉诊的阴阳三分法。三是属性上有绝对与相对之分。这从阴阳所表述的内涵就可以看出。阴阳属性的绝对性是其属性具有不可变性，不可反称，如水属阴、火属阳，水火阴阳不可反称；如四时之中春夏属阳、秋冬属阴，也是不可反称的。若阴阳属性因比较同一层次的比较对象的改变而改变，即在一定条件下阴阳相互转化，而且阴中有阳、阳中有阴，阴阳之中还可再分阴阳；或比较的层次或对象变了，则它的阴阳属性也随之改变，如《素问·阴阳应象大论》曰："昼为阳，夜为阴。"上午为阳中之阳（太阳）、下午为阳中之阴（少阴）、前半夜为阴中之阴（太阴）、后半夜为阴中之阳（少阳），这时阴阳具有"相对性"。概括而言，中医学的阴阳双方有属性限定，可随条件的变化而变化。条件不变时，阴阳双方不可反称；条件改变时，事物或现象的阴阳属性可改变；在一定条件下，二者可相互转化。

阴阳学说应用的意义，要而言之，是用以阐述"天人合一"整体观思想以及"动而不息"及"变易"恒动过程观。"天人合一"是中国哲学的核心思想。

《灵枢·岁露》曰："人与天地相参，与日月相应也。"《灵枢·邪客》曰："人与天地相应也。"人体小宇宙，宇宙大人生。古人在医疗实践中应用阴阳学说将人与自然、人与社会、人的自身作为一个整体来把握。人体是一个有机的整体，生命与疾病的生、变都是阴阳内部相互作用的结果。"动而不息""变易"是根本规律。构成人体的各个组成部分之间，在结构上是不可分割的，在功能上是相互协调、相互为用的，在病理上是相互影响的。同时还认为，人体各脏腑组织之间，以及人体与外界环境之间，既对立又统一，它们在不断地产生矛盾而又解决矛盾的过程中，维持着相对的动态平衡，从而保持着人体正常的生理活动。人体组织结构以及内脏之间，都包含着阴阳的对立统一，人体是阴阳两个方面保持着对立统一协调关系的结果，这样才能保证人体的正常生命活动。

阴阳交感、对立、自和的恒动过程相似，生命、疾病、人体的生理病理发生也出现"周期性""涨落"的不断变化过程。另外，作为中医学特点之一的"辨证论治"，也同样体现的是恒动过程观。证，是疾病过程中某一阶段或某一类型的病理概括，反映的是疾病的阶段性本质，具有时相性。辨证论治只是说明了病理变化、疾病阶段的过程性，生命现象有"生长壮老已"的恒动过程，疾病现象也有"证变他证"的恒动过程。

有关睡眠的理论及调节机制自然离不开阴阳学说的指导。《黄帝内经》阴阳睡眠学说同样认为睡眠实则就是人体营卫运行、阴阳出入与自然界相通应的一种周期性的生命节律。其作用与机体阴阳的节律性的消长变化密切相关：白天机体阳气亢盛，故目开醒寤；夜晚卫气入于阴分，阳潜于阴，阴气渐盛，故目闭睡眠，从而维持人体正常的睡眠节律，同时通过睡眠，也可以进一步地保护和维持人体生命活动的正常进行。由于受到自然界昼夜更替而致天地阴阳盛衰节律性变化的影响，人们也在顺应自然的过程中逐渐形成了与昼夜阴阳周期同步的"日出而作，日落而息"生活和生产模式，白天日照充足，阳气充盛，人体生理机能亢奋，人们开始为食物、生活而劳作；到了夜晚阴暗萧索，阳气入潜于阴，经过一天的劳作人们身心疲惫，机能下降，故进入睡眠以休养生息。诚如《素问·四气调神大论》所言："四时阴阳者，万物之根本也。所以圣人春夏养阳，秋冬养阴，以从其根；故与万物沉浮于生长之门。逆其根则伐其本，坏其真矣。故阴阳四时者，万物之终始也；生死之本也；逆之则灾害生，从之则苛疾不起，是谓得道。"因此，人体阴阳消长出入正常，这种由阴阳盛衰所主导的"睡眠-醒觉"状态即可节律性地运行，反之，则会造成睡眠障碍。如《灵枢·大惑论》所言："卫气不得入于阴，常留于阳。留于阳则阳气满，阳气满则阳跷盛，不得入于阴则阴气虚，故目不瞑矣……卫气留于阴，不得行于阳。留于阴则阴气盛，阴气盛则阴跷满，不得入于阳则阳气虚，故目闭也。"《灵枢·寒热病》载："阳气盛则目，阴气盛则瞑目。"上述均提示，如果夜晚卫气无法入于阴，则阳气相对亢盛，阳气盛则目，故容易导致失眠；白天卫气无法行于阳，则阴气相对亢盛，"阴气盛则瞑目"，故可能引发嗜睡。

人的睡眠-觉醒节律的生理意义在于，地球自转形成的昼夜交替是生物自然环境中最明显而又稳定的变化，它能够制约生物生存的方式。"日出而作，日入而息"，是人类为生存而形成的生活、生产模式。昼日光照充足，万物生动，人为食物而劳作，劳作既消耗能量，又要抗御外来的各种邪气，故需要生理功能亢奋；与之相反，夜晚万物静藏，人无所为而睡眠，睡眠是休养生息、恢复体力、储备能量的基本方式，生理功能则处于相对抑制状态。人体这种顺应昼夜节律变化而变化的特点，对于生命体具有自我保护的作用，要"从其根"，若"逆其根，则伐其本，坏其真"，所以保持睡眠的自律特性对于维持机体正常状态具有重要意义。

（二）营卫学说

营卫的生成来源于水谷之气，《灵枢·营卫生会》曰："人受气于谷，谷入于胃，以传与肺，五脏六腑，皆以受气，其清者为营，浊者卫。"水谷入胃，经过脾运化成精微物质，通过经脉传到肺，由肺散布全身，其中柔润的称为清，就是营气；剽悍的称为浊，就是卫气。营气，入脏腑，达肢节，入脉运行全身，卫气，外行于肌肉、腠理，内达五脏六腑，扩散于全身。有关营卫的概念，《黄帝内经研究大成》认为"营"与古之"环"同声通用，意为"围绕"，与"卫"字同义，《黄帝内经》却两用之，这既表明营气与卫气两者环绕运转的基本性质一致，又表明二者具体运行规律与生理功能不尽相同。对于营卫的功能而言，既有相同之处，又有不同之处。相同之处主要有：①营养机体。"营气者，泌其津液，注之于脉，化以为血，以荣四末，内注五脏六腑，以应刻数焉。"（《灵枢·邪客》）"卫气者，所以温分肉，充皮肤，肥腠理，司开合者也。"（《灵枢·本脏》）②输布津液，参与水液代谢。营气泌津液以资汗源，卫气司汗孔开合调节汗液。汗液对维持体温、调节机体阴阳的相对平衡具有重要意义。③具有运动和感觉的功能。"荣气虚则不仁，卫气虚则不用，荣卫俱虚则不仁且不用。"（《素问·逆调论》）的提法，间接地反映出营卫之气周流不息，充养于肌表之功用。④营卫共主人体睡眠活动，形成昼夜节律。"荣卫之行，不失其常，故昼精而夜瞑。"（《灵枢·营卫生会》）不同之处在于，营气可化生阴血，是血液的组成部分，为无形之血，可改善、固护、推动血液的运行，是维持脉体充盈度的重要因素；卫气则是阳气的一部分，为水谷之悍气，其气慓疾滑利，不能入于脉，故循皮肤之中，分肉之间，熏于肓膜，散于胸腹（《素问·痹论》），这就是卫气独到的抗御外邪、温煦机体的作用。营卫之气关系密切，正如明代张介宾《类经》中说："虽卫主气而在外，然亦何尝无血；营主血而在内，然亦何尝无气，故营中未必无卫，卫中未必无营，但行于内者便谓之营，行于外者便谓之卫，此人身阴阳交感之道，分之则二，合之则一而已。"营卫分行，不断交会，可以相互转化，互根互用，内外相贯从而维持人体生机的正常。

营卫昼夜循行规律是人体寤寐交替节律产生的内在依据。睡眠的寤寐交替节律，其本质是一种生理韵律，是人类在长期进化过程中形成的、与宇宙自然昼夜周期同步的生命活动，并有体内适应机制。有关于营卫的运行，《黄帝内经》多篇有较为详细的论述。《灵枢·营气》重点讨论了营气的运行规律，指出营气"行于经隧"之中，按十二经之顺序运行，这是其主体的路线，除此外，尚有"支别"路线，即从足厥阴过督脉、任脉，复入手太阴经。《灵枢·五十营》篇指出由于"气从手太阴出"，而手太阴之脉"起于中焦"，故有"营出中焦"之说。《黄帝内经》有关卫气的运行散见于多篇，运行主要有如下几种：①卫在脉外，与营气俱行。如《灵枢·营卫生会》云："营在脉中，卫在脉外。""常与营俱行于阳二十五度，行于阴亦二十五度。"《灵枢·卫气》论营卫运行时指出："阴阳相随，外内相贯。"说明卫气以循经脉之外而行为主，但也贯于脉中。②卫气循脉而行，昼行于阳，夜行于阴，无论行阳、行阴，每周必交会足少阴肾经一次，其行阴则周于五脏六腑。且卫气从阳入阴须通过阳跷脉，从阴出阳则须通过阴跷脉。由于卫气平旦自足太阳出，昼夜每周均交会足少阴一次，二经皆属下焦，故谓"卫出下焦"。③有不循脉而散行者。卫气之散行部分，分布于皮肤、腠理、分肉、肓膜、胸腹、四肢等处。本部分将以营卫的生理，特别是营卫的运行为基础，重点探讨它们在睡眠活动中的机枢作用。

营卫运行是睡眠的机枢所在，体现在人之营卫循环往复运行受大自然昼夜交替周期的影响而成人体之寤寐。卫气阴阳出入的运行规律是睡眠活动之机枢；营卫之气的运行是随着日夜阴阳而有规律地变化，是人体生命节律的反映，也是《黄帝内经》"人与天地相参""与日月相应""与天地同纪"思想的集中体现。如《灵枢·营卫生会》在论述营卫循行规律时说："卫气行于阴二十五度，行于阳二十五度，分为昼夜。"不仅营卫二气的运行直接受着昼夜节律的影响，同时也影响着人的睡眠活动。营卫在脉内外感应、贯通的同时，各自运行五十周后于夜半子时大会，交于手太阴肺经。分行脉之内外，内外相贯，周循不休，昼夜循行全身五十周，白昼卫阳维护于外，营阴濡养于内，各循二十五周，故人体机能充盛，精力充沛而进行日常活动；夜间阴气充盛，卫气入里行于脏腑，涵养五脏之神，与营阴相会，阴阳平和，神志安宁，人得以安眠。人体的阴阳二气的运动变化，直接受到自然界昼夜节律的影响而和自然通应，同时又决定着人体的寤寐（睡眠–觉醒）

周期。

《黄帝内经》以营卫的运行来阐述人体睡眠的生理，其中卫气阴阳出入的运行规律，决定人体的寤寐周期，在形成睡眠的机制中占重要地位。强调人体要适应自然万物的变化规律，而机体卫气这种昼行阳、夜行阴的循行特点，与自然界阳气消长变化相一致，决定了人体的寤寐功能，形成气至阳而起，至阴而止。营属阴，行脉中，卫属阳，行脉外，虽然营卫之气循行途径不同，但二者"阴阳相随，内外相贯"，与夜半相会，相互协调促进，白昼，卫气得营阴的滋养，才能发挥"温分肉，充皮肤，肥腠理，司开合"的功效，黑夜，卫气入里合阴，助营阴滋养脏腑，阴不离阳，阳不离阴，阴阳互根，昼夜变化规律，促使阴阳盛衰消长变化协调。依据卫气的这种循行规律，结合神、魂、魄的特点与睡眠的关系，可知白昼之时，卫气行阳而阳盛，阳盛则人之心神外张而寤，寤时魂随神动、魄受神魂之激而活跃，感知、运动随意而发；夜时卫气行阴而阴盛，阴盛则人之心神内敛而寐，寐时魂随神交于内而静，魄因神魂之静，无以激动而内收，感知、运动处于自我保护的迟钝状态。因此，卫气的阴阳出入，导致机体生理性的阴阳交替盛衰，是寤寐的交节之所在。如清代喻昌《医门法律·一明营卫之法》中就认为卫气出入经络则寤寐分，且少阴为卫气出入的门户。卫气出，从肾脏行于少阴之分，由太阳、阳跷上注于目，则目张而寤矣，然后行于阳经，而五官为之用（凡阳经皆上于头）；行于手经，而手为之用；行于足经，而足为之用；间行于脏，而慧生；间行于腑，而饮食入。此卫气之出，而为寤也。卫气入，从太阳、阳跷而下走阴跷，由少阴之分而注于肾，则目合而寐矣。

喻昌对于卫气出阳入阴的门户所在有自己的认识，但同样他也强调卫气的出入是寤寐形成的关键，卫气行于阳经，使人体各种功能正常，人寤而活动；夜间虽行于五脏，但由于在外之经脉不为所用，故人卧而休息。尽管睡眠主要受到卫气运行的影响，但由于营行脉中，卫行脉外，营卫常相伴而行，营气的运动变化常直接影响着卫气的运动变化，因此，营卫的运行均直接影响着睡眠功能，而尤以卫气为要。

阴阳跷脉在营卫运行的基础上，对睡眠也具有调节作用。《黄帝内经》认为，卫气昼日行于阳经，从足太阳膀胱经开始，阳跷脉为膀胱经之别，此时阳跷脉气盛，使人目开而寤；卫气夜行于阴经，从足少阴肾经开始，阴跷脉为肾经之别，此时阴跷脉气盛，使人目合而寐。由于卫气之从阴出阳，须经过阴跷脉；从阳入阴，须经过阳跷脉。所以，阴阳跷脉功能失调，就会影响到睡眠。此外，卫气之阴阳出入，二目为其门户津口，故《灵枢·卫气行》说："平旦阴尽，阳气出于目。"则寤，"下行阴分，复合于目"则寐。清代沈金鳌《杂病源流犀烛》云："跷脉之剽悍，同于卫气，而皆出目眦。"所有这些论述都指出了跷脉主睡眠的功能，二跷脉与双目是寤寐的开合节点，由此后世医家常有"魂昼日游于目、夜则归于肝"之说。

基于阴阳跷脉对于睡眠的作用，目前针刺治疗睡眠障碍，多取阴阳跷脉循行经络上的穴位用以调整、恢复阴阳跷脉的平衡，从而达到治疗的目的。 通过上述营卫运行和阴阳跷脉对于睡眠的作用特点，可知卫气的阴阳出入以及阴阳跷脉的气盛、气衰，是睡眠活动的关键和节点，犹如睡眠-觉醒活动的枢纽。因此，我们在认识睡眠问题时，必须把握营卫运行规律和阴阳跷脉的特点。另外，营卫运行规律同大自然昼夜交替相适应、与睡眠自律特性相同步，是人类生存的需要，是生命活动自我保护的神机所在，这也是睡眠自律特性强调"天人相应"的具体体现。

营卫昼夜而行阴、行阳，是睡眠-觉醒活动的机枢所在，是人体适应自然界阴阳消长平衡而产生的，具有保护机体和维持机体正常活动的功能，其生理基础是人体物质转化、能量代谢、信息传递的整体性周期变化，如能量的消耗与储备、免疫能力及其活动的盛与衰等。因此，人体这种顺应昼夜节律变化而变化的特点，对于生命体具有自我保护的作用，即《素问·四气调神大论》所云，要"从其根"，若"逆其根，则伐其本，坏其真"，所以保持睡眠的自律特性对于维持机体正常状态具有重要意义。

营卫睡眠理论还是后世阴阳睡眠理论的基础和根源。《黄帝内经》以营卫运行论寤寐，营卫出离阳分则"阳虚"，入于阴分则"阴盛"，并依据于此对不寐和嗜睡的病机做了阐释，认为卫气常留于阳，故阳跷脉盛，不得入于阴则阴气虚，故目不瞑；卫气常留于阴，故阴跷脉盛，不得入于阳则阳气虚，故目闭。这与后世舍营卫运行而取阴（精）阳（气）的盛衰论睡眠障碍的含义有所不同，现阴虚之不寐，多是由于肝肾阴虚、心阴不足、心肝火旺、虚火扰神所致；阳虚之嗜睡则多是脾阳不足，湿邪困脾所致，这种认识丰富了《黄帝内经》关于睡眠障碍的病机，因此可以说阴阳睡眠理论是对营卫睡眠理论的继承与发展。

（三）神主学说

神是一个具有中国传统文化底蕴的概念，《黄帝内经》将其纳入医学的范畴，阐述了神的基本概念、理论系统及研究方法，是中医学精神活动理论之源。神对于睡眠同样具有非常重要的作用。早在《庄子·齐物论》中就用"其寐也魂交，其觉也形开"进行了高度概括。庄子这句话的意思可以理解为，人觉醒之时，神运于中而张于外，携魂魄感知应对内外刺激并能表现为外在的各种生命活动；而人之将寐，神必内敛，隐潜于中而幽于事，所以意识活动暂时休而不作，魂魄亦随神俱隐于内，故感知、应对能力减退。因此，睡眠与神关系非常密切。

神主要有4种含义：其一是自然界运动变化的主宰，《素问·阴阳应象大论》云："阴阳者，天地之道也……神明之府也。"乃自然之神。其二是指人体生命活动的主宰，为神机。《素问·五常政大论》曰："根于中者，命曰神机，神去则机息。"其三是指精神活动之主宰，乃广义之神，《灵枢·邪客》云："心者，五藏六府之大主也，精神之所舍也，其藏坚固，邪弗能容也。容之则心伤，心伤则神去，神去则死矣。"以心为生命主宰，同时也是精神之主宰。其四是把心与其他四脏并列各言主神的一部分，则此神为心所主的自觉意识，即《灵枢·本神》所说："心藏脉，脉舍神。"人类的睡眠、觉醒是神、魂、魄在不同状态之下，发挥不同生理功能的体现，因此，探讨睡眠问题，离不开对觉醒的认识。由于神、魂、魄三者在睡眠与觉醒中的关系密切，故首先系统阐释它们的作用，基于神、魂、魄的属性、关系，以及功能、特点，它们共同构成了人类睡眠-觉醒活动系统如下：白昼时，人的清醒状态和正常功能活动，是以心神的自觉意识活动为主导、魂魄的感知活动为基础维持的，此时神处于开张状态，由于魂"随神往来"，所以魂在神的控制之下，激发魄使之处于活跃状态，并随时接受内外刺激。魄虽为形体中先天而生的感知觉、运动本能为阴中之阳，但无魂之激发则不活；接受刺激后，其信息也由魂上传于神，形成有意识的感知，并加以分析，经过思维，作出判断、决策，再由魂将指令传于魄，形成综合的情绪、动作反应，这就是行为。

　　人之将寐，心神先收敛，魂便随之入内，魄无魂之激发，亦处于抑制状态，这便是睡眠状态。心神是自觉意识，是神志活动的主导；魂是人的本体意识，沟通人的感知本能与自觉意识，而作为潜意识影响心神灵拙，是心神的基础；魄是动物即有的低级生命机能，与魂阴阳合一，动静相成，其迟速亦与魂有关，所以二者合则为实，在心神主导下开展健全的精神活动；离则为虚，失去心神的主导，则为梦、为幻，即当有内外刺激，刺激量在促醒阈之下时，虽未动神，但却能扰动魂魄产生梦境。魂魄之中，魂属阳而主动，魄属阴而主静，外来刺激启动魄之隐性感知，影响于魂；内之刺激动魂或由于神之蛰藏以致减低约束力而释放出的记忆，便使魂活跃起来，这便是梦境。在这个系统中，一则心神是睡眠-觉醒活动的主导，为阳中之阳，是人体的自觉意识，正如明代张介宾《类经》中所说："盖神之为德，如光明爽朗，聪慧灵通之类皆是也。"正是它的收敛、外张导致了睡眠、觉醒活动的产生：人之将寐，把"将要睡眠"这种信息传达给心神，人体在心神的控制之下，充分做好睡前的各种准备，停止肢体活动，找到有利于睡眠的场所和姿势，然后，各种思维活动和情绪也随心神的内敛而平静，睡眠产生；人觉醒时，心神首先外张，从睡眠状态恢复如常，能正常接受各种内外刺激并做出反应，在这个基础之上，人体各种感知、意识思维活动以及肢体行为才能恢复。二则魂、魄是心神在睡眠-觉醒活动中发挥主导作用的基础，为阴中之阳、阳中之阴，是人体的本体意识和感知觉本能，正是它们随心神的收敛和外张，才保证了睡眠-觉醒的正常：人之将寐，心神内敛，"随神往来"之魂便随心神敛入内，失去了对魄的激发功能，魄也因此处于相对抑制状态，不能像觉醒状态时，对任何刺激都做出相应的反应，从而维持了睡眠的正常进行。

　　神需要靠后天之精来滋养，并源于先天之精。《灵枢·海论》说："故生之来谓之精，两精相搏谓之神。"精血都来源于先天肾精和后天水谷之精，先天之精与后天之精相互依存，相互补充，而神由先天之精生，靠后天之精养，精和血是神的功能活动的物质基础；精生髓，髓充于脑；这样一来精、血、神、脑都与肾藏先天之精、脾胃化生后天水谷之精、肺吸入自然之清气、肝藏血、心主血脉密切相关。张仲景曰："头者，身之元首，人神所注。"脑神与心神一样都是以五脏所化生的精、气、血、津、液、为物质基础，而五脏神上归于脑，因此脑神与睡眠亦密切相关。

　　《灵枢·经脉》曰："人始生，先成精，精成而脑髓生。"形象地描述了人在胚胎阶段，最先形成的物质是精，先天肾精逐步发育形成脑髓。先天之精，禀受于父母，与生俱来，是人体生命的本源，是构成脑髓发育的最基本物质。《灵枢·海论》曰："脑为髓之海，其输上在其盖，下在风府。"阐述了脑髓汇聚于颅腔之中而形成脑，解剖位置上抵颅囟，下至风府。《医林改错·脑髓说》云："盛脑髓者，名曰髓海。其上之骨，名曰天灵盖。"这与神经解剖学上的人脑由两额叶、两顶叶、两颞叶、两枕叶以及中央间脑等现代认识大致相同。《灵枢·邪气脏腑病形》云："十二经脉，三百六十五络，其血气皆上于面而走空窍。"《灵枢·大惑论》云："五脏六腑之精气，皆上注于目而为精……肌肉之精为约束，裹撷筋骨血气之精，而与脉并为系，上属于脑……目者，五脏六腑之精也，营卫魂魄之所常营也，神气之所生也。"《素问·脉要精微论》中的"头者，精明之府"。从中可以看出，脑主髓，为精明之府，五窍均通于脑，一方面五脏六腑所藏之精华物质可以通过脑来充养目、耳、鼻、舌，使其各司其职，发挥正常的功能，另一方面视、听、嗅、味等感觉又能反馈于脑。《三因方·头痛证治》："头者，诸阳之会，上丹产于泥丸宫，百神所聚。"认为头是人体最为重要的器官，神明汇集于此处。《本草纲目·辛夷条》更明确提出"脑为元神之府"，这是我国医学史上首次明确地提出脑为元神之府的观点，脑为元神之府的意思是说脑是人体精神、思维、意识、活动所居之处，也就是脑主元神之义。《医林改错·脑髓说》云："灵机记性在脑者，因饮食生气血，长肌肉，精汁之清者化而为髓，由脊骨上行入脑，名曰脑髓。"张锡纯《医学衷中参西录·人身神明诠》说："脑中为元神，心中为识神。元神者，藏于脑，无思无虑，自然虚灵也；识神者，发于心，有思有虑，灵而不虚也。"这些经典条文，指出了"脑"的功能范畴的物质基础即为"髓"，它的功能是调控精神、意识、思维与感觉、知觉等活动。元神在脑，识神在心，神明循环往复于心脑之间，当人们欲用神明之时，则自脑达心；不用其时，神明则仍由心归脑。现代生命科学研究也认为脑或中枢神经系统是人的精神、意识、思维、语言、学习、记忆、情绪、心理等高级活动器官。通过以上分析，可以明确脑主神明，脑主要承担心的心主神明的人的精神、意识、思维及心理活动（狭义的神）功能。

脑作为生命活动的主宰，调控着人体对天地自然的适应性。而且中医学认为，人体的正常生命活动，又是阴阳保持对立统一、相互协调的结果，人身阴阳之气的运动变化，推动了人体生命的活动，如《素问·生气通天论》云："阴平阳秘，精神乃治，阴阳离决，精气乃绝。"睡眠和醒觉是人体生命的正常生理活动之一，是随着自然界的阴阳消长、昼夜变化的节律而不断更替。平旦时人体的阳气渐长，人起床活动，中午时分人体阳气盛于外部，黄昏则阳气渐消，阴气渐长，入夜则阳气潜藏于内，人上床休息，正所谓阳入于阴则寐，阳出于阴则寤。因此，脑主生命活动、调节全身的功能，不仅涵盖了脑内阴阳平衡的调控，而且包括了对机体内在阴阳平衡的调控，以及对人体与天地自然环境相关性的调控。由此可见，"脑"主宰人体生命活动，内在决定了人身阴阳之气的运动变化规律，亦决定了人体正常睡眠和醒觉的相互转换机制。阴主静，阳主动，人体阴阳不能协调平衡，相互变动节律紊乱，或阴偏衰、阴不敛阳，或阳偏胜、阳不入阴，则阴阳失调、阴阳不交，均可导致脑对人体正常睡眠生理活动的失控，不能与自然界昼夜节律性相应，故而失眠。

《黄帝内经》学术体系以五脏为主体，精神活动亦纳入其中，不仅形成了神志五脏之内涵，而且建构了五脏藏神的理论系统，因而五脏又称"五神脏"，充分体现了中医学精神理论的学术特色。此外，五脏藏神还是睡眠活动的基础，下面将分别从五脏的特点讨论五脏藏神与睡眠的关系。

由于心为五脏六腑之大主，且心在五神中所主之神是自觉意识，唯人独有，因而是最后形成的、最高层次的神志机枢。其主要活动内容是"任物",主持思维过程、情绪反应及神志活动产生的聪明智慧等,因而总领魂魄,并该意志统制七情五志。所以心在神志系统位置重要,并有助于神志系统在整个生命领域的主宰地位,但心神这个功能与其自觉意识之用,是两个层次的问题,不可混淆。心藏神与睡眠活动密切相关,具体发挥作用的是自觉意识之层次。人之将寐,心神首先收敛,魂便随之入内,魄无魂之激发,亦处于抑制状态,这便是睡眠状态。因此在整个睡眠过程中,心所藏之神的主动内潜占主导地位。

心藏神,心在五行属火,《素问·解精微论》说:"火之精为神。"依据这个特性,只有心神精明,火耀阳旺,才能驱散阴霾鬼魅梦幻,保持精神健康。火亢阳盛、火微阳败都是心神病证的主要病机。因此在睡眠时,基于心属火的这个特性,一方面不要过度兴奋,使心神过亢而无法内敛,另一方面也不要使心神萧索昏蒙甚至外浮而无力内敛。喜为心志,所以大喜最易伤心,在日常生活中最奢望得到的一朝终获实现,长期所处苦难日子终于得释,或者濡染遇到喜庆、团圆的时候,暴喜过度,难以自制。最开始喜笑不休,夜卧不宁;继则耗伤心气心阳,心气涣散,神不守舍,致使心悸失眠。所以,一般主张在睡眠前利用各种方法使心态平和,从而有利于睡眠顺利地进行。

由于睡眠与心所藏之神密切相关,且心神具有心五行属火的特性,因此在治疗与心神密切相关的睡眠障碍时,多从心本身进行治疗,比如常用的有养心以安神、清心以安神、镇心以安神等安眠之法。

肝藏魂,肝在五行属木,魂为木之精。《素问·阴阳离合论》云:"天覆地载,万物方生未出地者,命曰阴处,名曰阴中之阴;则出地者,命曰阴中之阳。"天地之间,万物初生,未长出地面的时候,叫作居于阴处,称之为阴中之阴;若已长出地面的,就叫作阴中之阳。而木之为物,正是根于阴而出于阳,有沟通阴阳之德。其母水,其子火,合于五脏,则乙癸同源、心肝同气。合之于魂,以潜意识影响心神之灵拙，是心神的基础，随神往来则光明爽朗、聪明智慧，此阳界人间之事；神敛神衰，独魂为动，则为梦、为幻，此阴间冥界之际。基于肝魂属木的五行属性，可知魂为心神之基，且有沟通阴阳之德，这对于睡眠-觉醒阴阳的交替，具有重要的意义。

由于《灵枢·本神》云："肝藏血，血舍魂。"以魂归血藏为论，故清代唐容川《血证论·卷六》有云："肝藏魂，人寤则魂游于目，寐则魂返于肝。"因此，临床治疗睡眠障碍时也常常使用养肝血以安魂之法，如酸枣仁汤就是用来治疗肝血不足，魂不守舍所致的失眠、梦寐不宁的经典方剂。如果肝胆火盛或痰火内扰，肝血亦不静，则魂难随神内敛，亦常表现为失眠、梦寐不宁，当清肝胆、化痰火以宁肝魂。

肺所藏之魄，属于精神活动的一部分，但其感知、运动本能却是心神"任物"的基础，并在心神主导下，与魂动静离合，主持形体感知、运动。魄同样是睡眠活动的基础，人之将寐，魄在心神主导之下，失去魂的激发，处于抑制状态，使得睡眠在一定程度内，不会因内外各种轻微刺激而受影响。肺在五行属金，魄为金之精。由于魄是形体中感知、运动本能，而形中有气，才能知觉存焉，故《灵枢·本神》说："肺藏气，气舍魄。"魄的这种本能，由魂来激活，并达于心神，魄魂静动离合，阴阳相成。因此，魂魄共同作用，是心神在睡眠活动中发挥主导作用的基础，若魂魄动静不协调，离合不一致，就会多梦连连。在后世治疗以多梦为主证的睡眠障碍时，多从魂魄入手，如临床上用琥珀、人参、龙骨等药物治疗多梦纷纭之失眠，源于这些药物均有定魂魄之功。

脾藏意，肾藏志。意发于心、主于脾，其用为思，以其土德而贯余脏、调诸神。志发于心、主于肾，以水德沉静、坚毅而固志不移。意志二者相合是人类特有的精神活动，不仅能认识事物、主动适应事物，还能在一定程度上改造自己和事物。在神志活动中，它通过影响心神主导，作用于思维、心理情绪乃至于脏腑气血的调控机制。正如

《灵枢·本脏》所说："志意者，所以御精神、收魂魄、适寒温、和喜怒者也。""志意和，则精神专直、魂魄不散、悔怒不起、五脏不受邪矣。"有关于意志对于睡眠的作用，也是人类所特有的，是人发挥能动作用的具体体现。思伤脾，思虑过度，导致脾的正常生理功能受损，脾无法运化水谷，脾胃为气运行之枢纽，气机不畅，脾营耗伤，营血不足，正如《类证治裁》云："由思虑伤脾，脾血亏虚，经年不寐。"肾为气之根，惊恐过度会影响气机之升降出入，使五脏相互制约的关系得以打破，气血津液的运输代谢失常。恐则气下，胸中空虚，心无所主，心慌心悸，畏惧不安，惊慌失措，亦可致不寐。

虽然五脏所藏之神均有五行之所属，但分类时仅考虑了五行的某些特性，而较少考虑五行间的生克制化关系。因此，神、魂、魄、意、志之间的关系难以用五行生克制化关系来解释，也导致了神、魂、魄、意、志各自所包含的神志活动难以精确的与心、肝、脾、肺、肾五行五脏一一对号入座。因此在论治失眠时我们把五脏看成一个与神志活动密不可分的整体，理解为五脏整体协调配合完成对各种精神活动的主宰作用，因此，五脏藏神对于睡眠的作用也是以心所藏之神为主导，五脏综合作用的结果。

第二节 情志与睡眠

从2000多年前开始，中医学就注重从社会、自然，特别是情志心理等各种因素综合考虑疾病的发展，从而指导医疗活动，为人类的心身健康做出贡献。中医理论认为，人的情志生于五脏，正常状态下的情志变化不会引起身体的病理改变，导致疾病的发生；而一旦有强烈、突发性的或长期的情志刺激，超过身体的生理调节和耐受力的范围，就很容易内伤脏腑，导致气、血、津液运作失衡，阴阳紊乱，而产生各种疾病。中医深层心理学思想的整理与研究，是现代人对中医学理论特别是中医情志心理学思想和理论的重要补充，对中医理论中的"神"进行了深层次的解析与诠释，提出了关于"元神""欲神"和"识神"的"三神学说"，是中医心理学基础理论之一，也是对中国传统文化和中医理论中有关"神"学说中若干观点的概括。其中"元神"又称"不神"，"识神"又称为"思虑神"，"元神"转向"识神"的中介就是"欲神"。对于三神的认知源于《黄帝内经》对"神"的解析，后来又经过历代专注于精神修炼的儒生、道士及医家的探索研究，逐渐发展于宋代，而最终确立于明清时期。在中医情志心理学逐渐形成和发展的今天，其更具有深入发掘研究的潜力。"元神"是"神"最重要的部分，具有如下特点：一是先天的，有了它，就有了生命；"元神"离去，生命即终止。张锡纯提出"识神者，有思有虑，灵而不虚也"，明确提出"识神"这一概念，使中医对"神"的认识更加清晰。"欲神"是人受到后天的生存条件所染习而生成的一种行为倾向，可理解为欲求，其以元神为基础，可表现为对饮食、性、睡眠等生理欲求，以及对经济、地位、情感等社会欲求。"识神"表现为环环相扣的思想意识，它主宰着人的思想，人的思想总是在变化，这是因为"识神"的本性就是常动不息。从中医心理学角度讲，"识神"是能被意识察觉的神，相当于精神分析的意识或者认知心理学中的外显认知。"元神"是最基础的生命力状态，"欲神"是生理与心理上所形成的欲求冲动，"识神"表现为具体的思想意识，深层的元神可以通过欲神，欲神冲动作用于识神，三神共同协调运作机体，应对变幻无常的外界环境。以表里论，识神在表，元神在里，欲神在半表半里；以阴阳论，识神善动活跃，为阳，元神静谧深敛，为阴。睡眠的过程，正是识神熄灭，元神接管机体，恢复生命力的过程，这正是中医心理层面"阳入于阴"的一种诠释。

当代对于睡眠机制的研究基本集中在生理层面，在神经调节机制和体液调节机制对睡眠的影响方面取得了瞩目的成就。同时睡眠现象也是一个心理与生理交互产生的现象，精神分析学派也在心理学角度对睡眠的机制进行了诠释。在中医"三神"理论基础中，睡眠也是一种有着其自身规律的生理心理现象。睡眠需要起源于"元神"，"元神"代表着最为纯粹的生命力，当个体的生命力需要休息和补充时，其内在的最深层就产生了睡眠的需求。所以睡眠本来是人的生理的一部分，入睡的需求来源于一个人身体的最深层，是一种强烈的生理需求，是由生理层面的高级中枢神经系统所发起，在中医概念中是由元神所支配的，是一个人基础生命力的缺失而发起的行为召唤。"欲神"层面产生入睡的欲望，元神中产生的对睡眠的需要会表现一种意识上进入睡眠的冲动，这种冲动表现为对于睡眠的欲求，具体表现就是一种疲惫感、一种困意，这种欲求就是欲神层面的精神活动。"识神"产生睡眠观念欲神驱动自主意识形成要入睡的观念，由自主意识支配身体的睡眠准备，最终进入睡眠状态，这种睡眠观念就是"识神"运作的结果。在人的精神领域，睡眠就是按照元神—欲神—识神—睡眠这样的规律发生的。所谓的"阳入于阴"，就是"识神"寂灭入"元神"的状态。睡眠的原动力在于"元神"，即人最原始的本能需求，表现为生理上的困倦。在这种生理需求的支配下，一个困倦而无忧无虑的人进入睡眠之中。但是，人们的情志和心理是不断变化的，无论是自然界的事物、社会事物抑或人体生理病理的变化，都可能在任何时候刺激人们的情绪变化。如果刺激过大或过强，超过了正常限度，即超过了人体的正常耐受力；或是刺激时间过久，长期持续不断的刺激，而个体本身又缺乏转移情绪的认知，那么，就会各自引起相应的脏腑气机运行变化，导致人体脏腑功能失调、营卫运行失常、阴阳出入失司，神不守舍，进而引起不寐、遗精、多梦等多种睡眠障碍的发生。

一、五神与睡眠

五神脏，指五神分属于五脏，是神志活动的不同表现，所以把心、肺、肝、脾、肾合称为五神脏。《素问·宣明五气》云："心藏神，肺藏魄，肝藏魂，脾藏意，肾藏志，是谓五脏所藏。"提出了五脏藏神的观点，五神即神、魄、魂、意、志。《灵枢·九针论》曰："心藏神，肺藏魄，肝藏魂，脾藏意，肾藏精志也。"《素问·六节藏象论》曰："三而成天，三而成地，三而成人，三而三之，合故形脏四，神脏五，合为九脏以应之也。"所以强调五脏藏神之时又将五脏称为五神脏。《黄帝内经》学术体系以五脏为主体，精神活动亦纳入其中，不仅形成了神志五脏之内涵，而且建构了五脏藏神的理论系统，认为五脏藏神是睡眠活动的基础，充分体现了中医学精神理论的学术特色。《灵枢·本神》曰："肝藏血，血舍魂，肝气虚则恐，实则怒。脾藏营，营舍意，脾气虚则四肢不用，五脏不安，实则腹胀经溲不利。心藏脉，脉舍神，心气虚则悲，实则笑不休。肺藏气，气舍魄，肺气虚，则鼻塞不利少气，实则喘喝胸盈仰息。肾藏精，精舍志，肾气虚则厥，实则胀。五脏不安。必审五脏之病形，以知其气之虚实，谨而调之也。"论述了五脏所藏所舍，以及五脏虚实的症状表现。以上论述也说明心肝与神志病密切相关，而脾肾的虚实变化可使五脏不安，因肾为先天之本，脾胃为后天之本，脾肾的虚实易影响他脏。同时也说明了五脏所藏精气是神志活动的生理基础。

因此综合来看，睡眠是以脾、肾意志为基础，心神的自觉意识内敛为主导，肝魂随之潜隐，肺魄失出入之机，则精神活动减弱乃至停止，各种感觉与运动反应迟钝，进入睡眠状态。在睡眠状态下，心神屈藏止息，魂魄相合而安宁，魂不游荡而无梦，魄处其舍而形静。由于精、气、神三者的关系中，神为精气的主宰，魂魄活动对精气生化有一定的影响，而且心神之意志、情感，可通过臣使与使道影响五脏，并通过五脏调节精气活动。因此，在历代医家论治睡眠及睡眠障碍中均非常重视五脏所主之神对于睡眠的作用，而且治疗睡眠障碍的经典方剂，如朱砂安神丸、天王补心丹、酸枣仁汤、温胆汤等，无不是从脏腑角度论治从而使心神安、魂魄定、神志协调的。

清代魏之琇在《续名医类案·卷二十一·不眠》中言："人之安睡，神归心，魄归肺，魂归肝，意归脾，志藏肾，五脏各安其位而寝。"说明五神安藏于舍则心情舒畅、思维敏捷、运动灵巧、睡眠安好。精气血津液充足，则五脏精气充足而有神。神不安舍于五脏可导致不寐。

此外，睡眠时多梦以及有何种梦境也与五脏的虚实有关。《灵枢·淫邪发梦》曰："正邪从外袭内，而未有定舍，反淫于脏，不得定处，与营卫俱行，而与魂魄飞扬，使人卧不得安而喜梦；气淫于腑，则有余于外，不足于内；气淫于脏，则有余于内，不足于外……上盛则梦飞，下盛则梦堕；甚饥则梦取，甚饱则梦予；肝气盛，则梦怒，肺气盛，则梦恐惧、哭泣、飞扬；心气盛，则梦善笑恐畏；脾气盛，则梦歌、身体重不举；肾气盛，则梦腰脊两解不属。"阐释了如上身邪盛，会梦见飞扬向上；如下身邪盛，会梦到自己向下坠落；过度饥饿的人，会做向人索要东西的梦；过饱的人，会梦见给别人东西；肝气过盛的人，会梦见大发脾气；肺气过盛的人，会梦见恐惧、哭泣、飞扬；心气过盛的人，会梦见容易笑或恐惧害怕；脾气过盛的人，会梦见歌唱、身体沉重难举动；肾气过盛的人，会做腰和脊背分离不相连接的梦。较早地提出了梦的原因、异常梦的病因病机、诊断等内容。心理学家、精神分析学派创始人弗洛伊德著有《梦的解析》，书中以潜意识为理论基础研究梦与身心健康的关系。

现代心理学家也通过催眠及心理暗示疗法，改善梦境，调节身心健康。但是国外多从大脑功能研究，没有涉及五脏。梦可能反映人的五脏的生理功能和病理变化，以及身心性格特点等。有些梦可能是疾病的先兆。例如梦见从高处跌落，但没落下来便惊醒，多有隐性的冠心病、心律不齐等。

二、五志与睡眠

五志，是指人的五种基本情志变化，包括怒、喜、思、忧、恐等。《素问·天元纪大论》载："人有五脏，化五气，以生喜怒思忧恐。"五脏藏五志，《素问·阴阳应象大论》载："肝……在志为怒""心……在志为喜""脾……在志为思""肺……在志为忧""肾……在志为恐。"后世医家在"五志"的基础上将人们情绪变化总结归纳发展成为"七情"——怒、喜、思、忧、悲、恐、惊。"五志"与"七情"中的情与志表现形式略有不同，"志"在内，生于脏；然而"情"却在外，有感而发。但就内涵而言，无论七情还是五志，情志都是对于人类各种情绪的表达。《素问·气交变大论》载："有喜有怒，有忧有丧，有泽有燥，此象之常也。"喜悦与愤怒，忧愁与悲伤，润泽与燥乱，这是自然界变化所常见的。正常状态下的情志变化不会引起身体的病理改变，导致疾病的发生；而一旦有强烈、突发性的或长期的情志刺激，超过身体的生理调节和耐受力的范围，就很容易内伤脏腑，导致气、血、津液运作失衡，阴阳紊乱，而产生各种疾病。从古至今，医家们都十分重视情志致病，包括对于情志养生保健的重视与实践。诚如《素问·阴阳应象大论》所言："是以圣人为无为之事，乐恬淡之能，从欲快志于虚无之守，故寿命无穷，与天地终，此圣人之治身也。"圣人专注自在无为的养生，乐于保持止静定安的神态，随欲而畅志，恬淡虚无，所以使寿命得以长久，能够达到天地的所赋，这是圣人的治身之道。医家对于情志病的认识使得医学不断丰富和完善，并逐渐发展成为现代的心身医学思想，探讨生理—心理—病理对人体健康与疾病的综合作用。

　　五志对睡眠的调节机制主要表现在以下两个方面：其一，五志太过，五神主导睡眠失司。五志之中，与"神主睡眠"关系最为密切的当属思、喜、恐。《景岳全书·不寐》道："凡思虑、劳倦、惊恐、忧疑，及别无所累，而常多不寐者，总属真阴精血之不足，阴阳不交，而神有不安其室耳。""凡人以劳倦思虑太过者，必致血液耗亡，神魂无主，所以不寐。"《灵枢·本神》言："怵惕思虑者则伤神，神伤则恐惧流淫而不止。因悲哀动中者，竭绝而失生。喜乐者，神惮散而不藏。愁忧者，气闭塞而不行。盛怒者，迷惑而不治。恐惧者，神荡惮而不收。"由此可以得知，我们日常的一些情绪如思虑、喜乐、恐惧等均可以通过作用于神，而致神有所伤，神伤则睡寐不安。其二，五志太过，气机升降出入失常。《素问·举痛论》曰："余知百病生于气也。怒则气上，喜则气缓，悲则气消，恐则气下，惊则气乱，思则气结。"盛怒则肝气上逆，血随气逆，并走于上。临床见气逆、面红目赤，或呕血，甚则昏厥；喜则气缓，包括缓和紧张情绪和心气涣散两个方面。在正常情况下，适度的喜能缓和精神紧张，使营卫通利，心情舒畅。但暴喜过度，又可使心气涣散，神不守舍，出现精神不集中，甚则失神狂乱等症状；悲则气消，是指过度忧悲，可使肺气抑郁，意志消沉，肺气耗伤。临床见心情沉重、闷闷不乐、胸闷、气短等；恐则气下，是指恐惧过度，气趋于下，同时血亦下行，临床见面色苍白、头昏，甚则昏厥。恐又可使肾气下陷不固，出现二便失禁，或男子遗精、孕妇流产等；惊则气乱，是指突然受惊，使心气紊乱，以致心无所倚、神无所归、虑无所定、惊慌失措、心悸心慌等。思则气结，是指思虑劳神过度，导致气机郁结，伤神损脾。临床见纳呆、脘腹胀满、便溏、心悸、失眠、健忘等。《三因极一病证方论·卷八·七气叙论》载："夫五脏六腑，阴阳升降，非气不生。神静则宁，情动则乱，故有喜、怒、忧、思、悲、恐、惊，七者不同，各随其本脏所生所伤而为病。故喜伤心，其气散；怒伤肝，其气击；忧伤肺，其气聚；思伤脾，其气结；悲伤心包，其气急；恐伤肾，其气怯；惊伤胆，其气乱。"七情五志太过，会各自引起相应的气机运行变化，导致人体脏腑功能失调、营卫运行失常、阴阳出入失司，进而引起不寐、遗精、多梦等多种睡眠障碍的发生。

三、七情五志与五神脏

七情内伤引起的精气血失常也与五神脏相关。宋代陈无择《三因极一病证方论·卷之二·三因论》将五志学说发挥成七情，即喜、怒、忧、思、悲、恐、惊。陈无择在《三因极一病证方论》创立了"三因学说"，即指外感六淫、内伤七情及不内外因，将七情内伤归为的内因，提出"七情，人之常性，动之则先自内脏郁发，外形于肢体，为内所因"。可以看出气机调畅是正常情志活动的保障，七情可通过调节脏腑气机升降调节情志，《张氏医通·不得卧》曰："平人不得卧，多起于劳心思虑，喜怒惊恐。七情内伤影响脏腑气机，导致脏腑气机升降失常，气血逆乱，因此导致不寐。"《类经·不得卧》曰："凡五脏受伤，皆能使卧不安，如七情劳倦、饮食风寒之类皆是也。"也说明了七情内伤和外感病邪都会导致五脏功能受损，致使神不安于舍而发生失眠。

七情五志的异常变化可伤及五神，但是情志伤脏，并不一定按照五行、五志、五脏机械式地一一对应。《素问·举痛论》则曰："怒则气逆，甚则呕血及飧泄，故气上矣；喜则气和志达营卫通利，故气缓矣……惊则心无所倚，神无所归，虑无所定，故气乱矣；劳则喘且汗出，外内皆越，故气耗矣；思则心有所存，神有所归，正气留而不行，故气结矣。"上述所提及的七情内伤所致的病理变化符合喜伤心，怒伤肝……规律论述。《灵枢·本神》言："心，怵惕思虑则伤神，神伤则恐惧自失，破䐃脱肉，毛悴色夭死于冬。脾，愁忧而不解则伤意，意伤则悗乱，四肢不举，毛悴色夭死于春。肝，悲哀动中则伤魂，魂伤则狂忘不精，不精则不正当人，阴缩而挛筋，两肋骨不举，毛悴色夭死于秋。肺，喜乐无极则伤魄，魄伤则狂，狂者意不存人，皮革焦，毛悴色夭，死于夏。肾，盛怒而不止则伤志，志伤则喜忘其前言，腰脊不可以俯仰屈伸，毛悴色夭死于季夏。恐惧而不解则伤精，精伤则骨酸痿厥，精时自下。"心过度地惊恐思虑，会伤神气，神伤就会恐惧自己控制不住，日久则内耗伤，肌肉脱消，皮毛憔悴，颜色异常，必死于冬季；脾过度的忧愁而得不到解除，就会伤意，意伤就会苦闷烦乱，四肢无力，不能举动，皮毛憔悴，颜色枯槁，必死于春季；过度悲哀影响到内脏，就会伤魂，魂伤会出现精神紊乱，致使肝脏失去藏血功能，阴器收缩，筋脉拘挛，两胁骨痛，毛发憔悴，颜色枯槁，必死于秋季；过度地喜乐就会伤魄，魄伤就会神乱发狂，对意识活动失去观察能力，其人皮肤枯焦，毛发憔悴，颜色异常，必死于夏季；过度的恐惧而解除不了，就会伤精，精伤就会发生骨节酸楚和阳痿，常有遗精现象。说明古人观察到情志致病并不全是简单的对应关系。如在《医经原旨·脏象上第三》注释说："怒本肝之志，而亦伤肾者，肝肾为子母，其气相通也。"五脏之气由经络互通，情志太过自伤本脏属常，而伤他脏为变。本篇所论情志互伤他脏，在古籍和现代社会中均可见到，所以说情志伤脏复杂多变。例如惊恐不仅可以伤及心神肾志，五脏之神均能被伤及。《证治准绳·杂病·惊悸恐总论》曰："若夫在身之阴阳盛衰而致惊恐者，惊是火热烁动其心，心动则神乱，神用无方，故惊之变态亦不一状，随其所之，与五神相应而动，肝脏魂，魂不安则为惊骇，为惊妄。肺脏魄，魄不安则惊躁。脾脏意，意不专则惊惑。肾脏志，志慊则惊恐，心惕惕然。"该论述也详细地描述了五神脏都可能被惊恐情志伤及。

第三节　经络时辰与睡眠

一、时辰与中医

时间医学内涵丰富，源远流长，自成体系。中医学早就认识到人体内部生理、病理变化的规律性与自然界的阴阳变化规律有密切的关系，提出"天地相应，与四时相符，人参天地"的观点。《素问·六微旨大论》谓"天气始于甲，地气始于子，子甲相合，命曰岁立，谨候其时，气可与期"，体现了"天人相应"的思想。子午指时间，古人以子午分昼夜，子时为夜半，每日23时至凌晨1时，为阴极生阳之时；午时为日中，每日11时至13时，为阳极生阴之时。子午为阴气与阳气相互转化的分界处。流注、流动和输注，指气血在经脉中的循行流动和汇聚输注，如《灵枢·九针十二原》中曰："经脉十二，络脉十五，凡此二十七气以上下，所出为井……所注为输，所入为合。"因此，气血循行于十二经脉中，并按照十二时辰中阴阳的盛衰变化而呈现出相应的盛衰变化。时间针灸疗法是中医时间医学的一个重要组成部分，是在中医理论指导下，从整体上研究人体生命活动的周期性，采用针灸疗法进行治疗的方法。古代医籍《黄帝内经》中有大量的记载，论述了时间与针刺治疗的有关问题，指出"以四时为宜，补泻勿失"；《素问·八正神明论》曰："凡刺之法，必候日月星辰，四时八正之气，气定乃可刺之。"说明了择时而刺之法。时间针灸疗法是以古代唯物辩证法思想为指导，重视"天人相应"的整体观念，以阴阳五行学说为主要理论基础，根据人体的各种生理病理节律，采用因时诊断，并因时使用针灸疗法对疾病进行治疗。中医学天人相应理论是时间医学的基础，认为自然界阴阳有周期性变化，人的阴阳也有周期性变化，提示内外环境对人生命活动的影响。自然界存在生、长、化、收、藏这种由盛及衰的规律，在自然界生存的人同样存在生、长、壮、老、矣的规律。《黄帝内经》中有大量关于时间医学的记载，人类正常的生命活动表现为日、月、年及年龄节律，疾病的发生也表现为日、月、年、年龄节律，治疗亦根据日、月、年、年龄节律进行。人体阴阳表现为明显的日、月、年、年龄节律，如《素问·生气通天论》曰："平旦人气生，日中而阳气隆，日西而阳气已虚，气门乃闭。"《素问·八正神明论》曰："月始生则血气始精，卫气始行；月郭满，则血气实，肌肉坚；月郭空，则肌肉减，经络虚，卫气去，形独居。"《素问·四气调神大论》曰："夫四时阴阳者，万物之根本也，所以圣人春夏养阳，秋冬养阴，以从其根，故与万物沉浮于生长之门。"说明违背了春天的时令规律，人体的少阳之气就不能焕发生机，肝气就会因此内郁而引起病变；违背了夏天的时令规律，人体的太阳之气就不能旺盛滋长，心气就会因此内空而出现虚寒；违背了秋天的时令规律，人体的太阴之气就不能起到收敛的作用，肺气就会因此枯萎而导致肺部胀满；违背了冬天的时令规律，人体的少阴之气就不能起到闭藏的作用，肾气就会因此失常而发生泻泄。四季的阴阳变化，是万物生发、滋长、收敛、闭藏的根本。懂得养生的人在春夏二季摄养阳气，在秋冬二季保养阴精的原因，就是为了适应养生的根本规律。所以，能同万物在生发、滋长、收敛、闭藏这些方面保持一致。违背了养生之道的根本规律，就会摧残人体的本元、毁坏人的身体。所以四季的阴阳变化，是万物的起点与终点，是生死的根本。违背了它，灾祸就会产生；而适应了它，重病就不会患上。懂得了这些，就可以说是掌握了养生之道。

二、天人相应与睡眠

考察睡眠不仅要从量的方面去考察，还要从睡眠质的方面考察，也离不开从睡眠周期与节律方面去考察，三者相互关联是同一个问题的不同方面。睡眠与阴阳密切相关，也有明显的节律性。如《灵枢·天年》篇曰："营卫之行，不失其常，故昼精而夜瞑。"《灵枢·口问》篇曰："卫气昼日行于阳，夜半则行于阴。阴者主夜，夜者卧；阳者主上，阴者主下。故阴气积于下，阳气未尽，阳引而上，阴引而下，阴阳相引，故数欠。阳气尽，阴气盛，则目瞑；阴气尽而阳气盛，则寤矣。"如果阴阳变化异常则影响睡眠，引起失眠。正如《灵枢·大惑论》篇曰："卫气不得入于阴，常留于阳，留于阳则阳气满，阳气满则阳跷盛，不得入于阴则阴气虚，故目不瞑也。"因此，人的睡眠受到阴阳的影响，阴阳有着节律性，睡眠也表现明显的节律性，如果阴阳变化异常，节律改变，那么睡眠也会出现异常，表现为失眠，同样失眠也有着明显的节律性，治疗同样要根据日、月、年节律的变化而进行，正如《素问·八正神明论》曰："凡刺之法，必候日月星辰四时八正之气，气定乃刺之。"

　　中医虽未明确提出生物节律的概念，但许多理论和经验总结已暗含生物节律之内核，其中对包括睡眠生物节律在内的昼夜节律阐发尤多，试述如下。《素问·生气通天论》言："阳气者，一日而主外，平旦人气生，日中而阳气隆，日西而阳气已虚，气门乃闭。"说明人体的阳气具有日周期变化的特点，所以古人养生主张"日出而作，日落而息"，注重对自身阳气的调护。《灵枢·顺气一日分为四时》言："以一日分为四时，朝则为春，日中为夏，日入为秋，夜半为冬。朝则人气始生，病气衰，故旦慧；日中人气长，长则胜邪，故安；夕则人气始衰，邪气始生，故加；夜半人气入脏，邪气独居于身，故甚也。"也强调人体阳气每日的周期性变化，并认为这种变化有如四时之气生长收藏，而且对疾病的痊愈具有明显影响，出现早晨清爽、中午安然、傍晚病情明显、夜间病情加重的变化趋势，其记载与一般疾病的发展规律也基本相符。自然阴阳周期性通过人体睡眠活动影响人体的周期性和人体阴阳的盛衰更替，人体又通过睡眠调整恢复脏腑气血之间的平衡，睡眠是人体神与气血津液调整恢复气血阴阳平衡的天然补泻手段，在某种意义上讲，是人体精神活动与心理现象最重要的基础因素。睡眠状况是脑神、五脏神功能系统状态的表征和信号。睡眠正则阴阳调，脑神安，气血畅，脏腑气血阴阳各司其职，气血运行于脏腑经脉之间各按其时且各守其序，人体形神乃得安康，睡眠紊乱（包括睡眠节律紊乱）则脑神不得安宁，神乱则气血失调，气血运行乖逆，必杂病丛生。而对不相符的情况，该篇也予解答："黄帝曰：其时有反者何也？岐伯曰：是不应四时之气，脏独主其病者，是必以脏气之所不胜时者甚，以其所胜时者起也。"即从脏腑五行属性相克的角度进一步解释人体五脏与时间的相关性，如晨起肝气旺，肝木克脾土，则脾病在早晨反加重；夜间肾水主时，但脾土能克肾水，故夜间脾病反而能安然。《素问·脏气法时论》对五脏病理变化的日节律亦进行阐释："肝病者，平旦慧，下哺甚，夜半静……心病者，日中慧，夜半甚，平旦静……脾病者……肺病者……肾病者……"中医藏象理论把机体内环境分为5个子系统，共同发挥作用，完成生命的整体功能。

人体营卫循行规律具有日（超日）节律的特点，《灵枢经·营卫生会》云："营在脉中，卫在脉外，营周不休，五十而复大会，阴阳相贯如环无端……如是无已，与天地同纪。"指出营卫之气的循行按每日昼夜的阴阳变化而呈现出周期性的变化，从而直接影响人体的生理状态。并认为随着年龄增长，营卫循行规律可能出现紊乱而直接影响生理状态，特别是对人体睡眠生物节律产生影响。从老年和壮年的气血盛衰、营卫之气的运行状态解释生理因素对老年性失眠症的影响。故而中医临床论治失眠也十分重视对人体气血、营卫运行的调理。阐述了睡眠及睡眠节律障碍的本质是脏腑气血虚实、阴阳盛衰的病理演变，是人体气血周流脏腑经络顺逆快慢周期的反映。天人合一周期性的宏观与脏腑气血活动的微观，生命活动的时间性与生命活动的空间性统一于脏腑气血阴阳虚实盛衰。

三、经络与睡眠

人体中的十二条经脉对应着每日的十二个时辰，由于时辰在变，因而不同经脉中的气血在不同的时辰也有盛、有衰，由此《黄帝内经》提出了子午流注理论。子午流注，是以"人与天地相应"的观点为理论基础，认为人体功能活动、病理变化受自然界气候变化、时日等影响而呈现一定的规律。人是大自然的组成部分，人的生活习惯应该符合自然规律。现代时间生物学证明，人体生命现象、生理活动都具有相对稳定的时间节律性，包括季节、昼夜等节律。有人称此为"生物钟"，反映出人与自然的密切联系。子午流注是把人的十二条经脉在十二个时辰中的盛衰规律，有序地联系起来，又通过人体的五脏六腑与十二经脉相配的关系，预测出某脏腑经络的气血在某个时辰的盛或衰，环环相扣，按照气血的盛或衰来进行治病养生，使治病养生都有了更强的针对性，从而达到事半功倍的效果。

睡眠功能活动的周期性现象，是人体与外界发生耦合的重要机制，在人体与外部的阴阳协调之中，其意义绝不亚于空气与水和食物对人体和脏腑气血的影响。而在人体内部，睡眠是脑神、五脏神功能系统生理活动，其根本生理机制之一在于气血在人体脏腑经络的周期性规律性活动的结果，体现了人体的阴阳活动。中医学认为，人体的脏腑气血循行有着一定的时间规律，在一定的时间气血循行于一定的脏腑和经络:手太阴肺经（寅时，3:00—5:00）—手阳明大肠（卯时，5:00—7:00）—足阳明胃经（辰时，7:00—9:00）—足太阴脾经（巳时，9:00—11:00）—手少阴心经（午时，11:00—13:00）—手太阳小肠经（未时，13:00—15:00）—足太阳膀胱经（申时，15:00—17:00）—

足少阴肾经（酉时，17:00—19:00）—手厥阴心包经（戌时，19:00—21:00）—手少阳三焦经（亥时，21:00—23:00）—足少阳胆经（子时，23:00—1:00）—足厥阴肝经（丑时，1:00—3:00）—手太阴肺经（寅时，3:00—5:00）。可见人体气血循行有着严格的时间规律，体现着阴阳交替的规律。这当然是在脏腑气血充盈、阴阳平衡协调正常情况下的生理规律。如果脏腑气血偏盛偏衰，阴阳失衡，气血运行阻滞，寒热影响之偏，气血运行时间、速度甚至循经顺逆次序都可能受到影响，引起脏腑受气、受血的多少和时间顺序的变化，从而影响脏腑气血功能的变化。因为脑神、五脏神功能系统是脑髓与五脏功能气血阴阳活动的结果，气血周流的变化也必然引起人体神志活动包括睡眠质量及其节律的变化，所以脏腑阴阳寒热失衡，气血盛衰虚实，气血在脏腑经络的循行快慢顺逆就会通过影响脑神、五脏神系统的功能而影响人的睡眠质量和节律，反之，人体神志活动的变化，睡眠质量与周期的正常与否，也会通过脑神活动与脏腑气血的内在关系影响上述气血在脏腑经络内的循行快慢与顺逆，这样就可以从理论上实现天人合一周期性的宏观与脏腑气血活动的微观统一，将生命活动的时间性与生命活动的空间性有机结合为脏腑气血阴阳虚实盛衰。基于这样的认识，笔者认为睡眠可集中反映脑神与人体脏腑气血的功能状态，调整睡眠质量和节律可以调整脏腑阴阳气血的平衡，同时可以通过调整导致睡眠障碍的脏腑气血偏盛偏衰改善睡眠，认识和治疗各类精神障碍。如心火亢盛引起脏腑气血运行的加快，可引起气血在脏腑经脉内运行的周期变化和引起气血运行经脉交接的紊乱，从而引起心神的躁扰，可以引发一系列精神症状。抑郁症患者多为肝郁化火，肝经有热，在气血循行至肝经时，气血在肝经的循行紊乱，可引发脑神和五脏神的失常，出现阴不敛阳，热扰神明，脑神躁扰，神机不调，致使患者难得安眠入睡，故抑郁症患者多早醒失眠（足厥阴肝经丑时 1:00—3:00），而晨起精神症状较重，呈明显的周期性，舒肝清热安神可改善早醒不易入睡和其他精神症状。湿重阳虚的患者，气血不得阳气的鼓动，或为湿邪所困，气血稽留经脉时间过长，神机不能活跃，故多寐，精神差。

第四节　中医体质学说与睡眠

不同的体质特征与特定疾病的产生有密切相关。体质状态可以反映正气的强弱，从而决定发病与否。不同的体质状态对某些致病因素有着易感性，从而易患某些相关的疾病；反而言之，体质也是形成这些疾病的基础或背景；体质状态也是预测疾病发展、转归、预后的重要依据。中医体质理论渊源于《黄帝内经》，历代医家在此基础上不断丰富和发展，并于20世纪70年代，逐渐构建起了相对独立的中医体质学的学科体系，明确了中医体质学的概念：以中医理论为主导，研究人类各种体质特征，体质类型的生理、病理特点，并以此分析疾病的反应状态，病变的性质及发展趋向，从而指导疾病预防、治疗以及养生康复的一门学科。秦汉时期的《黄帝内经》以中医学的阴阳五行理论为基础，是最早论述体质分型的重要医学著作，它将体质类型划分为五行归属法、阴阳含量划分法、心理特征分类法等方法，确定不同个体的体质差异性。中医体质学说源于20世纪70年代末，由王琦教授等一批学者提出、研究并发表了相关论文，并于90年代出版了首部关于中医体质学说方面的专著，标志着中医体质学说的正式建立。中医体质学认为，体质是人体生命过程中，在先天禀赋和后天获得的基础上所形成的形态结构、生理功能和心理状态方面综合的、相对稳定的固有特质。中医体质大多按以下几种方式进行分类：①按病理概念分类。②按生理功能分类。③按中医理论、脏腑功能特点、阴阳气血津液状况综合评估分类。④按人群分类。现代体质分型方法相对较多，如九分法体质分型：平和质、阴虚质、痰湿质、特禀质、气郁质、湿热质、阳虚质、瘀血质、气虚质。还可以根据不同的性别、年龄进行分类，如妇女体质分型：正常质、阳虚质、瘀滞质、肾虚质、阴虚质、痰湿质、气血虚弱质。

睡眠是机体复原、整合和巩固记忆的重要环节，维系着人体的健康。有研究运用双变量相关分析和典则相关分析方法，探索中医体质类型与睡眠质量的关系。双变量相关分析结果显示，睡眠质量各指标评分均与平和质评分呈负相关，说明平和质是睡眠的保护因素。平和质脏腑阴阳气血和调，气血充足，精力旺盛，体健神旺，所以睡眠质量也较好。而睡眠质量各指标评分与8种偏颇体质评分呈正相关，说明偏颇体质是睡眠的危险因素，尤其是气虚质、气郁质易导致不同方面的睡眠质量下降。气虚质是由于一身之气不足，以气息低弱、机体脏腑功能低下为主要特征的一种体质状态，中医学认为，"劳则气耗"，气虚则可致气机紊乱，气的推动、防御、气化功能减退而致睡眠较差。现代社会人们来自各方面的压力很大，耗气伤神的情况多见，容易导致睡眠质量下降。

平和体质之人，在体质状态发生改变之后，容易发生各种睡眠障碍。阳虚体质之人，由于阳气不足，以畏寒怕冷、手足不温等虚寒表现为特征，人体的水液代谢的排泄途径主要以排尿为主，因此，该类患者出现睡眠障碍时，常表现为多尿，或出现遇冷遗尿的倾向。此外，睡眠相关性哮喘、花粉症等也容易诱发。阴虚体质之人，由于虚热内扰，心神不安而出现失眠、夜间尿多。气虚体质之人，由于元气不足，以疲乏、气短、自汗等气虚表现为特征。可见睡眠盗汗、睡眠呼吸暂停综合征（特别是舌体胖大边有齿痕，舌体增大）。痰湿体质之人，由于痰湿凝聚，以肥胖、腹部肥满、口中黏腻为特征，常易患打鼾、睡眠呼吸暂停综合征、脂肪肝、肥胖病、高血脂等。或者发作性睡眠病白昼嗜睡，夜间睡眠紊乱。湿热体质之人，由于湿热内蕴，以面部油光、口苦、苔黄腻等为特征，常易患嗜睡、发作性睡眠病。瘀血体质之人，由于血行不畅，以面部色斑、肌肤甲错、舌质紫暗等为特征，常易患多梦、睡眠不实（睡眠卫生不良）、失眠、睡眠节律紊乱、季节性情感障碍等。特禀体质（过敏体质）之人，由于先天不足，以生理缺陷、过敏反应为特征，常见荨麻疹、湿疹等病，进而干扰睡眠。气郁体质之人，由于气机不畅，以精神抑郁、焦虑烦躁等为特征，常易患抑郁症、焦虑症等，进而伴随睡眠障碍。平和体质之人，由于气血阴阳平和，睡眠状态良好，偶有睡眠障碍常为疾病所引发。

第五节　中医如何看待梦境

一、中医对梦的认识

梦是人类在睡眠状态下一种特殊的精神活动，自古就引起人们极大的好奇、关注和研究。在中国，对梦的认识起源于古人对梦本质及其与生活健康关系的探索，有文字记载的历史已有数千年。由于梦所具有的特殊虚幻特征以及人们对梦本质的迷惑，梦的研究一直是哲学、政治、医学等研究的重要内容。中医学对梦本质及其与疾病的关系认识较早，积累了较丰富的理论和实践经验。

张景岳在《类经·疾病类·梦寐》中注释："周礼六梦，一曰正梦，谓无所感而自梦也；二曰噩梦，有所惊愕而梦也；三曰思梦，因于思忆而梦也；四曰寤梦，因觉时所为而梦也；五曰喜梦，因有所好而梦也；六曰惧梦，因于恐畏而梦也。"可见梦有正常和异常之别。依据梦的内容也可诊断身体隐匿的病变，《素问·方盛衰论》曰："是以肺气虚，则使人梦见白物，见人斩血藉藉，得其时则梦见兵战。肾气虚，则使人梦见舟船溺人，得其时则梦伏水中，若有畏恐，肝气虚，则梦见菌香生草，得其时则梦伏树下不敢起。心气虚则梦救火阳物，得其时则梦燔灼。脾气虚则梦饮食不足，得其时则工筑垣盖屋。"肺气虚则梦见悲惨的事物，或梦见人被杀流血，尸体狼藉，当金旺之时，则梦见战争；肾气虚则梦见舟船淹死人，当水旺之时，则梦见自己伏于水中，好像遇到很恐惧害怕的事；肝气虚则梦见菌香草木，当木旺之时，则梦见自己伏于树下不敢起来；心气虚则梦救火和雷电，当火旺之时，则梦见大火燔灼；脾气虚则梦见饮食不足，当土旺之时，则梦作垣盖屋。描述了五脏气虚出现五行相应的梦场景。

五脏定位应该从心、肝、肺、脾、肾主喜、怒、悲、思、恐五志，属火、木、金、土、水五行，应红、青、白、黄、黑五色等角度来判断。对梦的最有用的组成部分的识别需要经验，可从以下方面识别，如：①梦中情绪：愤怒、喜悦、忧思、悲伤、惊恐等。②梦中动作：爬山、坠落、飞翔、被追赶、打斗争吵等。③梦中环境：开满花的草地、恐怖之地、阴寒之处等。④互动关系：逝去的亲人、朋友、仇人等。主要关键梦象元素按五行分类配属与五脏相应。五行学说是以五行特性为依据，运用取象比类和推演络绎的方法，将自然界千姿百态、千变万化的各种事物和现象分别归属于木、火、土、金、水五大类，而每一类事物和现象之间都有着相同的或相似的选定属性，彼此构成了一定的联系。中医的五脏系统以五脏为中心，推测演绎整个人体的各种组织构架与功能，将人体的形体、官窍等分属于五脏，构建了以五脏为中心的生理病理系统。梦象五脏辨证是在梦象的基本元素与五脏的五行特性相属而言。可以反映寤寐时精神魂魄的动态变化，可以作为神志病定位定性诊断的重要方法。梦象的各种材料来源与躯体内外所受的刺激密切相关。各种邪气的侵袭，情志的变化，以及躯体内部的生理病理变化，都可能引发做梦，并参与梦境制作。因此，全面细致地分析梦因、梦境、梦量等梦的特征，结合中医学基本原理，可以诊断或协助诊断疾病，并为治疗方案的确立提供帮助。

二、影响梦的主要因素

寐时受外界刺激而为梦，《左传注疏》曰："初生之时，耳目心识，手足运动，啼哭为声，此魄之灵也。"魄所主为感知觉及维持生命的基本功能，先天而来，并精形而出入，包括了内向的本能感知和外向的本能反应动作。故人在睡眠当中，魄仍能感受到外界刺激，如周身环境、气候、时间等，但因心神敛藏，无自觉意识，故虽魄有所觉但不能传递于心神。因此，没有心神对外界刺激所做出的认知、反应，魂发越于外，故魄的感知能够影响魂，从而出现于梦境当中。人体入睡时，心神敛藏于内，气血相对宁静，故体内脏腑功能盛衰、气血阴阳变化、邪气游行等对魂之刺激较之于清醒时均明显增强。因此，人体内环境对魂的扰动也可反映于梦境之中。如《灵枢·淫邪发梦》所述："阴气盛，则梦涉大水而恐惧；阳气盛，则梦大火而燔灼；阴阳俱盛，则梦相杀。上盛则梦飞，下盛则梦堕。"指出阴阳气盛，梦各不同，身体上下部位气血不同，梦亦不同。此外，《灵枢·淫邪发梦》亦言："甚饥则梦取，甚饱则梦予。"饥饿时梦进食，憋尿时梦厕所，妇女行经之时梦见破坏性场面等，皆因体内刺激，引动气血，扰动于魂，结为相应的梦境。情志为梦所谓"日有所思，夜有所梦"，人皆有七情，而七情变化与人体脏腑气机关系密切。如《黄帝内经》所言："喜则气缓，怒则气上，思则气结，恐则气下，惊则气乱。"故情志刺激导致人体气机变化，气血运行异常，则在睡眠时扰动于魂，结而为梦。如陈士元将其称为"情溢之梦"，其在《梦占逸旨》中曰："过喜则梦开，过怒则梦闭，过恐则梦匿，过忧则梦嗔，过哀则梦救，过忿则梦詈，过惊则梦狂。"此外，因肝主疏泄，情志变化均与肝密切相关，而肝藏血，血舍魂，故情志刺激亦可通过肝扰动魂，导致魂无法安于其舍。

三、从中医神、魂、魄理论释梦

"梦"字最初由"宀""爿""夢"三部分组成。《甲骨文编》述"梦"为:"像人依床而睡,梦之初文。"表示睡眠中目有所见即为做梦。《说文解字》中对"梦"的描述为"不明也,从夕。"《康熙字典》言:"觉之对,寐中所见事形也。"可见,梦是夜间睡眠中产生的。梦与睡眠密不可分,人在进入睡眠即寐的状态时才会出现梦境,在清醒即寤的状态时无梦可言。古代文献对于人体进入睡眠的机制,从阴阳、营卫运行等角度都有不同的阐述。卫气由阴出阳则寤。而睡眠实际上与五脏藏神之神、魂、魄亦密切相关。睡眠由神所主,神安为入睡的关键。清代黄元御在《素问悬解》中也提道:"精魄阴也,其性敛藏;神魂阳也,其性发越。神魂发越则人寤,精魄敛藏则人寐。"可见,精魄属阴,神魂属阳,神魂发越于外则人清醒,神、魂、魄敛藏则入睡。神有广义与狭义之分,广义之神包括神为天地之主宰、代表自然界运动变化及其内在规律、人体及动物生命力与生命活动的表现等;狭义之神指人的精神心理活动。此处之神,为五志(神、魂、魄、意、志)之一,为心所主,即指心神,为人体自觉意识,包括精神、意识、思维活动等。《灵枢·本神》言:"随神往来者谓之魂。"《医门法律》言:"心为五脏六腑之大主,而总统魂魄,兼该志意。"因此,就神、魂、魄三者关系而言,神支配魂,魂激发魄,亦受魄的影响,且神总统魂魄不宁则为梦,魂扰不安为其关键。

平人无梦,《素问·平人气象论》言:"平人者,不病也。"吴昆《黄帝内经素问吴注》言:"平人,气血平调之人。"平人即阴阳平衡、气血调和、健康无病之人。若为平人,则随一日自然昼夜阴阳之变化,营卫之气运行有常,入睡时,则神魂随之敛藏于人体内部。因气血调和,无外邪所侵,无内因所扰,故心神安定,魂魄亦安,对周身环境、体内环境均无所感知，从而达到无梦的状态。如《列子·周穆王》所云："古之真人，其觉自忘，其寝不梦。"

生理之梦形成的原因是由于人体处于纷繁复杂的生活环境之中，外有六淫之邪的侵袭，内有饮食、七情等扰动，故绝大多数人难以达到平人的状态，其气血、阴阳皆有所偏，脏腑亦各有其充盛及不足。当此种偏颇状态仍能维持相对平衡协调而未达到疾病的程度时，在人体入睡过程中，心神能够正常敛藏于内。但因此时心神安定，对魂的支配作用减弱，故当魂受到体内气血、邪气等扰动时，便无法归于其舍而自飞扬，此种感受与日常触物所视、所感相合，将体内气血、阴阳偏颇等情况结合日常所见之类似事物，形成相应梦境，此即梦之由来。其中，魂扰无法安藏为其关键。《灵枢·本神》言"肝藏血，血舍魂。"《素问·五脏生成》言："人卧则血归于肝。"故责其脏腑，关键在肝。正如《中西汇通医经精义·五脏所藏》所言："夜则魂归于肝而为寐，魂不安者梦多。"五脏六腑功能的异常、邪气的侵袭、情志刺激等，均可通过血直接或间接作用于肝脏，从而使得魂无法安藏，进而形成梦境。在此种状态下，气血、阴阳仍能保持相对平衡稳定，故人虽有梦，但梦的程度较为轻浅，表现为梦的数量较少，且醒来对梦境记忆不清，或自觉无梦。且人醒来之后，自觉睡眠质量良好，精力充沛，虽有梦却无不良影响，故此种为生理之梦。

病理之梦是由于当外邪严重侵犯人体，或体内脏腑功能失常、气血阴阳过于偏颇、情志过激等超出人体的平衡限度，从而导致疾病时，神、魂、魄均受其影响，梦的程度、梦境等均会明显异常，并进而影响睡眠质量，导致睡眠浅而易醒，或醒来自觉梦量较多、梦境记忆清楚、周身乏力、头昏头痛、精神疲乏等，则为病理之梦。根据其具体情境不同，又分为以下几种：噩梦、怪梦等。若入睡后，梦境多为奇异险境，变幻无常，或惊悚骇人，梦境纷纭，皆因魂不安宁所致。杨上善称魂为

"神之别灵"，即指魂为在心神主导下，由后天习得的思想意识、情绪思维、知识技能等精神活动所影响。因睡眠时心神安藏，无自觉意识，故梦境中环境场景、故事情节、人物关系、言语动作等均与魂密切相关，且因未受心神主导，故逻辑关系多缺乏常理。但此时魂之扰动尚未影响到魄。《灵枢·本神》云："并精而出入者谓之魄。"《灵枢·天年》言："形之灵为魄。"魄与精形为一体，故魄未受扰动则人体在睡眠中身体较为安稳，无明显言语动作，虽然处于梦境之中，但无梦话、梦游之类。若睡眠中魂扰剧烈，魄受其激发亦不能安宁，则人在睡梦中会出现反复翻身、四肢屈伸、言语等行为动作，或魄受魂支配而导致身体随梦境四处游荡，即为梦游。但因其仍处于睡眠之中，心神敛藏于内，人体自觉意识潜藏，故睡梦中言语动作均不能自知。而因神、魂、魄实为一体，魂魄受神主导又能影响神，故若睡梦中魂魄所受刺激过于强烈，如外界纷扰的声音、躯体的疼痛、睡眠呼吸暂停导致的憋气等，则会导致心神无法继续敛藏于内，从而醒来。若睡梦频多，睡眠轻浅易醒，或可入睡却自觉整夜不眠者，主要责之于心神。因心为君主之官，心不受邪，故若心神无法持续安定敛藏，实为心之气血亏虚，导致心神不安，故眠浅易醒；或心气亏虚导致心神亦虚，心神无力完全支配魂，导致魂魄飞扬，从而出现多梦。

第六节　中医对失眠的认识

一、中医对失眠病名的认识

"失眠"为现代医学病名，在中国古代医学文献中未见记载。作为睡眠障碍的主要病证，其在中医古籍中的病名并不统一，且种类繁多，所指的失眠相关证候亦不尽相同。关于失眠病名的记载最早可溯源于《足臂十一脉灸经》和《阴阳十一脉灸经》这两本古籍中，始将本证称之为"不卧""不能卧"和"不得卧"。如《阴阳十一脉灸经》乙本言："巨阴脉是胃脉也……不食，不卧，强欠，三者同则死。"《黄帝内经》对此类疾病的记载较为明确而详尽，有卧不安、卧不得安、不得卧、不能卧、少卧和目不瞑等。以"卧"字而称者有25处，其中以不得卧最多，共15处；以"瞑"字而称者有6处，其中目不瞑有2处，夜不瞑与不夜瞑者各1处；以"眠"字而称者仅有1处，称为不得眠。不寐之称首见于《难经》，《难经·四十六难》曰："老人血气衰……故昼日不能精，夜不得寐也。"因不寐的病名能够较为准确地反映了不能获得正常睡眠这一类疾病的特征，故至明清时期逐渐被诸多医家广泛应用，并在医书中开始对不寐使用独立的章节进行论述。1997年颁行的中国国家标准《中医临床诊疗术语》，将不寐定为规范的病名使用，并一直沿用至今。

二、中医对失眠病因的认识

感受外邪可致失眠，《灵枢·邪客》云："今厥气客于五脏六腑，则卫气独卫其外，行于阳，不得入阴……不得入于阴，阴虚，故不瞑。"《伤寒论》中太阳蓄血证的如狂、发狂以及少阴病中的但欲寐、心烦不得眠等皆是以寒邪外侵而导致的失眠。清代医家何其伟在《医学妙谛》云："失眠总由阳不交阴所致，若因外邪而致失眠者，当速去其邪，攘外即所以安内也。"情志所伤可致失眠，情志所伤引发的失眠，具有长期刺激或强烈刺激的特点，与患者自身情绪调节能力较差也有关系。怒、喜、忧、思、恐分属五脏，情志郁结或太过都可影响五脏的生理功能，导致脏腑功能失调、气血逆乱而引发疾病。如宋代邵康在《能寐吟》中云："大惊不寐，大忧不寐……大喜不寐。"指出七情过极而不寐。《类证治裁·不寐》中云："思虑伤脾，脾血亏损，经年不寐。"表明思虑过度可致失眠，饮食不节可致失眠，《素问·逆调论》云："胃不和则卧不安。"后世医家对此做出了延伸，如《张氏医通·不得卧》就明确指出："脉滑数有力不得卧者，中有宿滞痰火，此为胃不和则卧不安也。"凡因脾胃不和，痰湿、食滞内扰以致不寐均属之；年迈、病后可致失眠，《灵枢·营卫生会》中云："老者之气血衰，其肌肉枯，气道涩，五脏之气相搏，其营气衰少而卫气内伐，故昼不精，夜不瞑。"隋代巢元方《诸病源候论·卷三之大病后不得眠候》曰："大病之后，脏腑尚虚，营卫不和，故生于冷热。阴气虚，卫气独行于阳，不入于阴，故不得眠。"总之，失眠的病因虽然较多，但在现代社会多与七情所伤、饮食不节有关。随着社会高速发展和生活节奏加快，竞争日益激烈，人们心理负担也随之加重，情志因素成为失眠的主要病因。其次，随着人们生活水平的提高，高热量、高蛋白、高脂肪食物的大量摄入，或者暴饮暴食，过食辛辣肥甘厚味等均可伤及脾胃而生湿生痰生火，心神被扰而导致失眠。

三、中医对失眠病机的认识

失眠的病位主要在心、脑，当然也与其他脏腑密切相关，比如脾胃、肝胆、肾。随着人们对失眠的认识不断深入，历代医家对发病机制的探讨也越来越丰富，《黄帝内经》中提出的"阳不入阴"理论一直被认为是失眠的总病机。虽然失眠的原因很多，但关于失眠发病机制的探讨大致可分为气血营卫失调、阴阳失衡、脏腑失和、神之失养。

（一）营卫失调

《普济方》曰："夫血为荣，气为卫，昼行于阳，夜行于阴……今虚劳之人，气血俱弱，邪气稽留于内，卫气独行于外，灌注于阳，不入于阴。阳脉满溢，阴气既虚，则阳气大盛，遂生烦热。营卫不和，故不得眠也。"气血亏虚、心神失养而不寐。《灵枢·脉度》曰："跷脉者……属目内眦，合于太阳、阳跷而上行，气并相还则为濡目，气不荣则目不合。"说明气血不荣经脉而不寐。《医方辨难大成》曰："气血之乱，皆能令人寤寐之失度者也。"因此，气血失调是不寐的病机之一。《灵枢·营卫生会》曰："卫行于阴二十五度，行于阳二十五度，分为昼夜，故气至阳而起，至阴而止。"卫为阳，营为阴，人体能够具有良好睡眠的基础是营卫之气运行有序。营卫二者共同主宰着人体的睡眠活动，只有当机体的气血充足，营卫之气循行有序，合乎自然出阳入阴的变化，才能使机体发生正常的睡眠和觉醒。"其营气衰少而卫气内伐，故昼不精，夜不瞑"，指出营卫不和而导致不寐。《灵枢·邪客》曰："今厥气客于五脏六腑，则卫气独卫其外……不得入于阴，阴虚，故目不瞑。"说明导致营卫失和而失眠的原因是外邪侵袭人体，营气不足，卫气抗邪于外。《难经》曰："荣卫之道涩，故昼日不能精，夜不得寐也。"指出营卫运行失常而不寐的原因是阴阳不交、营气卫气皆不足。当人体的生理功能受到内外因素的影响而发生变化时，气血不足，营卫失和，卫气不循常道，夜间不能入于阴分，与自然相悖，就会导致失眠症的发生。故气血充足以及营卫调和是人体维持正常睡眠的关键，失眠疾病的发生与营卫之气的关系，卫气不循常道和营卫气衰密切相关。《灵枢·大惑论》曰："卫气不得入于阴，常留于阳。留于阳则阳气满……不得入于阴则阴气虚，故目不瞑矣。"也说明了睡眠与营卫之气相关，导致人体失眠的病机之一是营卫不和。

（二）阴阳失衡

《素问·阴阳应象大论》曰："阴阳者，天地之道也，万物之纲纪。"阐明了阴阳是自然界的规律，同时也是人类与所有生物的遵循之道，故人体的睡眠和觉醒与阴阳的动态平衡密切相关。《灵枢·邪客》曰："今厥气客于五脏六腑，则卫气独卫其外，行于阳，不得入于阴。行于阳则阳气盛，阳气盛则阳跷陷，不得入于阴，阴虚，故目不瞑。"如有逆乱之气侵入五脏六腑，卫气只能护卫在脏腑之外，运行于阳分，不能进入阴分。卫气行于阳分，则阳气充盛；阳气充盛，则向上连属于目之内眦的阳跷脉脉气充满；卫气不能入于阴内，则阴虚。所以眼睛不能闭合，难以入睡。因此阳气过盛，亢行于外而不入阴，阴阳失交则不眠。《素问·阴阳应象大论》云："年四十而阴气自半也。"人年老则精血亏虚，阴虚则不能纳阳入内，阳独盛于外，不能入阴，故也能导致失眠的发生。《灵枢·营卫生会》曰："老者之气血衰……故昼不精，夜不瞑。"《景岳全书·不寐》云："思虑劳倦，惊恐忧疑，及别无所累而常多不寐者，总属真阴精血之不足，阴阳不交，而神有不安其室耳。""劳倦思虑太过者，必致血液耗亡，神魂无主，所以不眠"，提示思虑过度，或受惊吓之后，可致精血亏耗，心神失养，阴阳失交而失眠。《症因脉治》云："或尽力谋虑，肝血所伤，则夜卧不宁矣。"指出肝血不足可致失眠。

　　阳虚致阳不入阴年老体衰则阳气不足，阳虚则浮于外，无力入阴，故见失眠。张仲景在《伤寒论》中首次提出了阳虚失眠："伤寒脉浮，医以火迫劫之，亡阳，必惊狂，卧起不安者，桂枝去芍药加蜀漆牡蛎龙骨救逆汤主之。"指出阳气虚衰可致卧起不安。以此为启发，后世医家也对阳虚失眠多有阐述。如《证治要诀》云："不寐有二种，有病后虚弱及年高人阳衰不寐。"《医法圆通》云："素秉阳衰，有因肾阳衰而不能启真水上升以交于心，心气即不得下降故不卧。"提示肾阳衰可致心肾不交而失眠。《蒲辅周医疗经验》中指出："心阳虚，则善恐不乐，自汗，心悸，惕惕然而动，少寐。"阴盛致阳不入阴外感寒邪，饮食生冷或久居阴暗潮湿之地，阴盛则寒，寒性收引。津血得寒则凝滞，脉道得寒则艰涩，精血津液运行不利，痰饮、瘀血内生，阻滞阴阳交会之道，导致阳不入阴。《素问·逆调论》曰："阳明者，胃脉也，胃者六腑之海，其气亦下行，阳明逆不得从其道，故不得卧也。"《素问·逆调论》曰："胃不和则卧不安。此之谓也。"指出胃不和则胃阳之气下行受阻，胃气上逆，不从其道致"不得卧"。胃不和则水谷津液代谢不利，痰湿内生，痰湿阻滞中焦，上焦之心火与下焦之肾水不能既济，阴阳不能相交故而失眠。

此外，阴气盛极，格拒卫阳，致使阳不能入阴，亦可致不寐。由于阴阳是相互对立统一的关系，既相互对立，也相互依存。因此在临证过程中，失眠的病机多较为复杂，常阴阳合病，虚实夹杂。常见的有阴虚与阳盛合并，阳虚与阴盛共存。如郑钦安认为"凡阳虚之人，阴气自然必盛"。临证中需仔细辨别阴阳盛衰，分清主次，根据病情分而治之或合而治之。对于失眠的治疗，调和阴阳是失眠的根本治疗法则，《黄帝内经》中对此早有论述。《灵枢·邪客》曰："治之奈何？伯高曰：补其不足，泻其有余，调其虚实，以通其道而去其邪。"提示失眠需补虚泻实，祛邪通道。所谓虚实邪气，究其根本为阴阳之盛衰。因此，调整阴阳，以阴阳为纲辨邪正盛衰是治疗失眠的根本。正如《素问·至真要大论》曰："谨察阴阳所在而调之，以平为期。"具体而言，临床阴阳辨证纲领下又可据脏腑阴阳之盛衰而分为不同证型。由于阴阳的偏盛或偏衰，是失眠的根本原因，故补偏救弊，"损其有余，补其不足"，促使阴平阳秘，恢复阴阳的相对平衡，就是治疗的基本原则。

（三）脏腑失和

如果五脏功能失调，则精神不能内守，故失眠与五脏失调有关。《难经》曰："人之安睡，神归心，志藏肾，意归脾，魄归肺，魂归肝，五脏各安其位而寝。"说明脏腑功能正常对于睡眠的重要性，反之脏腑虚损或者失调均可出现失眠。《素问·病能论》曰："人有卧而有所不安者，何也？岐伯曰：脏有所伤，及精有所之寄则安，故人不能悬其病也。"可见，如果脏腑损伤，则会发生不寐，五脏主藏精者也，人体五脏六腑受伤则其藏精气功能受损，精气涣散则使人的心神不能安住，故不得安睡。

《素问·刺热论》："肝热病者……胁满痛，手足躁，不得安卧。"

肝藏魂，如果身体的肝脏被外在邪热所侵袭，会出现肝藏魂的生理功能失常，使心神受扰而发生不寐。《普济本事方》曰："平人肝不受邪，故卧则魂归肝，神静而得寐。今肝有邪，魂不得归，是以卧则魂扬若离体也。"由此可知，人的情志活动与肝脏的功能密切关联，不寐的发生与情志伤及肝的疏泄、引起功能失调有关。《症因脉治》曰："肝主藏血，阳火扰动血室，则夜卧不宁矣。"说明肝血亏虚，阴虚火旺、火热上扰心神而不寐。《沈氏尊生书·不寐》曰："心胆俱怯，触事易惊，梦多不详，虚烦不眠。"指出心胆气虚可致失眠。《太平圣惠方》曰："夫胆虚不得睡者，是五脏虚邪之气干淫于心，心有忧奎，伏气在胆，所以睡卧不安，心多惊惧，精神怯弱，盖心气忧伤，肝胆虚冷，致不得睡也。"由此可见心胆同病是失眠的病机，治疗当心胆同治。《景岳全书》曰："劳倦思虑太过者，必致血液耗亡，神魂无主，所以不眠。"说明思虑伤脾导致不寐，现代社会人们压力大，忧思过度，使心脾损伤而导致心脾两虚，脾虚不能化生气血，故而心神失养。《素问·逆调论》曰："胃不和则卧不安。"指出脾胃不和与失眠关系密切，暴饮暴食损伤脾胃，宿食痰湿等内伤或外邪引起脾胃失调是导致不寐的重要病机。现代医家治疗失眠强调调理脾胃的重要性，从脾胃阴阳失调、心脾两虚、脾虚生痰、肝与脾胃四方面辨治失眠，患者的治愈率及总有效率均较高。《景岳全书·不寐》："真阴精血之不足，阴阳不交，而神有不安其室耳。"长期患病或身体虚弱的人容易耗伤肾阴，阴虚阳亢，心火独亢，火热上扰心神而神不安，肾水不能滋养，心火不能温胞，心肾不交，从而使人不寐。《素问·病能论》曰："肺者脏之盖也，肺气盛则脉大，脉大则不得偃卧。"肺主气，有宣发肃降功能，肺脏和失眠的关系体现在睡眠和卫气上，卫不和则卧不安。可见，脏腑功能正常对于睡眠的重要性，反之脏腑虚损或者失调均可出现失眠。

（四）神失所养

有关神的内涵，中医学中具有广义和狭义之分，广义即指人体生命活动的主导和外在体现；而狭义则为人的精神、意识和思想等活动。神机旺盛，则人体精神充沛，思维敏捷，两目炯炯有神，睡眠得安；神机被扰，则会发生失眠、抑郁、癫狂等神志疾病。《景岳全书·不寐》中指出："盖寐本于阴，神其主也。神安则寐，神不安则不寐。"《血证论》亦言："寐，神返舍，息归根之谓。"总结这些中医经典理论可以得出，睡眠是神的表现形式，正常的睡眠活动是由神所主宰，神安静守舍则能寐，若脏腑受邪，邪扰于神，神不安于舍或脏腑气血亏虚，不能养神，则会出现失眠、多梦、易惊醒等多种睡眠障碍。现代学者郑国庆基于历代文献分析，阐述了睡眠和觉醒由脑神主导，失眠的病位主要在脑，与五神密切相关，病机关键是脑神失所主。朱建贵认为五脏神与精神、意识、思维活动关系密切，其功能紊乱是失眠病机的关键，临床治疗当以重心神为本。胡金凤认为五脏之神从属于心神，而脑神统领心神共同协调控制诸脏器功能的稳定，假如脑神、心神、五脏神之间的相互作用失衡就会引发神之不安，致使睡眠不酣。

第三章　现代医学对失眠的认识

第一节　"睡不着"就是失眠吗

在日常生活中，很多人把"睡不着"当作"失眠"，这种想法并不完全正确。首先我们看个病例，一名农民工，晚上和很多工友住在出租屋内，晚上屋内环境特别嘈杂，有的人睡觉打呼噜，有一些人聚在一起打牌，这名农民工整夜失眠，白天没精神，白天工作也容易出危险。对于这类人群，是不能将其定义为失眠的。因为该患者的失眠是有原因的，是因为没有"良好的睡眠环境"造成的。对于这类患者，首先要改善睡眠环境，这样才能逐渐改善睡眠时间及睡眠质量。类似的情况还有，因需要夜间照顾患者或照顾刚出生的小孩等，因客观原因导致睡眠时间不充足，出现夜晚睡不着，日间困倦的表现，也不属于失眠，因为这些失眠是由于"没有充足的睡眠机会"造成的。《睡眠障碍国际分类》第3版，将失眠定义为："尽管有充足的睡眠机会，仍然持续存在睡眠困难，并引起相关的日间功能损害。"从以上的定义中我们不难发现，定义"失眠"需要具备3个要素：首先需要"充足的睡眠机会"，这里的充足睡眠机会包括良好的睡眠环境和充足的睡眠时间。其中"良好的睡眠环境"包括安静的环境、昏暗的光线以及适宜的温度、湿度等，其中安静的环境最为重要。"充足的睡眠时间"，对于多数成人而言，充足的睡眠时间平均为8~10h。当然，对于充足的睡眠时间，不同的人会存在一些差异，但总体而言不能对所需的睡眠时间进行主动或被动剥夺。其次"持续存在的睡眠困难"，包括睡眠起始困难（入睡时间超过10min）、睡眠时间减少（通常少于6h），睡眠完整性破坏（整夜觉醒次数≥2次）或睡眠质量下降等。最后，"具有与睡眠相关的日间功能损害"，包括日间仍有疲乏感，白天困倦，明显影响日间的正常生理及社会功能，注意力不集中、记忆力下降、激越、情绪不佳、思睡，工作或学习能力下降，效率降低、工作出差错或事故等。同时具备以上3个因素时，才能定义为失眠。

第二节　失眠就是睡眠障碍吗

有时在某些医疗相关的宣传中，我们又常会听到"睡眠障碍"这个医学术语，很多人把睡眠障碍误认为是失眠，其实不然。简单来讲，睡眠障碍可以分为三大类，包括睡得少、睡得多和睡不好。显而易见，失眠是睡眠障碍中睡得少的一部分，但也是发病人数最多、最常见的一种疾病。

睡眠障碍是指睡眠的质量、数量、时间和节律的紊乱。常见的睡眠障碍分为失眠、睡眠相关呼吸障碍、中枢嗜睡性疾病、睡眠-清醒昼夜节律障碍、异态睡眠、睡眠相关运动障碍以及其他睡眠障碍七大类。分别解释说明：①睡眠呼吸障碍是一组以睡眠期呼吸节律异常和（或）通气异常为主要特征的疾病，可伴有或不伴清醒期呼吸异常。包括阻塞性睡眠呼吸暂停低通气综合征（OSAHS）、中枢性睡眠呼吸暂停综合征（CSAS）、睡眠相关的低通气症、睡眠相关的低氧血症、原发性鼾症及夜间呻吟等，其中尤以阻塞性睡眠呼吸暂停低通气综合征最为常见、危害性最大。②中枢嗜睡性疾病是指与中枢神经系统改变有关的具有日间思睡症状的一类疾病。这也就是我们前面提到的睡眠障碍中"睡得多"的一类疾病。日间思睡是指在白天应该维持清醒的主要时段，不能保持清醒和警觉，出现难以抑制的困倦欲睡甚至突然入睡，是许多睡眠疾病的主要临床表现。这类患者会在工作、开车、进食等，不该入睡的任何时段，不能控制地突然入睡。中枢嗜睡性疾病包括发作性睡病、特发性睡眠增多、克莱恩-莱文综合征（也称反复发作性睡眠增多或周期性睡眠增多）等，其中以发作性睡病、特发性睡眠增多常见。③睡眠-清醒昼夜节律障碍是指因昼夜时间维持与诱导系统变化或内源性昼夜节律与外部环境间不同步所引起的各种睡眠觉醒障碍。其中最常见的昼夜节律障碍为睡眠觉醒时相延迟综合征及睡眠时相提前综合征。简单来说，这类患者是睡眠时间段与大众认为的睡眠时间段明显的不同步，进而影响了正常的社会生活。如大众所认为的睡眠时间段大致为22时至凌晨6时。睡眠时相前移的患者可能睡眠时间为19时至凌晨3时；睡眠时相延迟的患者可能睡眠时间为凌晨2时至10时。一般来说，这类人群的整体睡眠小时数没有问题，但是睡眠时段不能适应多数的社会生活。但如果该类人群从事的是自由职业或其他对工作时间没有特殊要求的工作，那么该类人群是没有相关困惑的。④异态睡眠是指在入睡、睡眠期间或从睡眠中觉醒时发生的非自主性躯体行为或体验。简单来说，异态睡眠是在睡眠的任何时期，出现了不该出现的任何异常的行为。异常行为包含运动行为、情绪、感知、做梦和自主神经系统功能相关的睡眠异常，可能导致自伤或伤及同床者、睡眠中断、不良健康效应和不良的心理社会效应。根据发生在睡眠时期不同分为非快速眼球运动（NREM）睡眠相关异态睡眠和快速眼球运动（REM）睡眠相关异态睡眠。NREM期异态睡眠包括睡行症（百姓所说的梦游）、睡惊症等。REM期异态睡眠最常见的是REM睡眠期行为紊乱（RBD）。⑤睡眠相关性运动障碍是指一系列干扰正常睡眠和入睡的、简单的、无目的性、刻板的运动。其中包括不宁腿综合征、周期性运动障碍、睡眠相关性磨牙等。

综上所述，失眠不等于睡眠障碍。准确地说，失眠是睡眠障碍的一部分。

第三节　哪些因素会引起失眠

引起失眠的原因有很多，总的来说可以用5P理论概括：5P分别是指躯体性原因、生理性原因、心理性原因、精神性原因以及药物性原因，因其英文首字母为P，故简称为"5P"。

（一）躯体性原因（Physical Causes）

躯体原因多是指躯体疾病导致失眠。这些疾病的病理生理变化影响睡眠中枢结构，或者疾病致残、疼痛和不适，以及患病后继发的心理情绪变化。例如，类风湿关节炎常由于其疼痛引发失眠。再比如皮肤瘙痒、夜尿频多等疾病，导致频繁觉醒，影响睡眠结构，最终导致失眠的发生。

（二）生理性原因（Physiological Causes）

常见的生理原因有：①不良的生活行为：日间休息过多导致夜间失眠，生理性原因一般指身体正常生理可能出现的情况。或者睡前运动过多，导致身体激素的异常分泌而影响睡眠；或睡前喝咖啡、浓茶等，都会对睡眠产生不利影响。②睡前饥饿或过饱、过度疲劳、兴奋等状态，都会导致失眠。③白天和黑夜频繁轮班、跨时区旅行等造成生物钟节律改变导致失眠。

（三）心理性原因（Psychological Causes）

心理原因包括先天性格以及社会生活中的异常情绪。①性格：过于细致的性格易发生失眠。例如，患者对身体健康要求过高、过分关注，对生活和工作谨慎过度，或凡事习惯往坏处想，常处于高度警觉状态者，都容易发生失眠。②异常情绪：如生活和工作中的各种不愉快事件，造成个体发生抑郁、焦虑、紧张等应激反应时往往会表现为失眠。

（四）精神性原因（Psychiatric Causes）

几乎各类精神疾病都存在睡眠障碍，尤其与失眠直接相关，其中焦虑障碍与抑郁障碍最为明显。焦虑常出现入睡困难，抑郁常见凌晨早醒。

（五）药物性原因（Pharmacological Causes）

药物依赖和戒断时可能出现睡眠的异常；或者某些治疗药物的不良

反应，如最常见的普利类降压药可导致夜间咳嗽而影响睡眠；或中枢兴奋剂（如苯丙胺）使兴奋性增高，影响夜间睡眠。

第四节　哪些人容易失眠

有研究显示80%以上的人在一生中会经历至少一次失眠，但是为什么有的人发展为慢性失眠，而有的人只是短暂的失眠后慢慢就好了呢？这就要从慢性失眠的机制说起。目前解释慢性失眠发生发展的理论基础是"3P"模型（"3P"分别是指：易感因素、促发因素和维持因素），因其英文首字母皆为P，故称为"3P"。

慢性失眠患者首先要具有失眠的易感因素（Predisposing Factor）。易感因素通常包括生物学因素（基础代谢率增高、高反应性情绪、睡眠与觉醒相关性神经递质改变）和心理因素（易紧张或过度沉思默想的倾向）。易感因素可以解释为自身条件、本身因素，当具备易感因素时，更容易发病。这就是说过于细致的性格人更容易失眠。只有易感因素时不一定会发病，受到某些因素刺激时，才可能发病。这就要提到第二因素——促发因素，当促发因素（Precipitating Factor）出现刺激患者时，往往会导致失眠的发生。促发因素可以来自一般社会因素，如与床伴作息时间不一致、按不合理的作息时间睡眠（育儿、倒班）、偶尔的一次熬夜或饮浓茶、咖啡等；也可以是生活应激事件，如家庭或婚姻变故、与人争吵等；还可以由疾病诱发，如外科、内科、神经和精神系统疾病等。多数患者失眠症状可随促发因素的解除而消失（短期失眠）。但如果存在维持因素（Perpetuating Factor），则导致失眠演变为慢性化病程。维持因素包括：促发因素持续不能消除（例如慢性疾病持续不好、病痛类疾病疼痛持续存在），或发生失眠后的应对处理不当等（例如失眠后白天补觉）。我们来看个病例。

患者说："几个月前，我因为1个工作项目而开始失眠。我一直是个追求完美的人，总是容易紧张不安。那项工作让我筋疲力尽。可我不明白的是，那份工作进展的都很顺利，可我为什么还睡不着呢？好像失眠已经成为生活的一部分。"

在这个病例中，我们发现，这个患者是一个"追求完美的人""总是容易紧张不安"，这个患者的性格特点使他本身就具有失眠的"易感因素"。紧接着，出现的"促发因素"是一个工作项目导致患者失眠了。此时，多数人可随促发因素的解除失眠消失（短期失眠）。但是，这个病例中的患者，虽然促发因素消除了，也就是工作结束了，但是他"还是睡不着"，这说明存在一个"维持因素"，最终导致了"慢性失眠"的发生。特别值得注意的是，维持因素经常是指患者在寝室或床上从事非睡眠活动（如看电视、阅读、定计划、玩游戏、打电话）、醒着长时间待在床上、不规律的作息、长时间午睡、反复日间打盹等不良的生活、睡眠习惯。在日常生活中，我们要注意避免上述"维持因素"。对于失眠患者而言，认识维持因素、消除维持因素对于预防失眠的发生以及改善预后至关重要。

第五节　衡量失眠的标准有哪些

在对失眠进行诊断及严重程度衡量前，精确详细的睡眠相关信息采集非常重要。第一要了解失眠的形式：是否入睡困难、了解夜间觉醒次数、有无早醒及睡眠中发作性异常动作和行为等。第二是日间功能影响程度。第三是昼夜睡眠－觉醒周期，询问和评价日间作息时间表，平时每天上床和最后觉醒、起床时间（即就寝和晨起规律），是否午睡、轮值夜班等。第四要了解失眠发病和加重缓解因素和可能的诱因。第五要了解失眠严重度，包括平均每周发生失眠的次数，每晚总睡眠时间、觉醒次数、每次觉醒持续时间、最后醒来的时间等。第六要询问病程，了解失眠持续时间及症状波动性。失眠多呈急性起病还是慢性病程。第七要治疗效果，曾经接受的具体治疗方法、药物种类与剂量及疗效，是否存在物质依赖情况。第八询问其他症状，了解伴随症状，是否存在情绪障碍，如抑郁、焦虑或其他精神症状。第九是睡眠环境因素：询问睡眠环境的噪声、床褥舒适度、频繁变更睡眠条件等影响因素。另外，还要了解家族史、家庭和社会史，年龄、职业、学术背景、婚姻状况、性格特征等。详细准确的信息采集后才是应用各种检查手段对失眠进行进一步的诊断及衡量，总体来说可分为主观评价与客观评价。主观评价包括问卷（量表）和睡眠日志；客观评价包括体动记录仪、便携式睡眠监测仪和多导睡眠监测仪。一些常见的睡眠疾病，如发作性睡病、睡眠呼吸暂停等需要进行客观的睡眠监测来诊断；失眠等多使用主观的量表、睡眠日记对失眠严重程度、治疗效果进行评估。但这并不绝对，医生会根据患者的实际情况进行综合应用及考量。

一、主观评价

这里的主观评价是指从个人的角度去评价，带有个人的感情色彩。患者与临床医生对睡眠问题进行主观评定，是诊断与治疗失眠中不可或缺的一部分。这既有助于疾病的诊断，同时也有助于患者对自己病情的认识与了解，争取更好的治疗。首次评估前，最好由患者和家人协助完成为期2周的睡眠日记。之后医生会根据需要选择常用量表：①匹兹堡睡眠质量指数（PSQI）问卷，用于测评睡眠质量，属于自评量表，简单易行，信度和效度较高，且与多导睡眠监测测试结果有较高的相关性。②失眠严重程度指数（ISI）量表，用于评定失眠严重程度。③阿森斯失眠量表用于自我评定睡眠质量，评估最近一周的睡眠情况。④疲劳严重程度量表用于评估日间功能与生活质量。⑤Epworth嗜睡量表（ESS）用于评估日间思睡，并结合问诊筛查是否存在睡眠呼吸紊乱及其他睡眠障碍。⑥Beck抑郁量表、状态特质焦虑问卷（STAI）、汉密顿抑郁量表（HAMD）、汉密顿焦虑量表（HAMA）评估抑郁、焦虑情绪等情况。⑦睡眠信念和态度问卷，可评定睡眠相关的特质，艾森克个性问卷（EPQ）等评定性格特征。下面介绍几个常用的量表。

（一）问卷（量表）

1.Epworth嗜睡量表（ESS）： 是1991年由澳大利亚墨尔本市的Murray Johns 医师在Epworth医院首创，从行为学角度对睡眠进行分级，让受试者评价自己在不同的社会环境和更长的时期内的思睡可能性。让患者评测在不同环境下对"打瞌睡"的欲望进行自我评价。该表是主观评价患者在一些常规环境中入睡可能性的量表，有8个项目，每项评分均分为：无（0）、轻度（1）、中度（2）和重度（3）四个等级，总分24分（表3-1）。大于10分为思睡，也就是患者在以上场景中，发生入睡的可能性更大。ESS的特别之处在于受试者不用解释自己的内心状态，只要求对自己的行为做出判断。ESS具有简单性和简短性，但难以反映一些短期的睡眠变化，因而较难评估昼夜节律障碍对思睡的影响。

在下列情况下，你打瞌睡（不仅仅是感到疲倦）的可能性如何？这是指你最近几个月的通常生活情况，假如你最近没有做过其中某些事情，请试着填上它们可能会给你带来多大的影响。运用下列标度给每种情况选出最适当的数字，从每一行中选择最符合你情况的数字，用√表示（0=从不打瞌睡；1=轻度可能打瞌睡；2=中度可能打瞌睡；3=很可能打瞌睡）。

2.匹兹堡睡眠质量指数量表（PSQI）： 是经过验证和使用最为广泛的睡眠障碍评估量表之一。广泛用于精神疾病、躯体疾病伴发的睡眠障碍、原发性失眠等，主要用来分辨失眠是否由于身体其他器官或部位的疾病引起，用于评价这些患者近1个月的睡眠质量，包括入睡时间及总睡眠时间、失眠症状、打鼾、服药、日间清醒状态等。PSQI由19个自评条目和5个他评条目构成，其中第19个自评条目和5个他评条目不参

表3-1　Epworth嗜睡量表

情况	打瞌睡的可能			
坐着阅读书刊	0	1	2	3
看电视	0	1	2	3
在公众场所坐着不动（例如在剧场或开会）	0	1	2	3
作为乘客在汽车中坐1个小时，中间不休息	0	1	2	3
在环境许可时，下午躺下休息	0	1	2	3
坐下与人谈话	0	1	2	3
午餐不喝酒，餐后安静地坐着	0	1	2	3
遇堵车时停车数分钟	0	1	2	3
总分				

与计分，在此仅介绍参与计分的18个自评条目。18个自评条目由9道题组成，前4题为填空题，后5题为选择题，其中第5题包含10道小题。具体内容如下：

（1）近1个月，晚上上床睡觉通常是　点钟。

（2）近1个月，从床上到入睡通常需要　min。

（3）近1个月，通常早上　点钟起床。

（4）近1个月，每夜通常实际睡眠　h。（注意是睡眠时间，不是卧床时间）

（5）近1个月，因下列情况影响睡眠而烦恼

a.入睡困难（30min内不能入睡）：

1）无　2）小于1次/周　3）1~2次/周　4）大于等于3次/周

b.夜间易醒或早醒：

1）无　2）小于1次/周　3）1~2次/周　4）大于等于3次/周

c.夜间去厕所：

1）无　2）小于1次/周　3）1~2次/周　4）大于等于3次/周

d.呼吸不畅：

1）无　2）小于1次/周　3）1~2次/周　4）大于等于3次/周

e.咳嗽或尖声高：

1）无　2）小于1次/周　3）1~2次/周　4）大于等于3次/周

f.感觉冷：

1）无　2）小于1次/周　3）1~2次/周　4）大于等于3次/周

g.感觉热：

1）无　2）小于1次/周　3）1~2次/周　4）大于等于3次/周

h.做噩梦：

1）无　2）小于1次/周　3）1~2次/周　4）大于等于3次/周

i.疼痛不适：

1）无　2）小于1次/周　3）1~2次/周　4）大于等于3次/周

j.其他影响睡眠的事情：

1）无　2）小于1次/周　3）1~2次/周　4）大于等于3次/周

如果有，请说明：

（6）近1个月，总的来说，您认为自己的睡眠质量：

1）很好　2）较好　3）较差　4）很差

（7）近1个月，您用药物催眠的情况：

1）无　2）小于1次/周　3）1~2次/周　4）大于等于3次/周

（8）近1个月，您常感到困倦吗？

1）无　2）小于1次/周　3）1~2次/周　4）大于等于3次/周

（9）近1个月，您做事情的精力不足吗？

1）没有　2）偶尔有　3）有时有　4）经常有

现将这18自评条分成7个部分进行计分：包括睡眠质量、入睡时间及总睡眠时间、睡眠效率、睡眠障碍、服药、日间清醒状态等。每个部分按0、1、2、3计分："很好"为0分，"较好"为1分，"较差"为2分，"很差"为3。

Ⅰ.睡眠质量：根据条目6（近1个月，总的来说，您认为自己的睡眠质量）计分："很好"记0分，"较好"记1分，"较差"计2分，"很差"计3分。

Ⅱ.入睡时间：累计条目2（近1个月，从床上到入睡通常需要　分钟）与条目5a〔（入睡困难（30min内不能入睡）〕的总分，总分为"0分"计0分，"1~2分"计1分，"3~4分"计2分，"5~6分"计3分。

根据条目2计分：

"小于等于15min"计0分，"16~30min"计1分，"31~60min"计2分，"大于60min"计3分。

根据条目5a计分：

"无"计0分，"小于1次/周"计1分，"1~2次/周"计2分，"大于等于3次/周"计3分。

Ⅲ.睡眠时间：根据条目4〔近1个月，每夜通常实际睡眠　h。（注意是睡眠时间，不是卧床时间）〕计分：

"大于7h"计0分，"6~7h"计1分，"5~6h"计2分，"小于5h"计3分。

Ⅳ.睡眠效率：睡眠效率=睡眠时间（条目4：近1个月，每夜通常实际睡眠　小时。）/床上时间〔床上时间=起床时间（条目3：近1个月，通常早上点钟起床）-上床时间（条目1：近1个月，晚上上床睡觉通常是　点钟）〕

"睡眠效率大于85%"计0分，"睡眠效率75%~84%"计1分，"睡眠效率在65%~74%"计2分，"睡眠效率小于65%"计3分。

Ⅴ.睡眠障碍："总计分为0"则计分为0，"总计分为1~9分"则计分为1，"总计分10~18"计分为2，"总计分19~27分"计分为3。

总计分原则：条目5b至5j分别计分："无"计0分，"小于1次/周"计1分，"1~2次/周"计2分，"大于等于3次/周"计3分。将5b至5j的分数相加，为总计分。

Ⅵ.催眠药物：根据条目7（近1个月，您用药物催眠的情况）计分。"无"计0分，"小于1次/周"计1分，"1~2次/周"计2分，"大于等于3次/周"计3分。

Ⅶ.日间功能障碍：累计条目8（近1个月，您常感到困倦吗）与条目9（近1个月，您做事情的精力不足吗）总得分，总分为"0"计0分，总分为"1~2"计1分，总分"3~4"计2分，总分"5~6"计3分。

根据条目8计分："无"计0分，"小于1次/周"计1分，"1-2次/周"计2分，"大于等于3次/周"计3分。

根据条目9计分："没有"计0分，"偶尔有"计1分，"有时有"计2分，经常有计3分。

最后将Ⅰ~Ⅶ这7部分总分相加，累计各成分得出PSQI总分。总分为0~21分，总分≥8分者提示存在睡眠质量差，总分越高，睡眠质量越差。

匹兹堡睡眠质量指数问卷属于自评量表（表3-2），简单易性，可信度与效度较高，且与多导睡眠检测结果有较高的相关性。但因其依然是主观性评价，不能作为治疗效果评价的客观依据。

3.晨起睡眠问卷：用于对夜间睡眠进行主观评估，在夜间PSG监测结束后的早晨填写，有助于发现夜间睡眠主观和客观评估的差异。问卷包括主观入睡潜伏期、主观总睡眠时间、觉醒次数及时间，并对睡眠质量、精力恢复情况、警觉水平（觉醒次数越多说明觉醒水平越高）及注意力情况进行等级评估，还可通过计算睡眠知觉：主观总睡眠时间/客观总睡眠时间×100%，判断感知觉问题。医生将其与多导睡眠的监测

表3-2　匹兹堡睡眠量表

成分	内容	评分			
		0分	1分	2分	3分
I睡眠质量	条目6计分	□很好	□较好	□较差	□很差
II入睡时间	条目2和5a计分累计	□0分	□1~2分	□3~4分	□5~6分
III睡眠时间	条目4计分	□>7h	□6~7h（不含6h）	□5~6h（含6h）	□<5h
IV睡眠效率	以条目1、3、4的应答计算睡眠效率	□>85%	□75~85%（不含75%）	□65~75%（含75%）	□<65%
V睡眠障碍	条目5b~5j计分累计	□0分	□1~9分	□10~18分	□19~27分
VI催眠药物	条目7计分	□无	□<1次/周	□1~2次/周	□≥3次/周
VII日间功能障碍	条目8和9的计分累计	□0分	□1~2分	□3~4分	□5~6分

结果相结合，做到主观与客观的双重评估，提高疾病的诊断效率与精确度（表3-3）。

（二）睡眠日志

睡眠日志是患者每日晨起后记录的与睡眠相关的重要信息，睡眠日志可以引导患者注意一些容易被忽视的行为，并且能够帮助识别睡眠时间和不良的睡眠卫生。睡眠日志，包括记录每日上床时间、估计睡眠潜伏期、记录夜间觉醒次数、觉醒时间及其原因、总卧床时间、估计实际睡眠时间，计算睡眠效率［=（实际睡眠时间/卧床时间）×100%]，记录夜间异常呼吸、行为和运动等发生情况，记录日间精力、社会功能是否受影响、午休和日间用药及饮料（酒精、咖啡与茶）情况。这些数

表3-3　晨起睡眠问卷

研究类型：□整夜标准 PSG 诊断　□整夜便携 PSG 诊断　□分夜 PSG 诊断治疗　□整夜 PSG 人工压力滴定　□整夜 PSG 自动压力滴定　□整夜自动压力滴定

请回答下列问题，在相应备选答案"□"内划"√"，在横线__分上填写具体数值。

1. 昨晚关灯睡觉的时间？

昨晚关灯后多长时间您睡着了？__min

2. 与平时在家睡眠比较，您感觉昨晚入睡所花费的时间（从关灯到睡着的时间）：

□明显缩短　□缩短　□相同　□延长　□明显延长

3. 昨夜您感觉大概睡了多长时间？__min

4. 与平时在家睡眠比较，您感觉昨夜的睡眠时间（从入睡到睡醒的时间）：

□明显缩短　□缩短　□相同　□延长　□明显延长

5. 您现在感觉如何？

□非常疲劳困倦　□稍感疲劳　□既不精神也不疲倦

□较有精神　□非常精神

6. 您感觉昨夜睡眠如何？

（1）□很浅　□稍浅

（2）□干扰很大 □稍有干扰 □很少干扰　□无干扰

（3）□无梦　□梦较少　□梦较多　□梦很多

（4）□非常不安 □稍感不安　□适中 □较安宁 □非常安宁

7. 与平时在家睡眠比较，您感觉昨晚的睡眠质量如何？

□明显变差 □稍差 □差不多 □稍好

8. 您记得昨夜醒了几次吗？__次

9. 今早您醒来的时间是？__时__分

10. 今早您是怎么醒的？

□技师唤醒　□不舒适　□噪声　□噩梦　□自己醒来　□其他

11. 您感觉昨晚影响您睡眠质量的问题是：

□监测设备连接 □仪器设备噪声 □床／环境不适 □室内温度 □外界噪声

遇到这些问题时您是否告知了您的技师并获得及时解决？□是 □否

12. 您有什么身体不适吗？如有请描述：

13. 您睡眠时是否使用了治疗设备（即呼吸机或吸氧）？□是 □否

如果是，您愿意在家中使用这种设备治疗吗？　□提　□否

14. 昨晚夜尿几次？__次

15. 您还有其他意见和建议吗？

据可反映患者未提及的睡眠行为模式和睡眠行为的变化。睡眠日志比较
直观、容易使用而且允许对目标行为（也就是记录者需要特别注意的行
为，如睡前运动、进食等）更准确地进行详细记录，从长远角度看，可
以增加测量可靠性。通常，睡眠日志记录的睡眠模式比单纯依靠患者回
忆的睡眠模式更准确。同时睡眠日志有助于展示睡眠－清醒周期的一般
形式，如通常的就寝时间、起床时间以及小睡的频率和小睡的时间等。
在初诊前填写两周的睡眠日记，能够作为一个基础水平以判断患者对
治疗的反应。除此之外，进行体动记录仪监测睡眠时应同时常规填写
睡眠日记。睡眠日记的格式不一，图形格式能够方便临床医师从大堆
数据中快速检查和理解患者的行为模式，填表型或问题型格式所提供
的信息更为准确。最基本的元素包括卧床时间（TIB）、睡眠潜伏时间
（SOL）、总睡眠时间（TST）和入睡后清醒时间（WASO）。TIB是指
从患者卧床就寝开始直到清晨起床的这一时间段。WASO是指从患者
入睡直到清晨起床这一时间段内所有的清醒时间。

　　以上是针对失眠患者，在临床中常用的主观评价方法。其中睡眠日
志是对患者睡眠情况的整体认识，因需要记录时间至少2周，故其准确
性更高，使医生对患者的整体睡眠情况的认识具有全面性。醒后问卷多
用于多导睡眠监测后的应用，与睡眠监测结果结合，主观客观结合，结
果更准确。匹兹堡睡眠指数量表是对患者1个月来睡眠情况进行评分记
录，根据最终分数判读患者睡眠情况及失眠的严重程度。而Epworth嗜
睡量表是对患者嗜睡的情况进行了解，在某些场景中发生睡眠的可能性
进行评估，以此来了解患者的嗜睡程度，评估患者失眠的严重程度。

　　除原发性失眠外，还有一些失眠是由于其他疾病导致，如焦虑抑
郁障碍、阻塞性睡眠呼吸暂停、不宁腿综合征等，与此相关的问卷还包
括：不宁腿综合征量表、睡眠呼吸暂停综合征问卷（包括STOP问卷、
STOP-BANG问卷、Berlin睡眠质量评估问卷）、快速眼球运动睡眠行为

紊乱问卷以及帕金森病睡眠评估量表、汉密顿抑郁量表（HAMD）、汉密顿焦虑量表（HAMA）等。但无论是哪种量表，因其都是患者与医生对睡眠状况的主观判断，故存在片面性，可能与事实存在偏颇，故需要客观手段进行进一步检查。

二、客观评价

与健康人相比，失眠患者对睡眠自我评价更容易出现偏差，单纯应用主观评价方法可能存在其片面性，故有时需采用客观评价。客观评价方法包括体动记录仪、便携式睡眠监测仪以及多导睡眠监测仪等。

（一）体动记录仪

体动记录仪是采用便携工具（类似于一块手表，通常仪器佩戴在手腕上）收集一长段时间的体动信息（活动）。体动记录仪在一些昼夜节律睡眠障碍、矛盾性失眠和行为诱导的睡眠缺乏综合征中应用。其可作为睡眠日志的重要补充，提供睡眠与觉醒期运动模式的客观数据，间接反应睡眠与觉醒状态。亦可在无多导睡眠监测条件时作为替代手段评估患者夜间总睡眠时间和睡眠模式。

体动记录仪基本原理是基于睡眠时极少有肢体活动，而在清醒状态下活动增多。目前多款产品具有防水功能，只有腕表大小，轻便，易于被受试者接受，能够保证在持续数天或数周内每天24h不间断监测，并可绘制出每日的睡眠清醒周期图，用于诊断和评估多种临床睡眠障碍以及治疗结果。数据经过数字化处理后，电脑将自动对清醒和睡眠进行评分并统计汇总，记录到的参数有：总睡眠时间、睡眠时间百分比、总清醒时间、清醒时间百分比、觉醒次数、觉醒间隔时间和入睡潜伏期等信息。多项研究表明，健康受试者中，体动记录仪与多导睡眠监测仪测量的总睡眠时间有良好的一致性，灵敏度达到90%。

与便携式睡眠监测仪及多导睡眠监测设备相比，体动记录仪有其自身的局限性。手腕式体动记录仪是基于睡眠状态下极少有肢体活动而清醒状态下运动增加这一原理设计的，但如果受试者清醒时安静地躺在床上不活动，将被错误地判定为睡眠期，导致高估睡眠期而低估清醒期。故其与睡眠日记共同记录，可提高其准确性。

（二）便携式睡眠监测仪

便携式睡眠监测仪监测指标为呼吸、血氧等生物指标，与体动记录仪相比，准确性更高。与标准多导睡眠监测设备相比，便携式睡眠监测仪具有应用便捷、费用低的优点。因其相对节省，同时能够满足临床需要，越来越为人们所重视。

1.优点：①使用方便：在睡眠监测室有限的地区，或是患者自身疾病因素，导致患者接受标准多导睡眠监测存在障碍，使用便携式设备，可以在患者家中、不具备睡眠呼吸检查条件的医院、疗养院等地方进行检查，对无法移动的患者还可以在病房等处进行检查。②节省费用：便携式设备省去了技术员的整夜值班监视、电极安置等，节省了费用，也节省了时间。③患者的易接受性：一些患者可能对睡眠监测室的陌生环境或是监测室的床具等存在焦虑的情绪，在家中使用便携式设备进行检查可能更易于接受。

2.缺点：①结果的不可靠性：与多导睡眠监测是在实验室、有专门监测人员整夜监护下进行监测相比，便携式睡眠监测仪在家中进行监测，可能因为仪器故障、电极脱落、电源问题、患者或是家属的误操作等导致数据丢失，造成检查结果不可靠。②诊断的局限性：可能因为没有技术员的整夜值班监视，出现伪迹，影响疾病的诊断。某些便携设备仅限于阻塞性睡眠呼吸暂停综合征的诊断。③安全隐患：使用便携式设备在患者家中进行检查可能存在一系列安全问题，例如患者本身具有心肺功能的异常，当患者病情突然加重时，没有专门监测的医务人员对患者进行治疗。再比如在家佩戴仪器设备时，用电及消毒灭菌等方面可能存在问题。

（三）多导睡眠监测仪

与便携式睡眠监测仪相比，多导睡眠监测仪（PSG）配有专业医护人员的整夜值守。标准PSG检查为诊断和评价阻塞性睡眠呼吸暂停综合征严重程度的标准检查。对怀疑失眠患者有睡眠呼吸暂停综合征、周期性肢体运动障碍性疾病或者异态睡眠，进行PSG检查会有助于诊断及鉴别诊断。失眠患者的典型PSG发现睡眠潜伏时间延长（>30min）、TST（总睡眠时间）减少、WASO（入睡后清醒时间）增加和睡眠效率下降。还能够观察到快速眼球运动（REM）睡眠潜伏时间延长、觉醒指数增高、N1期睡眠增加、N3期睡眠减少。矛盾性失眠的患者，客观睡眠异常明显不如患者主观认为的情况那样严重。这样的患者常诉说很少或者根本没有睡眠，可是随后的PSG提示TST（总睡眠时间）仅有轻度或中度的下降。在一些心理生理性失眠的患者中，可以见到"逆首夜效应"，他们在睡眠中心的睡眠质量要好于在家里的情况。在完成PSG检查后，让所有的患者完成问卷调查评价主观睡眠情况（包括TST、睡眠潜伏时间和睡眠质量）非常重要。

体动记录仪、便携式睡眠监测仪以及多导睡眠监测仪均可用来客观衡量睡眠质量。但它们的原理及优缺点各有不同。总体来说，这3种仪器设备的准确性、安全性是逐级递增的，同时费用及人工消耗也是逐级递增的。有时医生会根据患者的实际情况进行综合应用及考量。但无论以上哪种衡量方法，最终都要以患者睡眠后的第二天身体状态为最重要的评价标准。也就是说，当患者睡眠后，第二天精神状态良好，无疲劳困倦感，日间学习、工作能力良好，我们就认为其睡眠质量是良好的。

第六节　失眠的分类有哪些

失眠按照病因分类，可分为原发性、继发性和相关性三类。原发性失眠是指排除了继发性和相关性失眠之后的失眠类型，它通常是指缺少明确病因，或在排除有可能的病因之后仍遗留失眠症状者。原发性失眠分为不良睡眠卫生习惯导致的失眠、心理生理性失眠、特发性失眠、矛盾性失眠等。相关性失眠是指其他原发性睡眠障碍，如睡眠呼吸紊乱、睡眠运动障碍等引起的失眠。继发性失眠是指因躯体疾病、精神障碍、物质滥用等引起的失眠。

根据发病的时间长短分为短期失眠与慢性失眠。当症状持续出现每周至少3次，持续至少3个月时，可以诊断为慢性失眠。当时间上不符合慢性失眠诊断时，则诊断为短期失眠（也称急性失眠）。

一、慢性失眠

慢性失眠是指频繁而持续的睡眠起始和维持困难，导致个体对于睡眠时间或质量不满足，并存在白天觉醒期间的功能受损。只要时间上满足持续至少3个月，每周至少出现3次的睡眠紊乱症状和相关日间功能缺损症状，即可诊断为慢性失眠。

慢性失眠在普通人群中患病率为6%~10%，它在任何年龄、任何性别均可发生，尤其在女性、老年人，罹患内科疾病、精神疾病患者，精神活性物质使用者及社会经济地位较低的人群中更多见。老年人失眠高发可能与睡眠连续性随年龄增大而破坏、内科疾病共病增加和使用增加失眠风险的药物有关。

二、短期失眠

短期失眠又称适应性失眠、急性失眠。它是指频度和持续时间不满足慢性失眠诊断标准，但有显著日间功能损害和有临床关注需求的失眠。通常与应激、冲突或引起情绪明显波动的心理与环境变化相关。但最常见的为以下几种情况。社会心理因素：生活和工作中的各种不愉快事件，造成个体发生抑郁、焦虑、紧张等应激反应时出现失眠。生理因素：睡前饥饿或过饱、过度疲劳、兴奋等状态下易失眠。睡眠节律变化：白天和黑夜频繁轮班、跨时区旅行等造成生物钟节律改变导致失眠。生活行为因素：日间休息过多、抽烟、睡前运动过多等，对睡眠产生不利影响。短期失眠可发生于任何年龄。短期失眠的确切患病率不明，其1年患病率成人为15%~20%，同样更常见于女性和老年人。

第七节　原发性失眠

原发性失眠是指排除了继发性和相关性失眠之后的失眠类型，它通常是指缺少明确病因，或在排除有可能的病因之后仍遗留失眠症状者。原发性失眠分为不良睡眠卫生习惯及环境导致的失眠、心理生理性失眠、矛盾性失眠、特发性失眠等。

一、不良睡眠卫生习惯及环境导致的失眠

不良睡眠卫生习惯及环境包括睡眠时间不规律、午睡时间过长、卧室光线过亮、室温过高或过低、噪声过大、睡前饮酒或咖啡、阅读惊险小说或观看情节复杂影视、睡前运动、卧床时间过长等。不良睡眠卫生习惯及环境导致的失眠主要特征是患者的一些行为具有潜在扰乱睡眠的可能。改变不良睡眠习惯及睡眠环境后失眠可改善。有研究表明，对于该类患者，通过良好的睡眠卫生教育以及CBTI治疗有效。良好的睡眠卫生习惯包括：①限定仅在中午之前摄入含咖啡因的物质。②就寝前2h不进行运动。③床的用途仅用于睡眠和性生活（避免卧床时间过长）。④保持规律的起床时间。⑤卧室需要安静和凉爽。⑥避免在就寝前进行

刺激性活动等。

二、心理生理性失眠

心理生理性失眠是由于患者过分关注睡眠问题而导致的原发性失眠，又称为条件性失眠、习得性失眠，是发病比例较高，也是临床中非常常见的一种失眠形式。患者多有敏感、警觉、易激惹、急躁及追求完美等性格特征，常对睡眠质量不满意，因过度关注睡眠导致躯体紧张，并产生习得性阻睡联想，久而久之引起焦虑，心理上形成恶性循环难以入睡。如有应激或突发事件如患病、失恋、精神创伤、工作挫折等均可加重失眠。

主要特征包括：①多在青年时起病，中年后逐渐增多，在女性较常见，约占失眠症患者的15%。患者试图入睡的意念常使之兴奋或焦虑，反而成为失眠的驱动因素，对睡眠产生过度唤醒，患者看电视、看书转移注意力却可能入睡。②睡眠环境、时间都可能形成失眠联想，卧室常为条件性唤醒的重要因素，只要在自己卧室就整夜睡不着，在客厅沙发或旅店却可能入睡，常使患者困惑不解。这是因为，患者形成了条件反射，所以卧室就成了导致紧张、焦虑和不能入睡的导火线。有的患者在离开家后会睡得更好。多数人们一般在陌生环境不好入睡，而此类患者恰好与之相反，称之为首夜颠倒效应，也称为首夜效应。例如，一个患者可以在起居室看电视的时候入睡，但是当进入卧室准备睡眠时反而变得异常清醒。这种疾病通常在一次突发事件之后发生（家庭成员死亡、工作压力大），然后变成一种长期的行为，即使在突发事件解决后仍然保留下来。还有一些患者的症状是缓慢出现的。这类患者可能终身伴随"睡眠很轻"，或者间断性睡眠质量不佳。③患者醒后常头脑不清、感觉不适和压抑，伴焦虑、急躁、疲劳、精力不足、注意力及警觉性下降等，病程可持续数年或数十年。有些患者服用催眠药过量，产生依赖或成瘾，酗酒或滥用兴奋剂试图控制白天的疲劳。此类患者首先应通过行为认知疗法来减轻"阻睡反射"，必要时可应用药物进行治疗。

三、主观性失眠（矛盾性失眠）

患者表现对睡眠状态感知不良，坚信自己失眠，并描述入睡困难、睡眠不足或完全失眠，可伴焦虑和抑郁症状，但多导睡眠监测图（PSG）显示睡眠时间与睡眠结构正常。其主要特点为，患者诉说的睡眠紊乱的严重程度与日间功能损害和PSG记录的睡眠紊乱程度不成比例。患者经常诉说许多晚上很少或基本没有睡眠，但是次日白天却仅有轻微的功能障碍，并且不需要额外的日间睡眠来弥补。另外，矛盾性失眠患者经常诉说在卧室里可以听到屋子里的每一个异常声响，和（或）诉说一整夜都在不停地思考。但如果睡眠剥夺的严重程度果真如患者所述，那么其日间功能损害程度会远比实际日间功能缺损严重得多。例如，没有突然出现强烈困意需要睡眠，也没有因为警觉缺乏导致事故，患者甚至诉说在随后的次日晚间仍没有睡眠。该类患者可通过睡眠日记和多导睡眠监测来进行诊断。有时，矛盾性失眠也是焦虑、抑郁等精神障碍患者的一种表现形式。对于此类患者，改善患者的睡眠认知是非常必要的，有时可能应用药物治疗，或同时采用行为认知疗法联合药物治疗两种方法治疗。

四、特发性失眠

特发性失眠是一种特殊类型的失眠，又称为儿童期起病的失眠。患者通常回忆失眠困扰是在儿童期隐匿起病的。这种病史通常提示失眠问题可能会困扰患者终身。特发性失眠占失眠患者的比例少于10%。特发性失眠是一种少见病，在青少年的发病率仅约0.7%。此类患者需要行为认知疗法联合药物治疗，治疗时间也会更长。

需要特别指出的是，《睡眠障碍国际分类》（第2版）将原发性失眠分为以上几种亚型，并将它们分别作为诊断名称，但在实际中很少能遇到只满足这些类型之一诊断标准的患者，并且这类描述的诊断标准对失眠的诊断及鉴别诊断并无帮助，故在《睡眠障碍国际分类》（第3版）中，只将失眠分为急性失眠、慢性失眠及其他失眠。

第八节 相关性失眠

相关性失眠是指其他原发性睡眠障碍，如睡眠呼吸紊乱、睡眠运动障碍等引起的失眠。很多其他原发性睡眠障碍的患者（如睡眠呼吸紊乱、睡眠运动障碍等疾病）也会有失眠的表现，是易被误认为"失眠"的其他睡眠障碍。以下我们列举几个病例，患者同样以"失眠"为主诉就诊，但是并不是单纯的失眠。

一、阻塞性睡眠呼吸暂停低通气综合征

病例：患者，男性，52岁，以"失眠"为主诉就诊。症见：失眠，感觉整晚没有睡眠，伴日间思睡、时有头晕头痛，家属诉可听见患者睡眠时有鼾声，常有憋醒表现。

多导睡眠监测提示：①患者整夜清醒次数52次。②睡眠潜伏期（从关灯至脑电监测到入睡时间）为10.4min。R期睡眠占总睡眠时间10%，N1期睡眠占总睡眠时间24.1%，N2期睡眠占总睡眠时间59.8%，N3期睡眠占总睡眠时间6.1%。③呼吸事件：整夜睡眠监测期间，存在呼吸暂停低通气事件（呼吸暂停或通气限制时间≥10s的事件）总计69次，呼吸暂停低通气指数（AHI：每小时睡眠出现呼吸暂停和低通气事件次数）为11.5。

从多导睡眠监测结果可以看出（图3-1），该患者虽然是以"失眠"为主诉就诊，可是失眠只是其中的一个表现，该患者还伴有打鼾夜

间憋醒的问题，根据睡眠监测结果，该患者为"睡眠呼吸暂停低通气综合征"。因为患者存在呼吸暂停以及低通气事件，导致夜间频繁地"憋醒"，所以患者主观感觉自己并没有睡着或者没有睡好，一直处于失眠、疲乏的状态。其实，从睡眠监测的脑电图我们可以发现，患者睡着了，只是"觉醒"较多，每次"觉醒"后都需要再次从"浅睡眠"进入到"深睡眠"中，有时刚刚进入到"深睡眠"，患者再次因"憋醒"又回到"浅睡眠"中，如此反复，患者的睡眠并没有起到休息的目的，所以患者自觉"失眠"了。

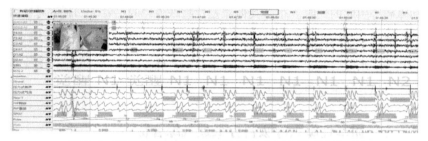

图 3-1　阻塞性睡眠呼吸暂停低通气综合征多导睡眠监测图

　　成人阻塞性睡眠呼吸暂停低通气综合征（OSAHS）是一种睡眠时上气道反复塌陷、阻塞引起呼吸暂停和低通气，进而导致频繁发生低氧血症、高碳酸血症、胸腔内压力显著波动以及睡眠结构紊乱、交感神经活动增加，长期可致多系统器官功能受损的疾病。在临床上，患者通常主诉睡眠时打鼾、憋气、伴有日间思睡、注意力不集中、情绪障碍等症状，并增加高血压、缺血性心脏病或脑卒中、2型糖尿病等的患病危险。

　　睡眠时打鼾、反复呼吸暂停，通常伴有日间思睡、注意力不集中、情绪障碍、失眠、疲劳等症状。上述异常不能被其他类型的睡眠障碍、内科或神经系统疾病或药物使用解释。PSG检查AHI≥5次／小时，呼吸暂停和低通气以阻塞性为主。OSAHS病情程度判断依据为：AHI≥5次／小时但≤15次／小时为轻度；AHI>15次／小时但≤30次／小时为中度；AHI>30次／小时为重度。以夜间最低SaO_2作为参考，低氧程度标准：$SaO_2$85%～90%为轻度，$SaO_2$80%～85%为中度，SaO_2<80%为重度。

多学科综合治疗，包括病因治疗、长期行为干预、持续正压通气、口腔矫治器和外科治疗等。如果AHI≥15次／小时，或AHI≥5次／小时且合并症状，通常CPAP（持续正压通气治疗）治疗作为首选治疗方式，即使临床症状不明显，但并发高血压、缺血性心脏病或脑卒中、2型糖尿病等疾病的患者也应积极治疗。并发较重心脑血管疾病等，宜首先推荐气道正压通气治疗。持续气道正压通气（CPAP）作为中重度OSAHS患者的首选治疗，其长期疗效已得到证实。CPAP可有效消除患者睡眠时上气道阻塞和睡眠片段化。CPAP治疗原理是给予气道持续气流，提供一定水平的正压，直接打开气道。CPAP治疗能够有效地减少睡眠呼吸暂停及低通气事件的发生，纠正缺氧及呼吸努力相关的微觉醒，改善日间思睡，提高认知能力、记忆力及注意力，提高患者生活质量。如果持续气道正压治疗难以接受则可考虑行为治疗、口腔矫治器、外科治疗及其他辅助治疗如氧气、药物、减肥手术等。手术治疗用于解除上气道存在的结构性狭窄和（或）降低上气道软组织塌陷性。根据阻塞部位制订手术方案，多部位阻塞可实施多层面手术。

二、不宁腿综合征

病例：患者，女性，65岁，以"失眠"为主诉就诊。症见：入睡困难，易醒，睡眠质量差，日间疲劳乏力影响学习、工作，容易出现焦虑等情绪障碍，清醒时腿部常有难以描述的不适感，活动后可减轻。

监测提示：①患者行制动试验时多次出现腿动，下肢肌电增高。②患者整夜清醒次数65次。③睡眠潜伏期（从关灯至脑电监测到入睡时间）为22min。R期睡眠占总睡眠时间12%，N1期睡眠占总睡眠时间27%，N2期睡眠占总睡眠时间59%，N3期睡眠占总睡眠时间6%。④腿动事件：整夜睡眠监测期间，睡眠周期性肢体运动指数（PLMSI）：27次/小时（睡眠期间每小时的周期性腿动次数，5~24次/小时为轻度异常，25~49次/小时为中度异常，≥50次/小时为重度异常）。

从多导睡眠监测结果来看，患者整夜存在异常的肢体运动，异常的肢体活动导致患者频繁的觉醒，从而导致患者自觉睡眠不佳，甚至失眠（图3-2）。

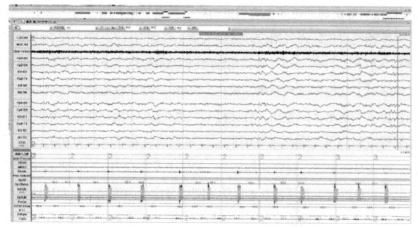

图3-2　不宁腿综合征多导睡眠监测图

不宁腿综合征（RLS）是一种常见的神经系统感觉运动障碍性疾病。女性发病率是男性的2倍。在60~70岁之间本病发病率最高。

不宁腿综合征按病因可分为原发性和继发性两类。原发性不宁腿综合征（发病年龄＜45岁）显示出家族聚集性，40%~92%的早发型不宁腿综合征患者有家族史。在同卵双生子中，该病的发生率有很高的一致性，不宁腿综合征患者一级亲属的患病率比普通人要高2~6倍。继发性不宁腿综合征最常见的病因包括铁缺乏、特殊用药史、怀孕、慢性肾衰竭等。血清铁蛋白小于50μg/L的轻度铁缺乏与不宁腿综合征的严重程度呈正相关，血清铁从50~75μg/L以下水平开始补充铁剂则能减轻不宁腿综合征的症状。一些镇静剂、抗组胺药、多巴胺受体拮抗剂及抗抑郁剂等，可以诱发或加重不宁腿综合征和（或）睡眠期周期性肢体运动。孕妇的不宁腿综合征发病率是普通人群的2~3倍，在妊娠第三阶段为高峰，也有一些患者在生产后的第1个月内才出现不宁腿综合征。由于妊娠的缘故，使人群中女性不宁腿综合征发病率高于男性，男女比例为1：2。在慢性肾衰竭患者中，不宁腿综合征发病率是普通人群的2~5倍，肾移植可能使不宁腿综合征症状在1个月内发生戏剧性好转，但也会由于移植的失败导致症状恶化。目前尚缺乏睡眠剥夺、周围神经病、神经根病变、疼痛、咖啡因摄入、烟草、酒精摄入等因素能加重不宁腿综合征症状的有力证据。

不宁腿综合征主要临床表现为夜间睡眠时或处于安静状态下，双下肢出现极度的不适感，迫使患者不停地活动下肢或下地行走，当患者返回到休息状态时症状常常会再次出现，因而严重干扰患者的睡眠，导致入睡困难、睡眠中觉醒次数增多等。有时虽然患者并未意识到腿部的不适感，但在入睡时或重新入睡时，需要花费比较长的时间。这种异常感觉常常被患者描述为爬行感、麻刺感、烧灼感、抓痒感或者酸痛感。安静时症状加重，活动时可短暂地使症状消失。尽管腿部是最常受累部位，也有21%~57%的患者可伴有上肢的不适感。发病数年后1/3~1/2的患者可出现上肢症状，但仅累及上肢而下肢无症状者极为罕见。随病情进展，髋部、躯干及面部也可受累。不宁腿综合征的症状具有典型的昼夜规律，腿不适感多出现于傍晚或夜间，发作高峰在午夜与早上3时之间。由于全身不适常常难以再次入睡，久而久之，便演变成为慢性的睡眠剥夺。长期的睡眠剥夺可导致，如食欲不振、体重减轻、反应迟钝、运动能力下降等，也干扰了日常生活及人际关系。此外，不宁腿综合征导致睡眠剥夺是高血压、糖尿病、肥胖等代谢综合征潜在的危险因素，与心脑血管病、消化系统疾病、代谢异常和免疫功能异常的发生有关。82%~100%的不宁腿综合征患者多导睡眠监测（PSG）结果提示睡眠中PLMI>5次／小时〔周期性肢体运动指数（PLMI）是指在多导睡眠监测过程中睡眠时每小时中腿部运动的次数〕。

不宁腿综合征的治疗包括药物治疗和非药物治疗，并针对不同的情况进行个体化的治疗。

（一）非药物治疗

1.一般治疗： 尽可能去除各种继发性不宁腿综合征的病因。停用可诱发不宁腿综合征的药物、食物，如多巴胺能阻滞剂、止吐药、镇静剂；抗抑郁药物：舍曲林、三环类抗抑郁剂；抗组胺药物：苯海拉明等；烟酒或含咖啡因的刺激饮食。培养健康的睡眠作息规律，睡前洗热水澡、肢体按摩和适度活动。

2.认知行为治疗： 有报道不宁腿综合征患者接受3个月的认知行为治疗后，其症状严重程度下降，患者的生活质量和心理状态都得到明显改善。

（二）药物治疗

应用罗替戈汀透皮贴剂对治疗原发性不宁腿综合征有效；罗匹尼罗、普拉克索可短期使用，对于改善原发性不宁腿综合征症状有效。短期治疗原发性不宁腿综合征有效的药物还包括加巴喷丁、加巴喷丁缓释片和普瑞巴林。在临床实践中，推荐将左旋多巴作为不宁腿综合征的诊断性试验治疗和特发性不宁腿综合征的治疗。

三、 睡眠时相提前综合征

病例：患者，女性，82岁，以"失眠"为主诉就诊。症见：每日夜晚约8时入睡，凌晨3时醒来，第2日午后经常出现不可抵抗的睡意，日间思睡过多。

该病例中患者的整夜睡眠时间约7 h，基本满足老年人的睡眠时间，因其"醒的早"，同时伴有日间思睡表现，故患者误认为自己患有

"失眠"。其实，该患者的主要矛盾为睡眠时相的前提，其基本睡眠时间充足，但昼夜的节律存在偏差。

睡眠觉醒时相提前障碍（ASWPD）也被称为睡眠时相提前综合征、睡眠时相提前型或睡眠时相提前障碍，属于昼夜节律失调性睡眠觉醒障碍。其基本特征是患者的主要入睡与觉醒时间较传统或期望的作息时间持续提前至少2 h，患者主要表现为早醒及午后、晚上过早思睡。由于长期持续的早睡早起，下午或傍晚思睡或精神萎靡，不能正常地参与学习、工作或社会活动。若允许按自身意愿的时间睡眠，则患者的睡眠质量可改善。日常生活中，我们经常会看到一些老年人，由于夜生活的缺乏，在夜幕降临后早早地入睡了，比如入睡时间为20时，一般健康的老年人的睡眠时间大概是6~8h，那老人在早上3—4时就醒了。这个醒来的时间，不是常规的、期望的醒来时间，那老人就会认为自己失眠了，可是整体睡眠时间是充足的，只有由于入睡过早，整个睡眠节律提前了而已。睡眠觉醒时相提前障碍在普通人群的患病率并不清楚，在中老年人群约为1%，并随年龄增长而增加，无性别差异。

典型的发病年龄为中年期，儿童期也可发病（主要是家族型），老年人多见。患者的主要睡眠时间段较期望或通常的睡眠时间提前至少2 h。由于早睡早醒，患者主诉下午晚些时候或晚上过早地睡眠增多，清晨又无意识地过早觉醒，典型的表现为晚上6时至8时上床，早晨2时至5时醒来。因此，常抱怨午后晚些时间或傍晚持续性不可抵抗的睡意和清晨失眠，严重影响夜间活动安排，日间过多思睡。如不治疗可变为慢性。有些患者试图清晨留在床上继续睡眠但这样做会因不良的睡眠习惯，反而加重失眠的症状，甚至发展为慢性失眠。还有些患者往往服用酒精、镇静、催眠或兴奋物质以期缓解症状，结果加重了睡眠障碍并可能引起物质滥用。睡眠觉醒时相提前障碍患者由于日间睡眠增多，可影响患者的认知功能、社会交往及安全性。促觉醒或催眠药的使用有可能增加物质滥用。如允许患者按自己的作息时间睡眠，则睡眠的质量、时间通常与正常同龄人相仿。其临床表现和严重性与上学、工作及社会活动有关。如能改变工作时间，调整睡眠觉醒时间，则症状有可能缓解。

临床上对于睡眠觉醒时相提前障碍的干预和治疗的主要对策，是既要避免睡眠时相提前的因素，又要采用多种方法联合干预。常用的是睡眠健康教育、调整睡眠时间及定时光照疗法的联合。

健康教育和行为指导应教育患者避免晨间接受强光照射，可午间小睡，尽量推迟夜晚上床时间，鼓励患者在强光下进行体力活动和晚间散步活动。应疏导患者可能存在的焦虑或受挫的情绪。

（1）调整睡眠时间：应告知患者重新制定作息时间表，逐步向后推移入睡和起床时间，直至恢复正常，尤其是儿童可采用此方法。一旦调整到预期睡眠觉醒时间，应保持和严格遵守。可以使用闹钟作为一个循序渐进的治疗方法，直到达到想要上床睡觉的时间。不要滥用咖啡因、酗酒。

（2）定时光照治疗：睡眠觉醒时相提前障碍的发生与褪黑素分泌时相提前有关。因此，每晚强光照射可延迟褪黑素分泌时相，达到延迟睡眠的目的。有报道夜间采用2500Lx强光照射，连续治疗17个月，睡眠时相完全恢复正常。之后给予非连续强光照射，仍可维持疗效。为避免睡眠相位提前，应避免清早接受光照。

（3）定时褪黑素治疗：理论上晨服褪黑素能延迟昼夜节律，但缺乏安全性与有效性证据。虽然早上服用褪黑素是潜在的治疗方法（相位延迟作用），但是如果个人在早晨需参加社会活动，这就不可行了。褪黑素有镇静作用，特别是在内源性褪黑素没有升高时，服用高剂量的褪黑素，镇静作用会更大。

催眠药可以用于与睡眠觉醒时相提前障碍相关的睡眠维持障碍。

四、睡眠时相延迟综合征

病例：患者，男性，21岁，以"失眠"为主诉就诊。症见：每日凌晨1时左右入睡，由于需要第二天上学，早晨7时起床时感觉异常劳累及困倦，上午精神状态不佳。但如果在休息日，于上午10—11时起床，精神状态良好。

从以上病例可以发现，患者因为某些原因，造成习惯性睡眠时间向后推迟2~3 h，如果第二天需要早7时起床，睡眠时间被严重缩短，故患者表现为日间功能受损。但是一旦患者不需要早起，具有充足的睡眠时间，其第二天的精神状态则佳。故该患者不是"失眠"，而是由于睡眠时相延迟导致的睡眠异常。

睡眠觉醒时相延迟障碍（DSWPD）又称为睡眠时相延迟综合征、睡眠时相延迟障碍或睡眠时相延迟型，于1981年由美国纽约蒙蒂菲奥里医学中心最早提出。睡眠觉醒时相延迟障碍为慢性睡眠紊乱，患者睡眠觉醒时间通常推迟≥2 h。患者不能在期望的时间入睡和觉醒，表现为显著的晚上入睡和早上觉醒均延迟。其早睡努力通常失败，早上觉醒难，睡眠周期基本正常。由于患者晚睡晚起，生活节奏受到严重影响。一般人群患病率为0.17%，青少年患病率为7%~16%，也见于10%慢性失眠患者。在睡眠障碍门诊以失眠为主诉的患者有6.7%~16%被确诊为睡眠觉醒时相延迟障碍。

此病多在青春期发病，平均发病年龄为20岁，也可于儿童期发病。发病与精神心理因素、疾病或外界环境压力有关。如未治疗，睡眠时相延迟障碍可变为慢性并持续终身。患者最常见主诉是失眠（入睡难）、晨醒困难、早晨或上午思睡。主要特征有：难以在期望的时间入睡和觉醒，通常推迟≥2 h。典型患者在凌晨2时至6时之间入睡，无约束情况下，偏爱的觉醒时间是白天10时至13时之间。每天入睡与觉醒时间基本一致。如让患者按自己的作息时间睡眠，睡眠与觉醒的时间虽然推迟，但相对稳定，可保持24 h睡眠觉醒周期，睡眠时间及质量正常。若被迫早醒，可伴早晨意识混乱和明显的日间思睡增多。患者临床表现变异较大，这取决于学校、社会及工作要求及环境，如需早起，则有可能加重病情；如调整工作时间，适应睡眠-觉醒的昼夜节律，病情可获缓解。睡眠觉醒时相延迟障碍患者承受了较多的外部压力，常被视为无纪律或懒惰，受到家长、学校或单位领导的责备或批评。患者常试图通过饮酒、服用镇静催眠药、促觉醒药改变睡眠觉醒障碍，结果反而会加重已存在的睡眠觉醒障碍。

临床上有部分患者的睡眠觉醒时相延迟是由于行为导致的。患者因贪恋夜间工作或学习效率高而不断延迟入睡时间，但早晨却因上班或上学不得不早起，故日间思睡、精神不佳、注意力不集中，使工作和学习效率下降，影响社交能力，甚至出现行为问题和抑郁。如采用行为干预可将睡眠时间提前，但可能延长睡眠时间，增加伴随症状。比较适合睡眠觉醒时相延迟障碍患者工作的岗位，通常为自由职业者或可晚班工作者，如作家、画家、书法家或个体经商者、保安、媒体工作者等。

如果患者的睡眠模式与自身的工作或社交时间相一致，则不需要治疗。睡眠觉醒时相延迟障碍患者的治疗总目标，是重新调整生物节律到理想的24 h日夜周期。预防和干预治疗方法，包括睡眠健康教育、重新规范睡眠作息时间、定时光照疗法和定时褪黑素治疗。联合应用收效更好。治疗的成功与否依赖于许多因素，包括睡眠觉醒时相延迟的严重程度、共存的心理障碍、患者对治疗依从的能力及意愿、学校时间表、工作安排及社交压力等。

（1）健康教育与行为指导：建议患者重新调整日间、傍晚或夜间的社会、家庭活动及运动时间等，按社会通常作息时间重新设定新的上床及起床时间，保证与年龄相符的睡眠时间。一旦形成了早一点睡眠的作息习惯，应严格的遵守。这特别适合由行为导致的睡眠时相推迟患者。此外，应教育患者有了睡意再上床，因为无睡意上床并不能提前入睡。下午4时后，不应饮酒和喝咖啡。治疗睡眠觉醒时相延迟障碍的主要挑战是保持这种早睡的习惯。避免工作、聚会等到深夜。

（2）逐步调整睡眠时间：临床上常采用传统的时间疗法来重置生物钟节律，重建良好睡眠卫生习惯和睡眠觉醒时间。策略是逐步推迟入睡时间，直至睡眠和觉醒时间与社会作息时间一致。具体是让患者推迟3h上床和起床，每2~5天后再向后推迟3h上床和起床，直至获得期望的睡眠时间表，即固定上床时间。向后推移作息时间的方法虽然对平时工作影响较大，但成功率比较高。该方法对于儿童、青少年患者有明显疗效，缺点是要求患者在治疗期内没有社会责任的束缚（工作或照看小孩等），对睡眠环境要求较高，如卧室应较暗、非常安静等。

（3）定时光照：光亮是昼夜时相转换最主要的因素，如在合适时间应用强光以转变体内生物钟的时相。临床研究表明，早晨予以光照射可使睡眠时相前移，傍晚或就寝前光照可使睡眠时相推迟。光照疗法的效果与光照时间和强度有关。一旦发生时相提前可继续提前将光照时间调整至预期时间。在达到合理入睡时间后，应停止光照治疗，并保持固定的上床睡眠与觉醒时间。如因任何原因推迟入睡均可能转变内在的生物钟。该方法的缺点是有的患者晨醒困难，需重新调整其社会及职业活动时间，以保证定时光照治疗。

（4）定时褪黑素治疗：外源性褪黑素是重要的授时因子，可改变内源性生物钟时相。与光照治疗相反，早上给予褪黑素可延迟昼夜节律，在下午或傍晚给予褪黑素可提前昼夜节律。褪黑素改变时相的效果不如光照强，可能需要几天给药才能见效。小剂量褪黑素主要作用可能是改变昼夜节律，大剂量褪黑素则有镇静催眠作用。

如果合并其他睡眠障碍或精神心理问题，应同时予以治疗和干预。

第九节　继发性失眠

继发性失眠是指因躯体疾病、精神障碍、物质滥用等引起的失眠。失眠是睡眠障碍中的一大类疾病，其虽症状表现单一，但病因病机复杂。

一、脑卒中

脑卒中所导致的失眠，以轻、中度失眠多见，多为急性卒中后的非特异性、多因性并发症。反复觉醒、睡眠不连续、睡眠剥夺可由共患病（如心力衰竭、肺部疾病）、药物、感染、发热、活动减少、环境（如ICU）、应激、抑郁等因素造成。失眠还可能与脑损伤本身有关，脑干背侧或被盖部、丘脑旁正中和外侧、皮质下等部位的损伤可引起卒中后失眠。部分患者可以在失眠和睡眠增多之间快速转换，与丘脑、基底前脑、脑桥中脑和脑桥延髓连接等脑区，对睡眠与觉醒调节的双重作用有关。

失眠可表现为入睡困难、睡眠维持困难、早醒和睡眠质量下降。皮质下、丘脑、中脑以及脑桥被盖部梗死时，失眠可以伴有睡眠与觉醒倒转，表现为夜间失眠和激越，白天睡眠增多。

尽量将患者夜间安置在人少的房间，避免噪声和光线刺激。白天增加运动和光线暴露，必要时可短期使用无明显认知不良反应的镇静催眠药物。

二、帕金森病

失眠是帕金森病（PD）的非特异性症状，几个方面的因素均可参与失眠发生：首先，本病常见的抑郁、焦虑等可以部分解释其睡眠改变；其次，患者夜间的运动波动和失能则是睡眠维持困难的主要原因。

患者夜间的多巴胺能不足症状更为突出，运动缓慢和运动不能更明显，使得患者在床上翻身困难，经常伴随出现的疼痛、痛性痉挛、夜间和清晨的肌张力障碍（脚趾的爪样收缩）可引起频繁觉醒、睡眠维持困难。部分患者（特别是晚期患者）夜间排尿明显增多，构成其失眠的主因。此外，夜间运动困难也增加患者的抑郁和焦虑水平，进一步影响睡眠。

有60%～90%帕金森患者存在失眠，包括入睡困难和睡眠维持困难。多数患者每晚会有2～5次长时间的觉醒，觉醒时间可占整夜睡眠时间的30%～40%。频繁觉醒（38.9%）和早醒（23.4%）是PD突出的睡眠问题。一般而言，PD患者的入睡时间常无明显异常。不过，如果PD患者合并存在不宁腿综合征，则可有入睡困难。

失眠的药物治疗应采用最低有效量和间断使用法（2～4次/周）。如果需要每晚连续使用，最好不超过3～4周。停药要逐渐减量，以免反弹。尽量选用短半衰期药物，以减轻次日早晨的残留效应和日间镇静作用。失眠治疗药物包括传统的苯二氮䓬类和新一代的非苯二氮䓬类。新一代非苯二氮䓬类药物包括扎来普隆、佐匹克隆、右佐匹克隆，都可以选用。雷美替胺（Ramelteon）是褪黑素受体MT1和MT2的激动剂，已被美国FDA批准用于老年慢性失眠的治疗。临床上也常用小剂量具有镇静作用的抗抑郁药来帮助改善PD的睡眠。

三、癫痫

癫痫发作可以影响患者的睡眠结构，导致总睡眠时间减少、觉醒次数增加、睡眠时相转换频繁、深睡眠减少，以及REM睡眠减少。PSG（多导睡眠监测）观察结果表明，夜间全面性发作和反复部分性发作患者的总睡眠时间和慢波睡眠时间减少，REM睡眠百分比减少，最多可减少50%。也可引起REM睡眠潜伏期延长、睡眠片段增加，导致患者反复觉醒，睡眠效率降低。反复颞叶癫痫发作患者的REM睡眠减少很突出，而单次颞叶癫痫发作对睡眠无明显影响。PSG观察发现，前晚癫痫发作的患者，甚至次晚的REM睡眠百分比也明显减少。在夜发性额叶癫痫（NFLE），由于癫痫的反复发作，夜间睡眠结构的分裂可能是其标志性现象。白天发生的癫痫也可以影响睡眠结构，导致REM睡眠和NREM睡眠的减少。尽管额叶癫痫多于睡眠期发生，颞叶癫痫多发生于觉醒时，但颞叶癫痫更容易干扰睡眠结构，导致睡眠效率降低，睡眠分裂增加。夜间额叶癫痫发作后，患者容易在睡眠中突然觉醒，感到全身疲乏无力。PSG证实，夜间癫痫发作可能扰乱睡眠结构，即便短暂的发作也可能导致长时间的睡眠结构改变。

癫痫治疗可分为控制发作、病因治疗、外科治疗、一般卫生和预防5个方面。其中最重要的是控制发作，目前以药物治疗为主。癫痫患者存在睡眠障碍时，由于睡眠障碍能够降低癫痫发作阈值，导致癫痫发作增加。因此，对于睡眠障碍应进行积极的药物治疗。镇静催眠药物既可以治疗某些类型的睡眠障碍，又可以协同治疗癫痫，如苯二氮䓬类药物常被用来治疗癫痫患者的失眠。此外，一些抗癫痫药物不仅可以控制癫痫发作，还可以明显改善失眠。

四、消化系统疾病

消化不良是一种临床综合征，临床主要表现为上腹部疼痛或不适，腹胀、早饱、嗳气、食欲减退、恶心及呕吐等，这些症状可以单独一种，也可以是多种症状同时出现。临床上消化不良很常见，相当多的患者由于长时间的消化不良症状困扰，又没有得到及时有效的治疗，加上患者的性格特征，可在消化不良的基础上同时伴有焦虑、失眠、抑郁、乏力、头痛等自主神经调节紊乱的症状。具体的睡眠问题包括入睡困难、夜间易醒、早醒等失眠症状、睡眠期腿动、不宁腿综合征等。失眠与消化系统症状间存在显著正相关。而充足的睡眠可以改善消化系统的症状。

治疗消化系统疾病应遵循综合治疗和个体化治疗的原则。

（1）认知心理行为治疗：建立良好的生活习惯，避免咖啡、烟、酒及非甾体类抗炎药；避免食用诱发症状的各类食物；注意根据患者不同特点进行心理治疗。

（2）改善胃肠功能的药物：

抑酸剂：一般用于以腹痛为主要症状的患者，可选择性地用H_2受体拮抗剂或质子泵抑制剂。

促胃肠动力药：一般适用于上腹胀、早饱、嗳气为主要症状患者。选择性地服用多潘立酮、伊托必利等。

胃动素激动剂：红霉素是大环内酯类抗生素，它可作用于神经和平滑肌的胃动素受体，产生强力的胃窦收缩，改善胃轻瘫患者的胃排空率。

根除幽门螺杆菌治疗：对小部分有幽门螺杆菌感染的功能性消化不良患者可能有效，对于症状严重者可使用。

其他：可用黏膜保护剂，如氢氧化铝凝胶、铋剂、硫糖铝等。

（3）改善神经功能失调与睡眠障碍的药物：抗抑郁剂能够调节神经中枢的内脏感知以及调节精神心理因素，从而改善胃肠道感觉功能。如小剂量阿米替林、选择性5-羟色胺再摄取抑制剂等。此类药物宜从小剂量开始，并注意药物的不良反应。

五、甲状腺功能异常

甲状腺功能亢进症引起的失眠，起病缓慢，也可在精神创伤后急性起病，有些患者仅表述为失眠。甲亢相关性睡眠障碍主要表现为失眠、入睡困难、易于觉醒。甲状腺功能亢进症引起的失眠，可伴有记忆力减退、精神抑郁，严重者可出现痴呆、木僵、心前区疼痛及全身水肿等症状。

甲状腺功能减退患者可有多梦、打鼾、睡眠期周期性肢体运动障碍、易醒、日间思睡等，表现为打鼾，鼾声不规律，反复呼吸暂停、觉醒，次日头痛、口干、记忆力下降。

治疗包括对甲状腺疾病的治疗以及合并心理治疗，主要包括药物疗法、心理治疗。甲状腺功能异常合并睡眠障碍，常同时存在心理健康问题，因此应在心理治疗的同时应用治疗甲状腺药物，改善睡眠质量。睡眠障碍的治疗：给予非苯二氮䓬类受体激动剂如唑吡坦、右佐匹克隆、褪黑素受体激动剂及抗焦虑抑郁药物。

六、疼痛

疼痛与失眠关系密切，近年发现，慢性疼痛常常是难治性的，即便疼痛得到良好控制，许多患者的失眠仍然继续存在。因此，改善睡眠已经日益被视为是疼痛患者的重要内容。

慢性广泛性疼痛、睡眠障碍和主观性功能障碍是纤维肌痛患者的核心临床症状，慢性广泛性疼痛和广泛存在的压痛点见于所有患者。临床最常见的睡眠障碍为失眠，以入睡难、容易觉醒、多梦和早醒为其主要表现。有些患者可出现思睡、昼夜节律紊乱和不宁腿综合征等表现。无恢复感性睡眠是纤维肌痛患者最具特征性的睡眠障碍，表现为即使睡眠时间足够，患者也感到睡醒后疲乏，没有精力和体力恢复感。疼痛症状容易在低质量的睡眠后加重。长期睡眠障碍不仅使患者产生身体上的疲乏感，还会产生心理上的疲惫感。出现心情烦躁，注意力不能集中，记忆力下降，日间思睡，活动能力下降。甚至出现焦虑、抑郁的情绪，而这些又会进一步加重睡眠障碍。此外，纤维肌痛患者往往会夸大自己的睡眠障碍症状，对失眠的主观感受比客观检查的结果更差，对睡眠时间的评估与实际睡眠时间往往相差1~2h。

对于纤维肌痛患者的慢性疼痛和失眠均可使用非药物治疗和药物治疗两种方法。由于失眠与疼痛密切相关，改善失眠的同时也可有效地缓解疼痛症状。

（一）非药物治疗

帮助患者建立对睡眠正确的认知，养成良好的睡眠卫生习惯，增加白天的体育锻炼时间，规律作息，改掉存在影响睡眠质量的不良习惯，如因为疲劳而长时间躺在床上看电视、看书，避免睡前服用影响睡眠的食物和药物等。一些物理治疗方法也可以有效地改善睡眠，超声波和经颅直流电刺激可以增加慢波睡眠，降低浅睡眠的比率，减少觉醒，从而改善患者无恢复感睡眠、疲劳和疼痛等症状。有氧锻炼、放松疗法、生物反馈、认知行为疗法、催眠疗法、水浴法、瑜伽等也可改善部分患者的睡眠。中药熏蒸、脊柱按摩推拿、针灸、太极等中医治疗方法对患者的睡眠障碍可能也有效。

（二）药物治疗

目前并没有专门针对无恢复感睡眠的治疗药物，但是普瑞巴林、度洛西汀和米那普仑这3种药物在缓解纤维肌痛患者疼痛症状的同时，对睡眠障碍也有明显疗效。普瑞巴林和米那普仑可以延缓REM睡眠的出现和持续时间，增加深睡眠，改善睡眠的连续性和睡眠质量；普瑞巴林不仅可以通过减少睡眠潜伏期和增加慢波睡眠来改善睡眠质量，还对纤维肌痛患者所存在的疼痛和疲劳等症状均有疗效；度洛西汀可以改善患者的疼痛、情绪和疲劳感，由于其调节控制睡眠与觉醒的神经递质平衡以及降低下丘脑-垂体-肾上腺轴的活性，能够在治疗几周后缓解纤维肌痛患者的失眠。临床经验提示，以下药物可改善纤维肌痛相关性睡眠障碍等临床症状：三环类抗抑郁药阿米替林可改善睡眠；抗癫痫药加巴喷丁可改善疼痛和情绪症状，增加总睡眠时间；γ-氨基丁酸受体激动剂不仅能够减少疼痛、缓解疲劳、晨僵，还可以减少入睡后醒觉时间、增加N2期睡眠和N3期睡眠，提高睡眠质量。

苯二氮䓬类促眠药不能改善纤维肌痛患者相关的睡眠障碍，非苯二氮䓬类药物可以改善患者睡眠，但不能改善疼痛。对于慢性疲劳综合征患者可选用三环类抗抑郁药、选择性5-羟色胺再摄取抑制剂类药、非苯二氮䓬类药等来改善其睡眠障碍、缓解疲劳、减轻疼痛等症状。

七、精神类疾病

睡眠紊乱是精神疾病最常见的症状之一，睡眠问题往往也是驱使患者主动求医的重要原因之一。目前，大量研究表明各种睡眠障碍与精神疾病，尤其是与焦虑障碍、抑郁障碍有很高的共病率。睡眠障碍常使易患个体出现心理困扰，从而导致精神疾病发生或加重。同样，精神疾病的存在也可使睡眠障碍的诊断和治疗更复杂。该类患者，治疗基础的精神疾病可以最终改善失眠。但因为该类患者失眠的主诉非常突出，所以也需要加用催眠药物进行治疗。因此，精神疾病相关的睡眠障碍必须引起足够的重视。精神障碍和睡眠障碍"同治"应成为所有患者的标准治疗措施。同时，对于该类患者，除药物治疗外，行为认知疗法（CBTI）也是有效的。

（一）抑郁障碍相关性失眠

睡眠障碍是抑郁障碍最常伴随的症状之一，其中以早段失眠（入睡困难）最为多见，一般比平时延时半小时以上；而末端失眠（早醒）最具有特征性，一般比平时早醒2~3h，醒后不能再入睡。患者核心症状为情绪低落、兴趣减退、快感缺失，常主诉高兴不起来，心情郁闷、兴趣索然、沮丧、孤独、疲劳和不愿活动；不能集中注意力、学习能力下降、对工作缺乏热情、对未来悲观失望及自我评价过低等；常伴各种躯体症状，如疼痛、心悸、胸闷、食欲减退、腹部不适、便秘和多汗等。

（二）焦虑障碍相关性失眠

典型表现入睡困难，易醒，当患有惊恐障碍时会表现为从梦中惊醒伴恐惧感，再入睡困难。患者常见心烦意乱、急躁、易激惹、紧张和恐惧不安等，伴头痛、头晕、无力、恶心、厌食、尿频、面红、出汗、心悸、胸闷、气短及颤抖等躯体症状。

（三）双相障碍相关性失眠

双相障碍（bipolar disorder，BD）是一类常见的既有躁狂或轻躁狂发作，又有抑郁发作的情感障碍。双相障碍相关性失眠是指由于双相障碍而引起的睡眠减少。双相障碍患者抑郁发作时常出现过度睡眠，虽然增加了睡眠时间，但患者仍主诉精力不能恢复，白天可能出现过度思睡或频繁打盹。而在躁狂发作时出现入睡困难，睡眠需求减少（如每天晚上只需睡2~3h），但患者仍感到精力充沛。双相障碍抑郁和躁狂交替发作时，失眠和白天睡眠增多也可以交替出现。睡眠障碍的严重程度与情感障碍的严重程度有关，伴发于精神病性抑郁的睡眠障碍最严重。年轻双相障碍患者常出现入睡困难，而老年双相障碍患者则较多出现睡眠增多。

（四）精神分裂症相关性失眠

精神分裂症是一组病因未明的精神疾病，多在青壮年发病，起病往往较为缓慢。临床上可表现为思维、情感、行为等多方面的障碍以及精神活动的不协调。睡眠障碍是精神分裂症常见的临床症状，患者往往出现严重失眠或完全丧失睡眠。他们也可能表现为睡眠与觉醒颠倒，更倾向于白天睡觉，晚上失眠。严重失眠可能是精神病复发的前驱表现。即使是病情稳定正在接受治疗的患者，也可能受到睡眠障碍的影响，尤其是在早期或中期。

第十节 特殊人群的失眠

老年人随着年龄的增长、机体的衰老、生理病理结构的改变，更易出现失眠。而女性在一生中某些等特殊时期，由于激素水平的变化，显著影响睡眠，也会出现睡眠结构的改变，而表现为失眠。儿童由于处于生长发育阶段，对于睡眠存在更大的需求，其睡眠生理特性也随发育过程而不断变化，故一旦失眠可能对身体产生更大的影响。

一、老年人失眠

老年人失眠一般指60岁以上人群的失眠。各种研究均可证实，失眠的发病率随着年龄增长而增高。老年人失眠的特点是睡眠片段、浅睡易醒、早醒和日间打盹增加，最突出特点为对于干扰睡眠的外部因素如噪声非常敏感。与一般人群失眠的日间损害相比，老年人更容易出现认知的损害及跌倒等意外。

老年人睡眠模式、睡眠结构及睡眠节律等睡眠指标随着年龄增长而发生改变，是老年人失眠的重要原因。睡眠生理随年龄增长而变化，主要表现为:平均睡眠时间少：年轻人平均每天7～8h，60岁以上约6.5h；入睡潜伏期延长：老年人入睡时间比年轻人长；睡眠连续性下降和易被唤醒：老年人夜间易醒、觉醒次数和时间增加，可出现片段化睡眠、多次短睡；浅睡眠增多：老年人浅睡眠占总睡眠比例显著增多而慢波睡眠明显减少；昼夜节律改变：老年人睡眠时相前移，早睡早起型睡眠多见。这些生理变化导致老年人夜间睡眠质量下降、白天困倦瞌睡、卧床时间长，以补充夜间睡眠不足，呈现睡眠节律变化特征，即日间睡眠增加，夜间睡眠减少。

在生理性衰老、睡眠能力下降的基础上，各种躯体疾病、精神障碍以及心理应激作用均可导致老年人失眠，且常常是几种因素共同作用的结果。具体包括:环境因素：老年人适应能力下降，环境改变如旅行环境、气温气候突然变化、周围人群结构改变、卧室内强光、噪声、过冷或过热等可以导致失眠。不良生活习惯：退休后原有生活节奏的改变、日间活动减少而睡眠过多都会影响夜间睡眠，还有如睡前喝浓茶、咖啡、饮酒、吸烟、看电视太晚等习惯不利于良好睡眠。社会因素：老年人离开了工作环境，其应激因素不同于年轻人，主要以健康、经济与家庭问题为主。生活应激导致兴奋、喜悦、焦虑、不安、悲痛、恐惧等情绪变化均可影响睡眠。躯体疾病：老年人易患躯体疾病多是导致失眠的常见原因。与老年人失眠相关的疾病包括神经科疾病、呼吸障碍、心血管疾病、胃肠疾病、肾病、慢性疼痛、关节炎以及瘙痒性皮肤病等。精神疾病：老年期心理障碍高发是失眠的另一重要因素。失眠是焦虑障碍、抑郁障碍、精神分裂症和某些人格障碍精神病的常见症状。老年抑郁障碍明显高于青年人，且失眠程度与抑郁程度相关。某些老年相关性睡眠障碍如睡眠呼吸障碍、不宁腿综合征等导致失眠。药物因素：老年人因各种疾病使得服药种类和机会增加。许多药物可直接或间接引起失眠，如利尿药、麻黄碱及氨茶碱、降高血压药（利血平制剂、钙通道阻滞剂、β受体阻断剂）、甲状腺疾病治疗药、类固醇类、非甾体抗炎药等。

二、女性失眠

女性失眠发病率高于男性，为同龄男性1.5~2倍。造成女性失眠高发的原因，除生活节奏加快、各方面压力困扰、疾病等原因以外，还与女性需经历月经期、孕期、更年期这3个生理期关系密切。在不同生理期，血液中激素（雌激素和孕激素）显著影响睡眠。雌激素和孕激素对中枢神经递质（如GABA能系统）的调节作用有助于睡眠，且孕激素作用强于雌激素。在月经期，雌激素和孕激素水平降到最低，易造成紧张、失眠、身体不适感、情绪变化、乏力、乳房胀痛等症状（即经前紧张综合征）。妊娠期前3个月女性体内黄体酮水平增加，孕妇产生疲倦感、夜尿增加、易睡眠紊乱；4~6个月后黄体酮水平上升减缓，孕妇睡眠质量较前好转，但仍比怀孕前差。更年期又称为围绝经期，多发生于45~55岁，一般历时10~15年，从生育期向老年期过渡，卵巢功能逐渐衰退，绝经是其重要标志。整个更年期雌激素波动与逐渐降低，增加了负性情绪敏感性，成为诱发情绪障碍和失眠的主要生理因素。因性激素分泌量减少，孕激素先于雌激素下降，垂体促性腺激素增多，造成神经内分泌（下丘脑-垂体-卵巢轴）失调和自主神经系统功能紊乱。另外，女性感情细腻且较脆弱、心思多虑，随着年龄增长，抗压能力减退，各种压力易导致心理应激反应。

（一）经前紧张综合征

经前紧张综合征指女性在月经前和月经期表现出身体不适感、情绪变化、头痛乏力、乳房胀痛、紧张失眠等症状。这些症状始于经前7~14天，经前2~3天达高峰，经期后消退。大多数女性抱怨月经期睡眠障碍，其中失眠最常见。失眠的发生与雌激素的急剧下降相关。

（二）围生期失眠

围生期包括妊娠期和哺乳期。一般而言，妊娠前3个月睡眠总量增加，此后睡眠量有所减少。睡眠片段化、有效睡眠时间减少和睡眠质量下降在妊娠女性中十分常见，尤其在妊娠晚期（最后3个月期间）和年龄超过30岁的孕妇。在妊娠最后8周，失眠者的出现率高达52%~61%。妊娠期间的多种生理性改变，包括妊娠相关性恶心呕吐、肌肉不适、小便频繁、胃胀灼热、子宫收缩和胎动等，都可能破坏睡眠，还可能发生伴随失眠的其他类型睡眠障碍，如不宁腿综合征、阻塞性睡眠呼吸暂停等。妊娠最后一个月平均每晚睡眠不足6h的孕妇，尤其是初产妇，比平均每晚睡眠超过7h的产程延长、剖宫产机会增加，早产更多。

从分娩到产后3个月，失眠仍然是显著的问题。产褥期不适、接受剖宫产或会阴侧切术后的伤口疼痛均影响睡眠。因新生儿和婴儿的睡眠觉醒节律尚未完全建立，夜间会多次觉醒，寻求哺乳、排泄、哭闹等，均可导致产妇适应不良性失眠。有些女性甚至出现围生期精神障碍而严重失眠，如围生期相关的抑郁障碍、精神障碍等。

（三）围绝经期和绝经期失眠

尽管所有年龄的女性失眠发病率均高于男性，但40岁以后女性失眠症状逐渐增加，在50~55岁期间的女性中，重度失眠的患病率明显增加。25%~50%的围绝经期和绝经后的女性患有慢性失眠，主要表现为早醒、浅睡易醒或长时间觉醒，导致睡眠时间、质量和效率均明显下降。严重者可能彻夜不眠，从而白天疲劳和焦虑明显增加。影响围绝经期女性睡眠的因素包括年龄、卵巢激素分泌紊乱和（或）伴随的躯体不适，如潮热、盗汗、心悸、情绪障碍等。绝经期女性睡眠呼吸暂停、不宁腿综合征、周期性肢体运动障碍和夜间痛性肌痉挛的患病率明显增加，这些都增加了失眠的发病率。有些患者为保持日间清醒会过度饮茶或咖啡，会加剧晚上的失眠和夜间安眠药的使用，形成日间思睡、晚上失眠的恶性循环。

三、儿童失眠

儿童睡眠十分独特，其睡眠生理特性伴随发育过程而不断变化。在5个月时婴儿睡眠昼夜节律基本形成，10个月时夜间能够连续睡眠，1~2岁时需白天小睡1~2次。儿童睡眠日间较成人明显延长，随年龄增加而逐渐缩短。新生儿需要超过70%的时间睡眠，3~4岁幼儿约需12h睡眠，学龄前儿童需9~10h，7岁以上学龄儿童睡眠时间为8~9h。

儿童失眠可表现为入睡困难、睡眠维持障碍、早醒，但通常不及成人严重。儿童不擅于语言表达失眠感受。他们常常通过行为来表现，如疲劳、瞌睡、注意力分散、情绪不稳定、多动，以及在该就寝时不愿上床等。儿童失眠的原因众多，涉及许多层面。如强竞争、快节奏的学习方式、考试的心理压力；睡眠与饮食习惯不良：作息时间不规律、睡前过饱或饥饿、过多饮用兴奋饮料、高糖饮食等；高科技的影响：电视、视频、电脑、手机、网络已成为儿童失眠原因，如恐怖电影导致大脑兴奋失眠或惊醒，降低睡眠质量；睡眠环境不良：家庭住房条件、床铺被褥的舒适度不当，室内空气污浊、光线太强、噪声刺激、温度过高或过低等；躯体因素：睡眠呼吸障碍鼻中隔病变、腺样体肥大、扁桃体肥大、支气管炎与哮喘等疾病、寄生虫病夜间肛区瘙痒等可影响睡眠；精神障碍：儿童易患自闭症、注意缺陷多动综合征，青春期易患双相情感障碍（高峰发病年龄段），这些都可能伴发或与失眠共病。夜间饮食问题、分离性焦虑、父母的不良约束等都是儿童失眠的诱发因素。家庭背景如睡觉模式、人口数、经济状况、文化氛围、和睦程度、是否与父母同睡等也是影响儿童睡眠的重要因素。

第十一节　失眠的治疗

一、明确诊断，尽早治疗

通过前面的介绍，我们已经了解到，看似简单的失眠，也存在着不同的类型，那么针对不同的失眠类型，治疗的方式也不尽相同。

如果当患者是由于某些短暂的事件、情绪刺激，造成短期的失眠时，可以通过心理调节，帮助自己较快走出造成失眠的困境。这种情况的失眠，往往随着时间推移会慢慢好转，甚至痊愈。如果是由于不良的生活习惯或睡眠习惯导致失眠时，我们可以通过调整生活方式以及睡眠习惯来进行恢复。

但如果失眠已经迁延3个月以上，或由于失眠出现日间功能受损的情况，甚至出现心情烦躁、不愿与人交流等一系列心理问题时，要尽快就医，以免造成不良后果。

若患者失眠的同时伴有打鼾、夜晚喊叫、打人、梦境扮演、梦魇、磨牙、癫痫发作、具有双下肢不适感，需要通过活动肢体来缓解，或伴有日间嗜睡时，要立即就诊，因为这很可能不是单纯的原发性失眠，而是由于其他原因或疾病导致的原发性失眠或继发性失眠。若出现以上情况，请尽快就诊于睡眠中心，行多导睡眠监测检查，可以帮助您明确诊断，并且可以给予您尽早、有效的治疗。

二、治疗失眠的药物

临床治疗失眠的药物主要包括作用于GABA受体的苯二氮䓬类受体激动剂和非苯二氮䓬类药物等。

（一）苯二氮䓬类

该药为临床最常用的催眠药，本类药物有相同的作用谱和作用机制，但作用强度和起效速度、作用持续时间有所差异。根据各个药物（及其活性代谢物）的消除半衰期的长短分为3类：长效类，如地西泮（diazepam）；中效类，如劳拉西泮（lorazepam）；短效类，如三唑仑（triazolam）等。

1.地西泮（diazepam，安定）： 为苯二氮䓬类的代表药物，临床常用于镇静、催眠、抗焦虑。地西泮口服后吸收迅速而完全，0.5～1.5h血药浓度达峰。肌内注射，吸收缓慢而不规则。临床上急需发挥疗效时应静脉注射给药。

地西泮最常见的不良反应是嗜睡、头昏、乏力和记忆力下降。大剂量时偶见共济失调。静脉注射速度过快可引起呼吸和循环功能抑制，严重者可致呼吸及心搏停止。与其他中枢抑制药如乙醇等合用时，中枢抑制作用增强，加重嗜睡、呼吸抑制、昏迷，严重者可致死。长期应用仍可产生耐受性，需增加剂量。久服可发生依赖性和成瘾，停用可出现反跳现象和戒断症状，表现为失眠、焦虑、兴奋、心动过速、呕吐、出汗及震颤，甚至惊厥。地西泮安全范围大，毒性较小，很少因用量过大而引起死亡。

2.劳拉西泮（lorazepam，氯羟安定）：为中效苯二氮䓬类药物，催眠作用较强，还具有较强的抗焦虑、抗惊厥作用。临床用于治疗焦虑症、骨骼肌痉挛及失眠。口服易于吸收，约2h达血药峰值，生物利用度约为90%，可透过血－脑脊液屏障和胎盘屏障，也可进入乳汁。半衰期为10～20h。约85%与血浆蛋白结合，重复给药蓄积作用甚小。在肝内与葡萄糖醛酸共轭结合，生成水溶性代谢物随尿排出。常见不良反应为头晕、嗜睡和运动失调，药效过后可自行消失。大剂量或肠外给药可产生呼吸抑制及低血压。极个别患者发生各类血细胞减少或血小板减少。易产生依赖性，突然停药可出现戒断症状，症状发生较早，且特别严重。因此，不可长期使用此药。

3.三唑仑（triazolam）：为短效苯二氮䓬类镇静催眠药，作用机制与地西泮相似，但镇静催眠及肌肉松弛作用更为显著。三唑仑诱导睡眠的特点：缩短入睡时间；延迟快速眼球运动睡眠的开始，但不减少其所占睡眠的比率，没有快速眼球运动睡眠反弹现象；但增加总睡眠时间。用于各种类型失眠。反复用药极易产生依赖性，戒断症状可能特别严重，临床已很少使用。

（二）作用于GABAA受体的非苯二氮䓬类

1.唑吡坦（zolpidem）：又名思诺思（stilnox），是一种咪唑吡啶类药物，为非苯二氮䓬类镇静催眠药，1988年上市。镇静作用较强，但抗焦虑、抗惊厥及肌肉松弛作用较弱。唑吡坦是短效催眠药，对入睡困难效果显著。多导睡眠图显示，唑吡坦能明显缩短失眠患者的入睡潜伏期，延长N2期睡眠时间，对N3期睡眠和REM睡眠无明显影响。次日清醒后能保持警觉，无明显镇静作用和精神运动障碍。未发现停药后的反跳性失眠和耐受性。唑吡坦缓释制剂，既可缩短入睡潜伏期，也可有效延长睡眠时间。该药口服吸收好，生物利用度为70%，达峰时间为0.5~3h，血浆蛋白结合率为92%。该药在肝脏代谢，对肝药酶无诱导作用。主要经肾排泄，部分由粪便排出。不良反应较轻，但与其他中枢抑制药（如乙醇）合用可引起严重的呼吸抑制。唑吡坦中毒时可用氟马西尼解救。肝功能不良者与老年患者应减量。

2.扎来普隆：又名思威坦（sonata），扎来普隆起效快，作用时间短，为短效催眠药，适用于入睡困难型失眠的短期治疗。该药能缩短入睡时间，但不能增加睡眠时间和减少觉醒次数。作用机制与唑吡坦相似。口服吸收迅速，约1h血药浓度达高峰，口服后大部分在肝脏代谢，药物消除半衰期为1~1.5h，代谢物无生物活性，故无体内蓄积。无明显宿醉作用、反跳性失眠及戒断症状。常见不良反应为背部和胸部疼痛、偏头痛、便秘、口干等。

3.佐匹克隆（zopiclone）：又称唑比酮、忆梦返（imovane），为环吡咯酮类。作用机制与唑吡坦相似，但确切的作用机制尚不清楚，该药有镇静、抗焦虑、肌肉松弛和抗惊厥作用。其催眠作用迅速，可缩短睡眠潜伏期，减少中途觉醒次数和早醒次数，改善睡眠质量。适用于各种类型失眠。口服后迅速吸收，15~30min起效，1.5~2h后血药浓度达峰值，生物利用度约80%，可迅速分布于全身，能透过血-脑脊液屏障，唾液中的浓度高于血浆。血浆蛋白结合率低，约为45%。半衰期为3.5~6h。经肝脏代谢，其N-氧化物有药理活性。从肾脏由尿排出，少量自粪便排出，也可泌入乳汁。本品的特点为次晨残余作用低，具有较好的安全性和耐受性，药物依赖和滥用现象的风险明显低于苯二氮䓬类药物。

4.右佐匹克隆（eszopiclone）： 是佐匹克隆单纯右旋异构体，2014年12月被美国FDA批准用于治疗失眠。该药能够缩短入睡潜伏期，延长慢波睡眠时间和总睡眠时间，减少觉醒次数。用于治疗失眠，睡前服用可缩短入睡时间，改善睡眠质量。本品口服吸收迅速，约1h后血药浓度达峰值。本品血浆蛋白结合率约50%。口服后在肝脏代谢，半衰期平均为6h，约75%经尿液排出，主要为代谢产物，10%为母体药物。不良反应轻微，如口苦和头晕，不需处理可自行消失。

（三）镇静催眠药使用原则

镇静催眠药物治疗失眠，应遵循以下基本原则：①应用最小有效剂量。②间断用药（2～4次/周）。③短期用药（不超过3周）。④逐渐停药，防止停药后复发。另外，避免与含酒精性饮料、其他镇静催眠药、镇痛药、麻醉药、抗组胺药、单胺氧化酶抑制药和三环类抗抑郁药联合用药。因彼此相互增效，可引起严重的过度镇静作用。另外，老年人对中枢神经系统抑制药敏感性增加，如服用镇静催眠药、抗抑郁药、抗惊厥药，容易出现血压改变、脑缺血和精神紊乱等不良反应。与青年人相比较，老年人应用催眠药和抗焦虑药容易引起记忆障碍、跌倒等不良反应，发生率显著增加，应酌情减量。短效苯二氮䓬类较长效安全，但长期使用也可能产生依赖性，而且短效苯二氮䓬类撤药症状明显。非苯二氮䓬类镇静催眠药唑吡坦与右佐匹克隆，无明显肌松作用，次晨残余作用低，具有较好的安全性和耐受性，药物依赖和滥用现象的风险明显低于苯二氮䓬类药物。

三、睡眠认知行为（CBTI）治疗

睡眠认知行为治疗包括睡眠卫生教育、刺激抑制疗法、睡眠限制疗法、认知疗法和放松治疗。

（一）睡眠卫生教育

很多失眠的原因是自身产生了错误的入睡习惯，打破了常规的入睡模式，从而形成错误的睡眠概念，进而导致失眠。睡眠卫生教育的重点是帮助失眠患者，了解并改正错误的入睡习惯，重塑良好的入睡习惯。包括以下方面：只需要睡到第二天恢复精力即可，限制在床时间能帮助整合和加深睡眠。不管睡了多久，第二天按时起床。每天同一时刻起床，一周7天全是如此，能帮助建立生物钟。不要在睡前3h锻炼。锻炼可减少困意，加深睡眠。保证卧室不受光线、声音干扰。舒适、安静环境可减少觉醒。不把人吵醒的声音也影响睡眠。确保卧室温度适宜。规律进餐，不要空腹上床。睡前进食少量零食（尤其碳水化合物）能帮助入睡，避免油腻、难消化食物。避免就寝前饮水过多。减少咖啡因类（咖啡、茶、可乐、巧克力）产品的摄入。其会引起入睡困难、夜间觉醒及浅睡眠，即使早些使用也会影响。避免饮酒，尽管酒精能帮助尽快入睡，但会频繁觉醒。尼古丁是兴奋剂，有睡眠障碍者，尽量不要夜间吸烟。别把问题带到床上。不要试图入睡。卧室不要放闹钟。避免白天打盹。

（二）睡眠刺激控制

刺激控制的治疗适合于严重入睡障碍的慢性失眠人群。其目的就是通过改变睡眠情绪和入睡意向之间的相互作用，从而减少了因为卧床后迟迟无法入眠而引起床与觉醒、紧张等不良后果间的负面关系，让患者更容易入眠，从而重建入睡与觉醒生物节律。操作要点如下：

（1）仅在想睡觉的时候，躺到床上，安心地入睡。

（2）除睡觉（包括性活动）以外，不能在床上做什么其他的事情。

（3）若觉得自己还无法安静睡觉，就应自己先干其他事，当想睡觉的时间，再回到床上入睡。其目的就是为了让睡眠人和床形成一种有效关联，从而建立条件反射。

（4）如果在床上许久还是不能睡着时，应重复第3步。每天夜里必须如此做，可以养成上床睡觉的良好习惯。

（5）定好闹钟，不管夜里睡了多久，每日早上都要在同一时间起床，即使夜间醒来也不要看时钟，这有助于患者建立一种固定的入睡-觉醒节律。

（6）白天不要打瞌睡。

本方法也是目前最有效的行为治疗手段之一，特别是对于老年失眠患者以及不适合长时间使用安眠药物的患者，应用本法效果更为理想。本治疗4周为1个疗程，因此患者在每天晚上使用本法治疗后，都应记下自己起床的时间。医生和患者共同评估效果，并探讨其实际面临的问题，以帮助寻找有关睡眠支持的信息，以期从中获得对睡眠改善的真正性强化。

（三）睡眠限制疗法

此疗法适合于夜间睡眠时因经常惊醒而导致睡眠断续的重度失眠患者。首先，患者需要对自己平时的入睡状况做出评价，得出每晚入睡的小时数，然后再将自己在床的时间限定在这个数字。例如，一般每晚入睡5h，即规定自己每日夜间12时上床，5时起床。这种状态维持数天后，当每晚在床的多数时间为睡眠时间时，就开始逐步提高在床的时间，并改为夜间11点半上床后，仍在5时起。在床时又多数为正常入睡时间时，逐步提高在床上时间，就这样逐渐获得了正常的入睡时间。同时本法还要求患者即使夜间睡眠状态较差，也要准时起来，白天不打瞌睡，中午也不睡午觉。睡眠限制疗法就是减少患者在床上的非睡眠时间，也可利用睡眠效率来评价自身的睡眠质量，并调节卧床时间直至获得合理的睡眠时间。睡眠效率是当今在全球通行的一个自我检查睡眠品质的方式，它是指在一夜当中实际入睡时间和总就寝时间之间的比率。

睡眠效率（％）=实际睡眠时间/卧床至起床的总时间×100%。

（四）认知疗法

失眠患者常对失眠本身感到恐惧，过度关注失眠所带来的不良后果。这种负性心态使患者失眠症状更加恶化，而失眠现象的严重程度又反过来危害患者的正常心境，从而产生了恶性循环。所谓认知疗法就是通过分析患者现实思想活动，找出对错误的认识，采用相应的方式改造患者的认识过程和在这一过程中所形成的观点，来改变自己的认识错误的心态或行为的一个心理护理方式。而所谓的错误认识，也就是指歪曲的、不合理的、消极的信念或思想，常常引起心境障碍和非适应情况。治疗目的就在于纠正这种不合理的认识，进而使其情感与行动上有所适当的变化，使意识、情感、行动三者平衡，从而降低了失眠者的不良情绪，进而使失眠症状明显改善。向患者介绍一些睡眠与失眠的基本知识，使其了解到如下几点：

（1）很少有长期通宵不睡的人，如无器质性疾病，那么大脑必须是需要休眠的。

（2）睡眠质量的好坏并不单纯地等于入睡的时间长短，而重点就是醒后的头脑清醒程度，是否影响第二天的正常生活、学习及工作等。

（3）安眠药的疗效也仅相当于安慰剂，故应该尽可能地不再用安眠药来催眠。

（4）每晚均会做梦，通常每夜要有 4~5 段梦期，所以无须担惊受怕。纠正起床时间，因为这样可以将入睡程序化（见刺激控制程序法），可以慢慢改变入睡状态。卧床 7~8h 之后无论有没有睡着都要尽快起来，摒弃那些睡不着就总是要睡觉，或者整日卧床的错误认知习惯，并有意识地改善性格，让自己的人生经验更加丰富些，以便于将自己从以前就一直思考怎样多睡一点的重心转换到怎样努力学习与事业发展上来。

如果是一个追求完美的人，或者是一个爱发愁的人，当躺在床上之后，会因为头脑想事多，而使自己的思绪自由驰骋，这时既为怎样才能入睡而发愁，又担心明天的工作会受影响，因而想睡好觉的压力更大。对此，应该从白天的工作计划中单独拿出 30min "发愁"的时间，或立即起床拿出几分钟的时间，把自己关心的问题、拟采取行动的计划写出来，归纳成简明扼要的几点。从而安慰自己："我白天已经把这些问题想过了，都解决好了，所以现在绝对不用想它了。"即使自己入睡时再想到这些问题，那也会是很简单：不就是那个"一二三点"么。这样可以大大地减少患者的多想，使入睡更容易。

（五）放松治疗

情绪紧张、压力大和忧虑都是引起失眠的常见原因。松弛疗法，又称放松治疗、松弛训练，是指通过逐步松弛精神系统和肌肉，诱导睡眠。适合于由各种因素所导致的睡眠障碍以及夜间醒后无法再睡的失眠治疗，也可治疗偶尔发病的失眠症，也可治疗慢性失眠症，对伴有严重焦虑症的失眠者疗效良好，多数患者都在实施本法过程中很快就入睡了。

松弛肌肉的方法：握住右拳；并维持 5~7min，注意体会有什么感受，特别是体验不舒适感。然后，迅速地把双臂放松，注意紧绷和松弛有何不同感受，再好好地体验一次肌肉放松的感觉，并坚持 15~20s，此时就可有双臂的舒适感觉。在了解放松感受之后，可以再进行不经过紧张而直接松弛肌肉和很自然地松弛身体肌肉。

学会松弛肌肉技巧后，还可将它作为防治失忆症的方法。具体方法为：晚间上床或夜间醒来时不易入眠前，松弛精力、消除任何杂念，把所有的感官集中到肌肉松弛运动中，并注意享受一种宁静和愉快的感受。通常可按左肩、左臂、左手、左手指、右肩、右臂、右手、右手指、胸、后背、腰、臀部、左大腿、左小腿、左脚、右大腿、右小腿、右脚、头、脸、脖子等的次序完成，通常这一步骤完成得越详细效果越好。而完成整个放松动作所需时间则不受限制，也可根据各人情况选择时间，但速度切勿太快，最关键是感受轻松的效果。当松弛肌肉后，默念一些句子如"我累了，浑身都没有力量了，必须停下来，压力减轻了""完全松弛了"等，都有助于松弛过程。当患者试用了松弛治疗方法时，自己也会感受到治疗的妙处，而不致再为入睡障碍所苦恼。

非常严重的失眠患者，在采取行为疗法开始时，可以口服少许镇静安眠药，在1周后再慢慢减量，直到彻底停止使用，从而可以用行为疗法彻底替代了药物治疗，而在最后阶段治疗患者失眠。

第十二节 错误的认知和不良的睡眠习惯

一、睡眠时间少就是失眠

有人以为每天睡眠时间少于6～7h就是失眠。要知道，睡眠时间随年龄增长而逐渐减少，学龄儿童需10～12h，青少年需8～9h，成年人需7～8h，而老年人只需6～7h就够了。而且每个人对睡眠时间的需求量个体差异也很大。有的人把一昼夜的一半时间用于睡觉，也有的人每昼夜只需睡3～4h就够了。甚至有极个别人每昼夜睡眠时间不到3h，仍然生龙活虎，并没有不适感。衡量正常睡眠时间要以本人平时的睡眠习惯为衡量标准。一个平常每晚睡9h的人，如果只睡6h就会产生失眠感；反之，一个平常习惯于每晚只睡5h的人，只要他本人感到自己睡够了，疲劳恢复了，那就是正常的睡眠。绝不能因为少于大多数人的平均睡眠时间而称之为失眠。

不同地区、不同种族的人所需的睡眠时间略有出入。一般说来，生活在寒带的居民每天所需的平均睡眠时间比生活在热带的居民要多1～2h。这是因为，寒带地区冬日漫长、白天又较短，当地人世世代代已养成了多睡的习惯。此外，即使生活在同一地区的人，每天所需的睡眠时间也长短不一，有的仅睡5h白天照样神采奕奕，而有的即便睡足了8h，白天仍感萎靡不振，其原因部分是遗传因素、部分是习惯使然。

有人把正常时间范围内的变动，当作失眠。例如老年人与年轻时相比，睡眠时间减少，睡眠深度变浅，夜间觉醒次数和时间增加，早晨也醒得较早，这是正常的。又如，平时睡眠时间较少的人，有时可因夜间有过多时间醒在床上而自感失眠。外界环境因素和精神刺激引起的暂时失眠，是人体的正常反应，在一段时间后即可恢复正常。这也不能算作失眠。例如乘飞机长途旅行的时差改变或突然改上夜班所导致的失眠。精神负担过重，如生活和工作遇到挫折，或在重大问题上做出抉择时，往往夜不能寐，一旦解除精神负担，不久便可恢复正常睡眠。

二、睡眠越多越有益健康

一个人正常的睡眠时间是7~9h，少于6h睡眠的人，称为睡眠短者。保证基本的睡眠时间，重要的是保证良好的睡眠质量。过长时间的睡眠对身体不但无益，反而有害。老人嗜睡并不好。有的老年人晚上9时就寝，早上7时起床，睡眠时间足足10h。老人睡得多并不一定是好事。嗜睡的根源与老人的血管硬化有关，睡眠多的老人比睡眠少的同龄老人，心脏病突发率高2倍，脑卒中高3~5倍。人在入睡的状态下，心率较慢，血液流动速度减缓，容易出现血栓。若血栓发生于脑血管和心血管，脑梗死和心肌梗死便不可避免地发生了。

三、长期服用镇静催眠药

长期靠地西泮催眠者，在中老年人中十分普遍。但长期使用地西泮可形成依赖或成瘾，一旦形成依赖，就离不开了，会把它当成生活所必需的"朋友"。例如，睡眠前必须服用或随时服用，不用安眠药就难以入眠或整夜不睡，久而久之，会全身难受，出现生理、情绪、行为以及认知能力综合症状，因而造成对地西泮的依赖性。

由于长期使用地西泮，一旦停药，就会出现戒断综合征，主要表现为少服一次即感到周身不适、难受，心情烦躁或精神不振。明显的症状多出现于停药后1~3天，表现为焦虑、失眠、易激惹、欣快、兴奋；有时可出现惊厥、震颤、腹腔及肌肉痛性痉挛、呕吐、出汗等戒断症状，一般经过2~4周后症状消失。

失眠者应在医生的指导下服用地西泮，不可随意长期服用，以防形成依赖。若与其他精神药物合用时，本品更易成瘾，应在小心监督下使用。长期服用地西泮者，在停用地西泮时，不宜突然停药，应逐渐减少用药量和次数，这样可有效地防止戒断综合征的发生。

四、吃得饱和睡得香

合理的饮食结构对大脑是必需的，合理的饮食包括蛋白质、糖类、脂肪、各种无机物、微量元素。正常的进食在吃饱后可促进人的睡眠，进食不足，胃中食物缺乏时使人难于入眠。中医认为，导致失眠的诸种病因之一便是脾胃失和，其病理机制是水谷入胃不能化生精微。饮食无节制，暴饮暴食会损伤和阻碍脾胃的升降气机，清气不得上升，浊气不能潜降故扰乱了心神，发生失眠。

现代研究表明，进食之后，肠胃等消化器官便开始工作，消化食物需要分泌大量的消化液，这时就需要更多的血液供应才可满足需要；而其他器官的供血相对减少，大脑也会出现暂时性的缺血，人就容易表现出思睡，尤其在饱食的情况下更为明显。经过一段时间（约30min）后，机体才会恢复原状，这种瞌睡感便逐渐消失。相应地如果晚餐吃饱即上床入眠，使大脑处于抑制状态，对其他的器官抑制性加强，使胃肠道蠕动变慢，消化液分泌不足，消化功能减弱，影响食物的正常消化吸收，久而久之，就会产生饮食积滞之病。

失眠患者应多吃具有养血安神、镇静催眠作用的食物，如百合、莲子、桑葚、大枣、小麦、芝麻、核桃、桂圆、猪心、牛奶、苹果等。现代研究表明，这些食品中含有丰富的维生素以及一定的色氨酸等，有助于调节神经细胞的功能，可以帮助睡眠。因此，调整饮食结构、养成良好饮食习惯是失眠患者应该努力做到的。保持适宜的饮食，再加上必要的锻炼，那就必然会得到良好睡眠。

五、睡"回笼觉"

晨练以后洗脸、刷牙、吃早点、听广播，是最好的休息方式。若晨练以后回到家又继续睡觉，则既影响晨练效果，又不利于保健。睡"回笼觉"，对心肺功能恢复不利，由于晨练以后心跳加速，精神振奋，很难入睡；肌肉因晨练产生的代谢产物乳酸等不易清除，反而使人感到精神恍惚，四肢松弛无力。人体的生物钟是稳定的，日间回笼觉会扰乱正常作息习惯，影响夜间睡眠质量，身体各脏器的正常生理功能也会受到影响，长此以往，会出现激素分泌的失调。如果早餐后立即睡回笼觉，会造成胃食管反流，胃肠吸收功能下降，胃肠负担增加，导致胃肠道疾病的发生。

六、坐着睡

有的人午间坐在椅子、沙发上打盹，醒后常会感到头晕、耳鸣、腿软、视物模糊，但过一段时间后逐渐恢复正常，这种现象医学上称为"脑贫血"症。人们熟睡后，心率变慢，血管扩张，流经各种脏器的血液流速减少，坐着睡觉时流入脑内的血液更少，尤其是午饭后，较多的血液进入胃肠，进入脑子的血液相对减少；加上坐姿加重了脑贫血，于是导致各种不适症状。经常坐着睡觉将使这些症状加重，会影响身体，久之造成脑血管疾病。

七、开灯睡觉

有的人喜欢开灯睡觉，认为开灯睡觉有安全感。但医学科研人员研究证实，入睡时开灯将抑制人体褪黑素的分泌，使人体免疫功能降低。开灯睡觉不但影响人体免疫力而且容易患癌。人的大脑中有个松果体，松果体的功能之一就是在夜间当人体进入睡眠状态时，分泌大量的褪黑素，这种激素在深夜11时至次日凌晨分泌最旺盛，天亮后便停止分泌。褪黑素的分泌，可以抑制人体交感神经的兴奋性，使血压下降，心率减慢，心脏得以喘息，使机体的免疫功能得到加强，机体消除疲劳，甚至还有消灭癌细胞的作用。但是，松果体最大的特点是，只要眼球一见到光源，褪黑素分泌就会停止。我们知道，人的眼皮有部分遮住光源的效果，可是，一旦灯泡大开，加上夜间起夜频繁，那么褪黑素的分泌或多或少都会被抑制而影响人体免疫功能，这就是为什么夜班工作者免疫功能下降的原因之一。如果人们长期生活在日夜颠倒的环境下，自然免疫功能下降。夜班工作者在下班后入睡时，应尽量将室内的光线调到最黑的限度，使大脑中的松果体分泌足够的褪黑素，以保证人体正常的需要，使疲惫的机体尽快得到恢复。俗话说："吃得好不如睡得好。"就是这个道理。

八、睡前剧烈运动

体育锻炼可作为失眠患者的辅助治疗。每天进行适当的体育锻炼，可促进血液循环，增强呼吸，增加氧的消耗，提高新陈代谢，使体质得以增强，改善健康状况。健康的精神有赖于健康的身体，而心情愉快、精神放松，对促进人的睡眠非常有益。每天适量的运动，不仅可以促进良好的睡眠，还能提高机体的免疫功能，加快血液流速，从而大大改善大脑、心脏及消化器官的功能，使体质健壮、精力充沛，神经衰弱症状减少，这样失眠就会转好而达到治疗目的。但是，失眠患者千万不要在睡前做剧烈运动，否则可因大脑过度兴奋而致失眠。

九、睡前用止咳药

有些人睡前服用止咳药，防止夜间咳嗽，这种做法适得其反。止咳药能够止咳，是因为它能作用于咳嗽中枢、呼吸道感受器和感觉神经末梢，抑制咳嗽反射。虽然止咳药止住了咳嗽，但它造成了呼吸道中痰液的潴留，容易阻塞呼吸道。入睡后副交感神经的兴奋性增高，导致支气管平滑肌的收缩，使支气管腔变形缩小。越发狭窄的管腔，加上痰液的阻塞，会导致肺通气不足，造成人体缺氧，出现心胸憋闷、呼吸困难等。结果既不能安然睡觉，又会加重身体的不适。因此，咳嗽患者睡前应慎用止咳药。

十、睡前喝点酒、茶、咖啡

一些失眠症或神经衰弱的患者，喜欢在睡前饮点酒，想以此来催眠，却不知睡前饮酒有害无益。美国纽约卫生研究所的专家们指出，失眠者应首先戒烟、酒和咖啡。他们认为尽管酒能扩张血管，使人消除疲劳，开始时引人入眠，但那只是暂时性的，实际上并不是正常的酣睡。酒后睡眠与生理睡眠不一样，脑电图检查发现酒后脑电活动比平时入睡时脑电活动活跃，会出现频繁觉醒。所以人在酒后醒来仍有昏昏沉沉的醉意和头晕不适等症状，皆因大脑并未得到真正的休息。美国加州大学的科学家对66名长期饮酒者的脑功能进行测定，结果发现50%以上的人大脑萎缩，脑干受损，有个别人还产生了酒精中毒性精神病、酒精中毒多发性神经炎等疾病。由此可以看出，患有失眠的患者，应该积极治疗，不宜饮酒催眠。

茶为人们日常常用饮品，在我国有悠久的历史。咖啡也越来越受到现代人的追捧，但二者皆含有咖啡因的成分。而咖啡因能兴奋高级神经中枢，使精神兴奋，思想活跃，过量则引起失眠、心悸，故失眠患者不宜饮用茶及咖啡。

十一、睡不着随时吃安眠药

有些人有了失眠现象以后，十分紧张，躺在床上翻来覆去，既担心不能完成明天的工作和学习，又怕会影响健康，于是吃安眠药以尽快入眠，由于一般的安眠药并不是立即发挥效力的，如果服药的时间已经太晚了，加之某些药物起效慢，所以入睡慢，到勉强起床时药效刚刚发挥作用，勉强起床后昏昏沉沉，东倒西歪，头昏脑涨。这样的事例在生活当中常有发生，以致夜间睡不着，白天又总想睡，不仅影响了工作学习，并且也危害了身体健康。

由此可知，有失眠现象的人，最好是在前半夜吃安眠药，后半夜就不宜服用了。即使是非用不可时，也必须要掌握好用量。

第四章　积极治疗，摆脱失眠困扰

第一节　寻医问药

中医对失眠的认识有着悠久的历史，《难经》最早提出"不寐"这一病名，在《黄帝内经》中被称为"目不瞑""不得眠""不得卧"，均属于失眠。失眠的病机主要为阴阳失调、营卫失和、神不归舍等，但其本质在于脏腑功能紊乱。人体是以五脏为中心，在生理上相互联系，病理上相互影响的有机整体，因此从五脏论治失眠具有重要的意义。

一、五脏与睡眠

《黄帝内经》中指出的脏腑，并不是仅仅指解剖学意义上的有形脏器，是包含了其外在活动表现方面的综合性的功能系统。各脏腑功能和谐统一，人的生存活动方能保证正常，当然一般的睡眠活动也包含在其内。如《素问·病能论》载："人有卧而有所不安者何也？岐伯曰：藏有所伤，及精有所之寄则安，故人不能悬其病也。"讲的正是在人五脏所伤精气亏耗时，会发生卧不安的情况。提示了五脏藏精是睡眠活动最主要的调节机制之一。

睡眠属于精神的活动。《黄帝内经》中有五脏皆藏神的五神脏理论，五脏皆藏神的思想观点可成为对失眠诊断的指导基础。中医的精髓在于整体观和辨证论治，中医药可通过整体辨证来调整人体脏腑气血阴阳的功能，使患者睡眠状态得到明显改善，且毒副作用小，不引起药物依赖及医源性疾病，因而临床疗效得到肯定。

（一）心与睡眠

《灵枢·邪客》曰："心者，五藏六府之大主也，精神之所舍也。"《素问·六节藏象论》曰："心者，生之本，神之变也。"
《素问·灵兰秘典论》曰："心者，君主之官也，神明出焉。"从"大
主""本""君主"等文字，我们不难看出古人特别注重心脏在整个脏
腑中的重要地位，并指出了心脏具有统领全身脏腑和统领人的精神和情
志的作用。心在五色为赤，其象为火，通于夏气。血舍神，为神所居。
其华在面，而充于血脉。故中医认为心脏的生理功能，主要体现为：
心主神明、心主血脉。心理活动和睡眠的生理作用，主要表现为"心
主神明"。神动其外乃寤，神在其舍乃寐。《类经·脏象类·本神》
载："《金丹大要》曰：心为一身君主，万神为之听命。以故虚灵知
觉，作生作灭，随机应境，千变万化，瞬息千里，梦寝百般。"《景岳
全书·不寐》载："盖寐本乎阴，神其主也，神安则寐，神不安则不
寐。"由此可见心神不仅在身体的精神情志意识等活动中起主导作用，
同时也在身体睡眠活动中扮演了重要角色。睡眠问题多数原因都可归结
于心神不安。当然若要心神正常的行司其职，就离不开"心主血脉"对
神的滋养作用。如果身体感受外邪，或先天不足，或自然衰老，或脏腑
受损而引起心气心血之亏虚，或由此引起的心神失其濡养，或心神被其
他原因所扰等，都会干扰君主之官进行的正常工作活动，而最后造成了
失眠的出现。

《灵枢·天年》载："六十岁，心气始衰，苦忧悲，血气懈惰，故
好卧。"说明人过60岁后，心气不足，容易产生忧悲情绪，喜好躺卧。

《素问·气穴论》载："背胸邪系阴阳左右，如此其病前后痛涩，
胸胁痛而不得息，不得卧。"背为阴，胸为阳，因此其病前胸和背相引
而痹涩，胸胁痛得不敢呼吸，人不能仰卧。

《灵枢·营卫生会》载："老人之不瞑者，何气使然？少壮之人
不昼瞑者，何气使然？岐伯答曰：壮者之气血盛，其肌肉滑，气道通，
营卫之行，不失其常，故昼精而夜瞑。老者之气血衰，其肌肉枯，气道

涩，五脏之气相搏，其营气衰少而卫气内伐，故昼不精，夜不瞑。"老年人晚上睡眠浅，中青年白天睡眠少，其根本原因就是气血的原因。老年人气血不足，心神失养，故不寐。

《灵枢·胀论》载："夫心胀者，烦心短气，卧不安。"心胀，指心脏受邪，烦心短气，不能安卧。

所以，心对睡眠状态的调节重点放在益气养血、宁心安神这两个方面。要保持人体气血的充沛不衰而养精神，保证身体各脏腑机能与运动的正常，才能避免由心气不够、心脏亏虚、心阴损耗、心阳不振等，以及心神失养所引起的失眠虚证；而且针对由心火怫郁、心脉瘀阻、痰热内动、虚火内扰以及精神不宁所引起的失眠症状，在临床当辨证施治，以及时祛除火热痰瘀以安神利眠。

以心为主论治不寐的《灵枢·本神》曰："心藏脉，脉舍神。"心为藏神之所。《素问·灵兰秘典论》曰："心者，君主之官也，神明出焉。"心主神，在五脏六腑中占有首要地位，心不仅负责身体、内脏、官窍等的生命运动，而且认知、思考等精神活动亦由心所主。心主使气血运转和畅、使脉道畅利，进而滋润周身各部，使五脏六腑得到濡养，精神藏于心，则夜寐安。有人认为不寐的根本就因心主神明机能的丧失和异常，病位以心为主。心主藏神，神安则寐。还有人认为不寐的基础病机为心神受扰，在防治上以调理心神为主，并着重于养心阴、清心火，将养心安神镇定等药物运用于防治的终末。故不寐从心辨证论治，应当注意调理心气，使心的主血脉和心主藏神的功能恢复正常，从而达到身体内脏功能的协调，神魂宁静。

《灵枢·本神》曰："所以任物者谓之心，心有所忆谓之意，意之所存谓之志，因志而存变谓之思，因思而远慕谓之虑，因虑而处物谓之志。"思虑发于脾而成于心，当思虑过分，面对复杂的事情，心烦意乱而暗耗心阴，心气心力消耗，就可引起睡眠失常，或思想烦扰而引起睡眠障碍，或精神紧张多梦纷纭或入睡暂停。我国古代亦有入睡前要睡心之说法。故在入睡前不做运动，临睡前亦不宜观看太多的连续剧影片以及思考类工作。在午睡准备的时候，摒除杂念，心境平静，心态平和，心安而不惧，可以保持正常地入睡。

《灵枢·本神》："心藏脉，脉舍神。"心主藏神，心藏神失职可体现为精神紧张，悸动不宁，以致难以安卧。治疗应该以安神宁心为先。《素问·五脏生成》："诸血者，皆属于心。"血亏则心神失养，心神不安而无法安眠。治以补血养心，养血安神为先。血脉也由心来主持，而脉是气血营卫正常运转的重要通路，所以如果心脉发生问题势必会造成气血营卫出现阻碍而引起睡眠失常。气滞血瘀，过食肥甘厚味，都会损害血管，造成脉道不通，影响营卫气血的正常运转。因此治疗上，应该以行气活血通脉为先。

（二）肝与睡眠

《素问·六节藏象论》曰："肝者，罢极之本，魂之居也。"肝青象木，通于春气也。肝藏血，血舍魂。其华在爪，其充在筋。以血为体，以气为用，阳常有余，阴常不足，故中医认为肝脏的生理功能表现在肝主藏血及肝主疏泄。肝与入睡的关联非常紧密，肝与入睡之间的生理密切联系表现在"肝藏血"，"血舍魂"：其一，"人卧血归于肝"，体内血在夜晚会流藏在肝中以保证正常入睡。有研究指出，在正常人入睡状况下，肝脏血流量较直立时约提高一倍之多。其二，如果肝血亏虚、神魂失养则易发生"眠而有见"——"梦"。中医学认为，梦实质上是一个人"魂不守舍"的体现。再者，由于肝主疏泄，也包含了对情志的疏泄。所以肝郁往往被列为七情损伤之首。对于情志损伤，中国历代医家皆十分重视。而情志损伤对睡眠健康的危害，亦有所公认。如《症因脉治·不能卧论》载："肝火不得卧之因，或因恼怒伤肝，肝气怫郁，或尽力谋虑，肝血有伤，肝主藏血，阳火扰动血室，则夜卧不宁矣。"

肝失疏泄，或情志受损，或肝血亏虚，或肝魂失养等都可引起人体气血瘀滞不通，肝不能藏魂，均可导致不寐，或卧寐不安，从而引起入睡深度和（或）入睡品质的降低。

《素问·痹论》载："肝痹者，夜卧则惊，多饮数小便，上为引如怀。"《素问·刺热论》载："肝热病者，小便先黄，腹痛多卧身热，热争则狂言及惊，胁满痛，手足躁，不得安卧。"说明肝脏受邪，肝不藏魂，容易受惊、腹痛、胁肋胀痛、手足烦躁，睡眠不安。

《血证论·卷六·卧寐》载："肝病不寐者，肝藏魂，人寤则魂游于目，寐则魂反于肝。若阳浮于外，魂不入肝，则不寐。"白天肝魂游于目，感知外界事物，夜间神安，魂归于肝，若肝木偏亢，魂不入肝，浮越于外，可发不寐。

所以，从肝论治失眠首先要护肝养血、和血安魂。"肝藏血"，夜卧则血归属肝，有利于肝血的养护与化生，进而养心神，保证各脏腑机能运动的顺利。而且精气血是形成神及魂魄的基本材料，"血舍魂"，人卧血归属肝，魂也随其入肝，藏养于血肉。故血和则魂魄安宁，神静故能安寐。《中西汇通医经精义·五脏所藏》载："昼则魂游于目而为视，夜则魂归于肝而为寐，魂不安者梦多，魂不强者虚怯。"其次，也就是对情志的宣泄和心态的疏导。现在因日常生活节奏过快，社会经济压力大，人们时感焦虑、紧绷、情绪压抑，不易安卧，因此针对这种现象，可着眼于"肝主疏泄"，以调节情志为宜，并注意合理起居，按时睡眠，切勿熬夜。

由肝所致不寐，主要从肝主疏泄及肝主藏血这两点生理功能来论治。肝脏发挥疏泄功能并调畅人体气机，使气血、经脉运转畅利，从而各脏腑功能正常、和谐。可见，若肝的疏泄功能如常，则人体内的气机顺畅，气血和调，脏腑功能协调，肝得以藏魂，寐自然而安。《灵枢·本神》曰"肝藏血，血舍魂。"论述了肝藏魂的特性。《素问·五脏生成》谓："人卧血归于肝。"夜间若人静如安卧，则血液归藏于肝中，血舍肝魂，则夜卧静而能安。不寐的发生原因众多，其中联系最密切的便是由于肝失疏泄，因此若从肝论治不寐，在兼顾养肝的同时要注意疏肝来调畅肝气，只有肝主疏泄和藏血功能保持正常，神魂方能自安。疏肝是防治失眠的重要环节，因而经常以逍遥散、丹栀逍遥散为基本方予以加减。

《灵枢·本神》曰："肝藏血，血舍魂。"魂大体上是保持静止休息的平静状态，如果魂不守舍则产生梦话或梦游。若血虚而魂未藏则会发生多梦纷纭。故在治肝不藏魂引起的睡眠不良等病症时，以养肝、柔肝、补肝血为主。《素问·痹论》曰："肝痹者，夜卧则惊，多饮数小便，上为引如怀。"肝脉痹阻不通畅，则肝脉气血运行不通畅，直接影响肝之藏魂功用，肝藏魂功用失常时，魂妄动而易惊，会在沉睡中惊醒而睡眠暂停。当疏肝行气，使肝脉顺达，恢复肝藏神功用之常态，以起到恢复沉睡的状态。《素问·大奇论》曰："肝雍，两胠满，卧则惊，不能小便。"指肝气壅盛，造成肝脏的藏魂功能丧失，亦会出现夜卧则惊的表现。治疗上疏理肝火，可使肝藏魂恢复正常睡眠恢复。肝脉痹阻流动不畅，或肝脉气壅不畅所引起的入睡障碍，睡中惊醒后睡眠暂停可参考《脏气法时论》"肝欲散，急食辛以散之"疗法。

（三）肺与睡眠

《素问·六节藏象论》曰："肺者，气之本，魄之处也。"《素问·五藏生成》曰："诸气者，皆归于肺。"《素问·灵兰秘典论》曰："肺者，相傅之官，治节出焉。"肺白象金，通于秋气。其华在毛，而充于皮。所以中医学指出肺的生理功能表现为：肺主持一身之气、司呼吸的作用以及肺朝百脉。

肺与睡眠的生理学联系，主要表现在营卫运行和肺藏魄两个方面：

其一，肺乃相傅之官，功擅助心治理与调节脏腑机能活动，以及全身气血津液的代谢循环。其在体合于皮毛，主司腠理开阖，可参与免疫调节，卫护机体免受外邪的侵袭；同时也助于调节气机，维持营卫"行阳入阴"的周期性运行。再者，"气为血之帅"，气可行血，加之"肺朝百脉"，故肺可助心行血，推动气血以濡养周身，保障机体各项机能的正常运行。最后，"梦乃魂魄役物"肝藏魂、肺藏魄，魂善魄恶，噩梦连连，乃魄之病，故可由肺论治。或外邪扰肺，腠理不固，肺失宣降，或气机不顺，则卫气不得行，阳不入阴而不寐；或外邪袭肺，肺失宣降，则肺气上逆，喘咳不休而影响入睡；或神魂被扰、梦魇不宁等。

《素问·病能论》载："人之不得偃卧者何以？岐伯曰：肺者脏之盖也，肺气盛则脉大，脉大则不得偃卧。"肺为五脏六腑的华盖，如果肺被邪气所犯，邪气盛于内则肺的脉络胀大，肺气不利，气急或胸闷，均会导致人不能安卧。

《灵枢·淫邪发梦》载："正邪从外袭内，而未有定舍，反淫于藏，不得定处，与营卫俱行，而与魂魄飞扬，使人卧不得安而喜梦。"外邪侵袭，没有固定的侵犯部位，待到侵入内脏，也没有固定的部位，而是与营卫之气一起流行运转，伴随着魂魄飞扬，使人睡卧不安而常常做梦。

《灵枢·邪客》载："夫邪气之客人也，或令人目不瞑不卧出者，何气使然？卫气者，出其悍气之慓疾，而先行于四末分肉皮肤之间而不休者也。昼日行于阳，夜行于阴，常从足少阴之分间，行五脏六腑，今厥气客于五脏六腑，则卫气独卫其外，行于阳，不得入于阴。行于阳则阳气盛，阳气盛则阳跷陷；不得入于阴，阴虚，故目不瞑。"指出外邪侵袭脏腑，迫使卫气仅能行于阳而不能入阴，阴阳失交，人不能闭目入睡。

所以，肺于睡眠活动的作用主要在于助心行血，协调营卫。"肺主气""气行血""朝百脉"，主皮毛，司腠理，与营卫的浮沉出入运行关联尤为紧密。故肺和，则营卫和；若营卫和，则寤寐和。肺气属金，和胃一样，都以气之肃降而顺。肺与大肠通过经络构成互为表里的关系，而大肠及小肠则都归于胃。胃和则寐安。

肺主一身之气，司呼吸。《素问·五脏生成》曰："诸气者，皆属于肺。"《灵枢·本神》曰："肺气虚则鼻塞不利少气，实则喘喝胸盈仰息。"肺主气司呼吸功能正常，能够保证夜间睡眠活动的顺利，若肺病喘咳则干扰入眠，肺气虚，少气不足以息又或许会造成鼾眠。肺上逆喘咳睡卧不安着者，治法上根据《脏气法时论》曰："肺苦气上逆，急食苦以泻之。"肺气虚引起鼾眠者，治疗上可补脾气以补肺，增强气道通气空间，以消除支气管梗阻，增强喘息之力，预防鼾眠。肺藏魄。《灵枢·本神》曰："肺藏气，气舍魄。"魄是指人的视野、听力、嗅觉、触觉等感受和认知在内的功能。肺的藏魄功能通常是人顺利入眠的重要保证。若肺部的藏魄功能良好，则人在入眠后也不致因周围的环境因素（声音、光、气味等）的干扰，而轻易觉醒。但如果肺不藏魄，则入睡轻浅，即使外面环境稍有改变入睡者也会被惊醒。在治疗上，肺气虚所致肺不藏魄、入睡轻浅、容易惊醒等，以补益肺气为主。肺阴功能不足所导致的肺不藏魄，当入睡轻浅易醒或睡眠暂停时，以补益肺阴功能为主。

肺主气，通过肺部的呼吸运动调畅身体气机运转，通过肺朝百脉，调整脉道，全体脏腑气血汇聚于肺部，并通过肺的宣发和肃降布散于身体各部。五脏功能失调均可引起不寐，而肺功能失调与不寐具有一定关系，治疗上应以培土生金、滋养肺阴、清化热痰、清热除烦为主。肺气充足，且宣降畅达，则营卫循环如常，夜寐得安。

（四）肾与睡眠

《素问·六节藏象论》曰："肾者，主蛰封藏之本，精之处也。"

《素问·灵兰秘典论》曰："肾者，作强之官，伎巧出焉。"肾黑像水，通于冬气也。为先天根本，乃阴阳水火之宅。其华在发，其充在骨。故中医学认为肾脏的生理功能主要体现为：肾能贮存、封藏精气，掌管生殖功能，主骨生髓以及肾主水。肾脏与睡眠的联系，主要表现在肾脏对精神和脑神的调节功能。其一，肾能贮存、封藏精气。"精"，在中医学上有广义与狭义之分。广义之精，是指组成身体结构以及保证人类正常生活运动的基础物质，包含气血津液和水谷精微之类。而狭义之精，则特指先天之精。《灵枢·决气》曰："两神互搏，合而成形，常先身生，是谓精。"《灵枢·本神》曰："生之来谓之精，两精互搏谓之神。"其二，"肾主骨生髓"，《灵枢·经脉》载："人始生，先成精，精成而脑髓生。"何为"髓"？《灵枢·五癃津液别》载："五谷之津液，和合而为膏者，内渗入于骨空，补益脑髓。"据此看来，髓由精化生，是五谷津液合为膏者的精微产物。髓与脑相连，《素问·五藏生成》："诸髓者皆归于脑。"《灵枢·海论》"脑为髓之海"，而"脑为元神之府"。所以，补肾可促进添精、补益脑髓，进而安神、利眠。如果肾精亏虚，髓海不足，人就会白天工作无精力，晚上入睡不安。综上所述，全身精气均封藏于肾，肾藏精，精生髓。有精方能髓海生，有精才有神明。神动其外乃寤，神归其舍乃寐。或身体先天缺憾，或后天环境失养人体内脏功用受损，或年长体力衰竭，精失所藏、脑髓失养、肝阴亏虚、肾虚水犯、心肾不交等都可引起睡眠问题的出现。

《素问·病能论》中记述："人有卧而有所不安者何也？岐伯曰：脏有所伤及，精有所之寄，则安，故人不能悬其病也。"五脏有所伤及，要等到损伤恢复，精神有所寄托，睡卧才能安宁，强调了从五脏论治不寐的重要性。

《素问·逆调论》载："夫不得卧，卧则喘者，是水气之客也，夫水者循津液而流也，肾者水脏，主津液，主卧与喘也。"肾为水脏，主津液，如肾病不能主水，水气内停上逆犯肺，则人不能平卧而气喘，所以肾病主不能平卧，卧则气喘。

《灵枢·海论》载："髓海不足，则脑转耳鸣，胫酸眩冒，目无所见，懈怠安卧。"肾藏精，精生髓，脑是精髓汇聚之处，故脑为髓海，肾精不足，脑髓失养，则会眩晕耳鸣，倦怠嗜睡。

所以，肾脏对睡眠的调节重点就是"精"和"髓"。肾气、肾精、肾阴、肾阳等的机能运动均有赖于"肾藏精"，由于肾是人天赋根本，故在后天作息中不能过分消耗，还必须注意顾护肾精，以使人脑髓充盛，精神得以养，安然入寐。

另外，必须意识到"心肾相关"学说对睡眠调节的重要意义。因为中医认为肾是先天根本，又与其余脏腑关系密切：即肺主一身之气，司呼吸作用；肾能摄纳肺之气。肺通调水道，为水之上源；肾脏主水，为水脏。而肝藏血，肾藏精，精血互生，乙癸同源。肾为先天根本，脾为后天根本。从睡眠方面来说，联系较为密切的则为"心肾相关"学说。正所谓心属火，而肾属水。故心为火脏，肾为水脏。这样心火须下降于肾以助肾阳、温肾水；同时，肾水须上济于心以滋心阴、制心阳，这种一升一降则心肾交会，水火两相既济，则阴阳和谐，自然安卧。

肾藏阴精和阳精，乃人一身阴阳之根本。阳精主寤，阴精主寐。入睡和清醒，取决于阴阳二气的正常运动转换。肾阴不足而不能上济于心，心肾未交则不寐或多梦纷纭，或睡眠盗汗，肾阳不足则昏睡。《素问·脏气法时论》："肾病者，腹大胫肿，喘咳身重，寝汗出，憎风。"肾主水封藏，故有因肾脏疾病封藏失司而夜间入睡盗汗者。卫表之水阳根于肾阳，肾阳薄弱而未能化水则水肿，表阳表虚则寝汗出而憎风。补肾阳固表，则寝汗止。《素问·逆调论》曰："夫不得卧，卧则喘者，是水气之客也；夫水者，循津液而流也，肾者，水藏，主津液，主卧与喘也。"肾阳不足，蒸腾气化失职，水液代谢障碍，水气凌于心肺，卧则喘。治疗当温滋养肾阴，利水以清热平喘安卧者。《黄帝内经》中有不寐针刺肾经穴位的相应疗法。《灵枢·经脉》曰："肾足少阴之脉……主肾所生病者……痿厥嗜卧。"足少阴肾经的腧穴具有治疗调节睡眠的功效。涌泉、太溪、照海等具有调整睡眠、治疗不寐的功效。

以补肾为主论治不寐，《素问·上古天真论》谓："肾者主水，受五脏六腑之精以藏之。"人身体中的物质基础有赖于肾中精气的供给，五脏阴阳的根本为肾阴、肾阳，肾中精气充足、旺盛，肾中阴阳协调互济，则人体的正常睡眠得以维持。《灵枢·本神》"肾藏精，精舍志"，肾主藏精，其神在志，若肾中精气充盛，则志归藏于肾，夜寐得安。老年性不寐的产生主要与肾气有关，病机总是因为肾精气阴阳的亏虚、肾脏功能下降，应针对肾阴、肾阳、肾精的亏虚，进行"滋阴安神，通行心肾""温阳补肾，潜阳安神""补益精血，固肾安神"等方法治疗。不寐的治疗临床复杂多样，有入眠不易、嗜睡轻浅、早醒、梦游、梦魇等病症，临床诊断上可有一病症独立存在，也可同时存在多种症状表现，以夜寐早寤或早醒为主诉的不寐病，病位往往在"肾"。

（五）脾（胃）与睡眠

《素问·六节藏象论》曰："脾胃大肠小肠三焦膀胱者，仓廪之本，营之居也。"《素问·灵兰秘典论》曰："脾胃者，仓廪之官，五味出焉。"脾像土，通于长夏。脾是后天之本，气血生化之源。其华在唇四白，其充在肌。所以中医认为脾胃的正常生理功能，一般表现为：脾主运化功能，胃主腐熟；脾主升清，胃主降浊等。在生理上，脾胃与睡眠的关系在于：其一，脾胃乃后天之本，主要负责食物的消化作用，乃气血生化之源。体内气血津液等精微营养物质的化生，除了来自于继承自父母的先天之精，大部分都靠后天环境和饮食生活物的阳气化生。而精气血变化，是保证人体内的各种脏腑机能运动和营卫之气正常产生的重要基础。其二，脾主升清，胃主降浊。脾升、胃降堪称人体内气机运动的枢纽，对营卫之气机运动和阴阳出入有着举足轻重的影响，脾健胃中和，起落有序，气血互相调和，营卫之运转正常故昼精夜瞑。不然，则昼不寤，夜不寐。所以有了"胃不和则卧不安"之说。若素体脾胃衰弱，或脏腑受损中焦不运，则气血化生无源，又或卫外失固，外邪入侵；又或者营气不足，卫气内争，最后直接干扰人体周期性的营卫运行而引起睡眠功能失常。再者，因为思虑过重、情志不遂、脾气郁结，又或是饮食不节，脾胃功能受损而引起食积、痰湿等，或有形实邪阻滞气机，脾胃失于和降，浊气上逆扰心神，而引起睡眠功能障碍。

《素问·逆调论》载："不得卧而息有音者，是阳明之逆也，足三阳者下行，今逆而上行，故息有音也。阳明者胃脉也，胃者六腑之海，其气下行，阳明逆不得从其道，故不得卧也。"阳明上行者为逆，逆则气连于肺而息有声，此胃气之不降也，气逆不降，则奔迫而上，所以不得卧。

《下经》曰：胃不和则卧不安。此之谓也。"有过饱食或病胀满者，必卧不安，为胃气不和的原因。

《灵枢·大惑论》载："人之多卧者，何气使然？岐伯曰：此人肠胃大而皮肤湿，而分肉不解焉……肠胃大，则卫气行留久；皮肤湿，分肉不解，则行迟。留于阴也久，其气不清，则欲瞑，故多卧矣。其肠胃小，皮肤滑以缓，分肉解利，卫气之留于阳也久，故少瞑焉。"有些人总也睡不够，是因为其胃肠体积大，卫气会较长时间留在胃肠来消化食物，则卫气就会夹杂阴浊之气，处于不清的状态，人就会怎么也睡不够。

《灵枢·胀论》载："脾胀者，善哕，四肢烦悗，体重不能胜衣，卧不安。"与脾有关的胀证，常见呃逆，四肢躁扰烦闷不舒，身体沉重无力，睡眠不安。

所以，脾胃对睡眠的调节重点就是调理脾胃。脾运胃健方可运筹中焦，化生气血；升清降浊，畅调气机。

另外，"胃不和则卧不安"对于现代社会也具有重要指导意义，因为现代人生活的膳食构成已经产生了很大变化，由于肥甘生冷，酒食过饱，胃肠负荷太重，脾胃升降运化的功能不及，宿食痰饮积滞，故脾胃升降失和，气机失降，浊气上行扰乱心神，神不宁而卧不安。所以调理脾胃改善睡眠状态，要求现代人做好调节饮食结构，合理膳食，保养脾胃。

《素问·厥论》曰："阳明之厥，则癫疾欲走呼，腹满不得卧，面赤而热，妄见而妄言。"阳明经气机逆乱为阳明所厥，因阳明经气机逆乱，胃以降为和，胃气失其和降，卫气不能入内而不能卧以致不寐，与"胃不和则卧不安"的原理同出一辙。治疗上以和胃降逆，因为胃气和降气机正常，故卫气可以入里，可以安眠。"太阴之厥，则腹胀，后不利，不欲食，食则呕，不得卧"。脾不升胃不降，腹满食相持不下作呕，脾胃气机紊乱，此亦为"胃不和则卧不安"。太阴的经气运转不正常，脾不升清，胃不降浊，腹泻时胃肠胀气，饮食相持不下，饮食则呕，不能安卧。这一证型的入睡障碍在防治上以健脾和胃、升清降浊为重。《灵枢·胀论》曰："脾胀者，善哕，四肢烦悗，体重不可胜衣，卧不安。"脾胀，哕是指脾胃之气失于和下，中焦不安，卫气不可入于阴而卧不安。脾升胃降则为脾胃正常之气下降出入，脾胃失于和下致使气机上逆而哕，脾气虚则四肢烦悗，脾不行于水，身体水肿则不胜衣，则不能安卧。此种睡眠问题在治疗上以健脾利水、和胃降逆为先。《素问·阴阳应象大论》曰："脾在志为思。"《灵枢·本神》曰："脾藏营，营舍意。"因思虑源于心脾，故思虑过量就会影响睡眠品质。而恬淡虚无，减少思虑，可以培养较好的心态和心境，故减少思虑和睡眠先睡心有异曲同工之妙。另外，《黄帝内经》中记述了针灸防治不寐的办法。《灵枢·经脉》曰："脾足太阴之脉，是主脾所生病者"脾足太阴经脉也有治病不寐的作用，足太阴脾经的公孙穴治意志消沉不寐，三阴交治疗心烦不寐。

二、五神脏与睡眠的关系

五神脏理论与睡眠关系密切。《灵枢·本神》曰："故生之来谓之精，两精相搏谓之神，随神往来者谓之魂，并精而出入者谓之魄，所以任物者谓之心，心有所忆谓之意，意之所存谓之志。"《素问·宣明五气论》曰："心藏神、肺藏魄、肝藏魂、脾藏意、肾藏志。"指出五神分属于五脏。《续名医类案》有云："人之安睡……五脏各安其位而寝。"指出神志安则夜寐安。可见五神脏与睡眠有着密切的联系。

（一）五脏与形神合一

形神合一指的是形态与精神互相一致，是中医学认识理解灵魂的重要思想基础。"形"有形体、姿质、形态等含义。在中医学中，"形"指五脏六腑、四肢百骸、五官九窍等组织脏器和精、气、血、津液等精微物质。《素问·宝命全形论》曰："人生有形，不离阴阳。"《素问·刺志论》曰："气实形实，气虚形虚。""神"在《黄帝内经》中有多次提及，如"神明""神气""神志"等。主要具有两方面的含义，即人体精神活动外在的体现以及心灵活动（泛指的精神思维意思等）。也就是说，人的有形之身体谓之外形，脏腑器官之活动谓之神。《灵枢·天年》说："何者为神？岐伯曰，血气已和，营卫已通，五脏已成，神气舍心，魂魄毕具，乃成为人。"表明了当体内气血互相调和，营卫之气运转顺利，则五脏就形成了，而精神藏在心里，则灵魂也形成了，才是个健康的人。神和形之间关系可归纳为形乃神之体，而神乃形之用。"形与精神俱"即形神不能分开，形是神的载体，神必须依附于形才能进行活动。《素问·上古天真论》曰："形体不弊，精力不散。"表示形的出现是思维活动的根本保障，精神不能独立于形而存。构成形的物体确定了作为神的意识，形也能够被神来反作用。正常的精神状况，能够使五脏少受或不为外邪所侵害。《灵枢·本藏》有条谓："志意者，所以御精神，收魂魄，适寒温，和喜怒者也……志意和，则精神专直，魂魄不散，悔怒不起，五脏不受邪矣。"说明了人的精神不但可以支配人的思维意识行为活动，并且还可以协助人类应对气候变化，以及预防外邪的侵袭。人如果具有充足的精气，就能够少受外邪侵袭，《素问玄机原病式·六气为病》说："是以精中生气，气中生神，神能御其形也，也是精为神气之本。形体之充固则众邪难伤。"形与神的存在相互干扰，影响人体内脏的功用等属于"形"的疾病会影响神的功用，《灵枢·邪客》曰："心者，五脏六腑之大主也，精神之所舍也，其脏坚固，邪弗能容也，容之则心伤，心伤则神去，神去则死矣。"表明心受邪所致形病，进而伤心神所致神病。《素问·汤液醪醴》亦言："精气弛坏，营泣卫除，故神去之而病不愈也。"表明了精气大伤，营卫俱损严重，伤神者乃为死候。此外还有五脏神伤的病症，也能引起气血阴阳虚损等形病，《素问·举痛论》谓："喜则气和志达，荣卫通利，故气缓矣。"人的情绪愉悦时，营卫之气通利，但快乐过分以致心气涣散，故曰喜则气缓。《素问·疏五过论》曰："暴乐暴苦，始乐后苦，皆伤精气，精气耗竭绝，形体毁沮暴怒伤阴，暴喜伤阳。厥气上行，满脉去形。"怒伤肝，而肝藏血，故曰伤阴。喜伤太阳，心藏神，故曰伤阳。就是说，凡喜、怒、哀、乐等的情绪太过强烈都可以损其精气，气厥逆上行，便会导致精伤气绝，离开形体而去。

综上所述，形神的结合可以反映出物质与意识，以及身体与器官之间的结合，因此形神合一观对生理疾病的诊治、处理等方面都具有重要指导意义。不寐是身体疾患，更要重视形神共治。

（二）五脏所藏精，为神志所化生的物质

五脏藏精，使气血化生有源，是人体生理行为的主要物质基础，亦为寐寤之机要。《素问·经脉别论》谓："食气入胃，散精于肝，淫气于筋。食气入胃，浊气归心，淫精于脉。脉气流经，经气归于肺，肺朝百脉，输精于皮毛。毛脉合精，行气于腑。腑精神明，留于四脏，气归于权衡……饮入于胃，游溢精气，上输于脾。脾气散精，上归于肺，通调水道，下输膀胱。水精四布，五经并行，合于四时五脏阴阳，揆度以为常也。"说明五脏均参加了饮食营养成分的消化和吸收。而水谷则因脾胃之运化转变为精微营养物质，其精气到达肝则养筋，到达心则养血脉，到达肺则经过百脉输送到皮毛，五脏六腑功用正常，其精微营养物质丰富则神明得养。《类证治裁·卷之首·内景综要》说："一身所宝，惟精、气、神。神生于气，气生于精，精化气，气化神。故精者气之本，气者神之主，形者神之宅。"《素问·阴阳应象大论》曰："人有五藏化五气，以生喜怒悲忧恐。"所以，五脏中所藏的精可以化气生神，而且精能生血，所以血是精神运动的最重要生理物质，而血亏伤及五脏是精神运动异常不寐的最重要因素。心主血，脾助心而行血，血液的形成也必须有脾的运化作用，而且肾精肾髓都能化血，肝主疏泄而藏血，均与精神活动密切相关。总之，五脏藏精所生化的气血是精神活动所必需的物质基础。

（三）脏有所伤，神无所藏

《景岳全书·不寐》中指出："盖寐本乎阴，神其主也，神安则寐，神不安则寐不安。"在现代中医临床中，一直将精神不安作为不寐病主要的发生机制之一。中医以为，神分为神、魂、魄、意、志五部分，合称"五神"。而五脏藏五神："心藏神""肝藏魂""肺藏魄""脾藏意""肾藏志"。正如上文所述，由于五神皆主导并干扰着睡眠的调节，而五神又藏于五脏之内，故当五脏有伤时，则神失所

藏、魂不守舍，从而导致不寐的出现。所以《素问·病能论》载道：
"人有卧而有所不安者，何也？岐伯曰：脏有所伤及，精有所寄，则
安，故人不能悬其病也。"张景岳曾在《类经·不得卧》中言道："凡
五脏受伤，皆能使卧不安，如七情劳倦，饮食风寒之类皆是也。"据此
看来，五脏一旦受损，则神无所藏，而导致不寐的因素汇总起来不外乎
外感和内伤两大类：其一，五脏的内损神伤，尤以心、肝二脏的损伤为
最。《灵枢·胀论》中记述道："夫心胀者，烦心短气，卧不安。"
《灵枢·癫狂》载："狂始发，少卧，不饥。"《素问·大奇论》载：
"肝雍，两胠满，坐卧而惊，不得小便。"《素问·刺热》载："肝热
病者……热争则狂言及惊，胁满痛，手足躁，不得安卧。"总之，人如
果因身体内脏的生理机制失常损伤精神，脏伤则精伤，精伤则精神失守
藏，出现精神不安，从而导致不能安寐。其二，外邪导致五脏神伤。
《素问·生气通天论》载："因于寒，欲如运枢，起居如惊，神气乃
浮。"《素问·痹论》载："筋痹不已，复感于邪，内舍于肝。""肝
痹者，夜卧则惊"脏腑外感病邪，邪气由外传内，邪气内积而阻气道，
脏腑失司，邪客神舍，神魂被扰而发病。故《灵枢·淫邪发梦》载：
"正邪从外袭内，而未有定舍，反淫于脏，不得定处，与营卫俱行而与
魂魄飞扬，使人卧不得安而喜梦。"

综上所述，无论外感、内伤，邪气客于内脏，阻遏气机的运转，导
致脏腑功能紊乱，则神失所藏，寐卧不安。

三、从五神脏论治不寐

不寐无论其临床表现多样，其病因病机多么繁复，但其发病部位
总不离五脏，其发病病机有一个共同病理即"五神不入于五脏"。《黄
帝内经》中将神分神、魂、魄、意、志五种，分别归心、肝、肺、脾、
肾，即五脏舍五神。《类经·不得卧》有云："凡五脏受伤，皆能使卧

不安"提出若邪扰五脏或五脏失养，则五神失于内守而致不寐。正常睡眠与觉醒皆受神的影响，只有五脏功能正常，精气充盛，五神才能安于其所舍之五脏，人方能安睡。

（一）心不藏神所致不寐

1.心血虚无以养神：心血虚则无以滋养心神，出现心情烦躁失眠。《景岳全书·卷十八·不寐》中指出："血虚则无以养心，心虚则神不守舍。""无邪而不寐者，必营气之不足也，营主血，血虚则无以养心，心虚则神不守舍。"据此得知，心血虚无以养神可导致不寐。"不寐虽病有不一，然唯知邪正二字则尽之矣。盖寐本乎阴，神其主也，神安则寐，神不安则不寐。"即心神不安失眠者。《金匮要略·五脏风寒积聚病》云："邪哭使魂魄不安者，血气少也。血气少者属于心，心气虚者，其人则畏，合目欲眠，梦远行而精神离散，魂魄妄行阴气衰者为癫，阳气衰者为狂。"表明了心藏血对肝魂与肺魄有影响作用。《医宗金鉴·卷二十五·五藏风寒积聚病脉证并治》注曰："邪哭，谓心伤之人无故而哭也。邪哭则使人魂魄不安，心之血气少也。血气少而心虚，则令人畏，合目欲眠则梦远行，此是精神离散，魂魄妄行也。心之血阴也，阴过衰则阳盛，阳盛则为病狂也；心之气阳也，阳过衰则阴盛，阴盛则病癫也。"心之气血不足，可导致心神失养，神不归位，可引起神志异常的疾病。邪气日久则可以耗伤心血，由实致虚，精神浮越，出现忧虑，畏则病情进展到了少阴病的但欲寐阶段，而少阴病则是里虚病，神志表现在睡眠中形成了远行的梦，而在睡眠中则魂魄也发生了离散化的妄行。在治疗神志角度上，张景岳指明："凡人若以身体疲倦乏力或思虑太过者，必致血脉耗亡，神魂无主，所以不寐，或有微痰微火者，都不能顾，只宜养气血，血气复则诸证自退。如兼顾并杂治之，则一曝十寒，病必难愈，渐至元神俱竭而不可救者有矣。指明了心血不足导致的不寐在治疗上需要求本，主要是把握住补养心血。《景岳全书·卷十八·不寐》亦说："若思虑劳倦伤心脾，以致气虚精陷，而为怔忡、惊悸、不寐者，宜寿脾煎或归脾汤。"由血虚，或因心阴功能不足而导致的失眠治疗可采用养心安神方法，可用天王补心丹、养心汤、柏子养心丸等方。

孙思邈还提供了大量的治因风导致心虚惊悸的药方，在《备急千金要方·卷十四·风虚惊悸》中，阐述了风经五脏、大虚、惊悸可用茯神汤医治。治虚羸、心气惊弱多魇可用小定心汤。风虚劳冷可用镇心汤，心气不够，善忘恐怖，心神不定方和大小镇心丸等。方中多由入心经安神的茯神，兼顾补肾志的牡蛎、远志组成，体现了孙思邈对于安心神、养肾志在治惊悸而不寐中的功效的重视。《太平惠民和剂局·治诸虚》治心气较弱，志意无定用预知子丸，或神情恍惚，话语错妄，愁忧惨戚，或喜怒交加，少眠，夜多异梦，寤即惊魇，或神志不清眩，暴不知人，亦宜服之。以及定志丸，"治心气不定，五脏不足，恍惚振悸，忧愁悲伤，差错谬忘，梦寐惊魇，恐怖不无时，朝瘥暮剧，暮瘥朝剧，或发狂眩，并宜服之"。《丹溪心法·惊悸怔忡》曰："所谓扶虚，不过调养心血，和平心气而已。"宋代医家总结了心气不够，精神恍惚多梦的方药选择，《太平惠民和剂局·论诸虚证候》论曰："治心气不足，神思恍惚，言语错谬，惊悸不定，夜多异梦，可与定志丸、降气丹、镇心丸、人参黄芪散、妙香散、乌沉汤、参苓白术散。"心胆气虚也是不寐的原因所在，因为肝主谋虑，胆是决断之官，与心主血脉一同调控情志。若胆虚气怯，决断无权，遇到重大问题则易惊慌胆小、多疑不寐等心胆气虚病症，胆郁痰扰之证。温胆汤方出自孙思邈之《备急千金要方》，用于胆郁痰扰证。胆小易惊，眩晕怔忡，意志消沉不能入睡，夜梦烦多。《三因极一病证方论·卷之十·惊悸证治》谓："治心胆虚怯，触事易惊，或梦寐不祥，或异象惑，遂致心惊胆慑，气郁生涎，涎与气搏，变生诸证，或短气悸乏力，或复自汗，四肢水肿，饮食无味，心虚烦闷，坐卧不安。"惊悸、痰火扰神等神志不安不寐用的温胆汤。

2.心火亢盛无以安神：心主神，若心火亢盛则会出现不寐、心神紊乱、狂躁妄动、惊悸怔忡等症状。《医效秘语·不得眠》说："热病邪，热感，神不清，故不眠。"火邪伤心扰动了神明，就容易发生口干津少，五心烦热，以致神昏谵语，可选朱砂安神丸。《医宗金鉴卷·二十七·删补名方论》引叶仲坚说："经云：神气舍心，精神毕具。又曰：心者生之本，神之舍也。且心为君主之官，主不明，则精气乱神，太劳则魂魄散，所以寤寐不安，淫邪发梦。轻则惊悸怔忡，重则痴妄癫狂也。朱砂具光明之体，色赤通心，重能镇怯，寒能胜热，甘以生津，抑阴火之浮游，以养上焦之元气，为安神之第一品。"但朱砂在使用时应小心剂量问题，以免中毒。《血病论·卧寐》："心病不寐者，心藏神，血虚火妄动，则神不安，烦而不寐，仲景黄连阿胶汤主之。阴虚痰扰，神不安者，猪苓汤治之。一清火，一利水。盖以心神不安，非痰即火，余每用朱砂安神丸，加茯苓琥珀，或用天王补心丹。"可见，多位医家都对使用朱砂安神丸防治心火扰神而不寐有深入体会。痰火上扰于精神也会引起严重失眠症状，头重、眼眶痛、食多胸闷为主要表现。《古今医统大全·卷之七十·不寐候》曰："痰火扰乱，心神不宁，思虑过伤，火炽痰郁而致不眠者，多矣。"这主要是因为热痰化火，上扰精神，人易发生精神过分亢奋，头晕惊悸，狂躁不寐也有可能发生，在防治方面《景岳全书·卷三十四·癫狂痴呆》所云："凡狂病多因于火……故治此者，当以治火为先，而或痰或气，察其甚而兼治之……若因火致痰者，宜清膈饮、抱龙丸、生铁落饮主之。甚者宜滚痰丸。"清实热之痰证，亦可用于由痰火扰心而引起的精神异常之不寐。

3.心肾不交无以舍神：心肾相交也称水火既济，即心阳下交于肾以资肾阳避免肾水过寒，而肾阴上济于心以防心火过亢。心火与肾水协调互济，方能使生命活动正常运行。若心阳不下交于肾以资肾阳，或肾阴不能上济于心以资心阴，则因心肾不交、精神不归于舍而导致长期不寐，《景岳全书·卷十八·不寐》说："凡思虑劳倦、惊恐忧疑，及别无所累而常多不寐者，总属真阴精血之不足，阴阳不交，而神有不安其室耳。"说明过分思虑、惊恐、忧郁多疑等原因均可能引起不寐，其根源多因于精血少，心肾失交。心肾不交还可引起多梦，焦躁紧张，幻觉，或者自觉身体分裂，古称离魂证或失魂病。《杂病源流犀烛·不寐多寐源流》中所说的："有神气不宁，每卧则魂魄飞扬，觉身在床而神魂离体，惊悸多魇，通夕不寐者，此名离魂症。"《辨证录·卷之十·离魂门》谓："人有心肾两伤，一旦觉自己之身分而为两，他人未见，而已独见之，人以为离魂之症也，谁知心肾之不交乎……故梦虽不安，魂犹恋于心之中；神虽发躁，魂尚根据于肾之内，魂欲离而不能离也。唯心肾之两亏，则肾之精不能交于心，而心之液不能交于肾，而魂乃离矣。"认为心为肝之母，肾为肝之子，故心肾之间为肝，肾亏则无水而伤肝，心亏则无液而耗肝，肝伤则血燥，血燥则魂不得藏，往来于心、肝、肾之间宜兼补心、肝、肾，方用摄魂汤。另外，张仲景还提倡医治心肾未交不寐的黄连阿胶汤，《伤寒论·辨少阴脉并治法第十一》谓："少阴病，得之二三日以上，心中烦，不得卧，黄连阿胶汤主之。"而心火过亢，或肾阳不足导致的心肾不交的不寐，可用交泰丸治疗。方出于明代的《韩氏医通》一书，名见清代《四科简效方》。方中肉桂温滋养肾阴，引火归元，肾阳充足则向上气化与肾水同气而上行，使心火得以滋养，让心火不亢；而黄连则苦寒直折，善引心火下行，沟通肾阳则上下水火既济，心肾相交。

（二）肝不藏魂所致不寐

1.肝血虚无以养魂：肝血亏，则魂不安于舍，导致不寐的产生。《血证论·脏腑病机论》谓："肝之清阳，即魂气也。故又主藏魂，血不养肝，火扰。"《杂病源流犀烛·不寐源流》云："有由肝虚而邪气袭之者，必至魂不守舍，故卧则不寐。"《普济本事方·卷一·中风肝胆筋骨诸风》许叔微指出魂不归肝的诊疗之法，说："治肝经因虚，内受风邪，卧则魂散而不守，状若惊悸，真珠丸。"其所记医案有董生者，患神气不宁，每卧则魂飞扬，觉得身体在床上但魂已经飞走了，惊悸多噩梦，通夕无寐，很多医家以为是心病，治疗效果均不佳。许氏辨证说："以脉言之，肝经受邪，非心病也。肝经因虚，邪气袭之，肝藏魂者也，游魂变。平人肝不受邪，故卧则魂归于肝，神静而得寐。今肝有邪，魂不得归，是以卧则魂扬若离体也。肝主怒，故小怒则剧。"方用珍珠母丸，珍珠母为其中君药，佐药为龙齿，故许氏以为"珍珠母入肝经为第一，龙齿与肝相类故也"。《辨证录·不寐门》曰："夫肝主藏魂，肝血足则魂藏，肝血虚则魂越，游魂亦因虚而变也。今肝血既亏，肝脏之中无非邪火之气，木得火而自焚，魂将安寄？自避出于躯壳之外，一若离魂之症，身与魂分为两也。然而离魂之症与不寐之症，又复不同。离魂者魂离而能见物，不寐而若离魂者，魂离而不能见物也。其所以不能见物者，阴中有阳，非若离魂之症绝于阴耳。治法祛肝之邪，而先补肝之血，血足而邪自难留，邪散而魂自归舍矣。"用引寐汤治之，补肝血，养心魂。关于肝血亏不寐的治法，《金匮要略》曰："虚劳，虚烦不得眠，酸枣仁汤主之。"《古今名医方论·卷一》关于酸枣仁汤的方解为："将水壮，金清，而魂自宁，斯神宁魂藏而魄自静。"酸枣仁有宁心安神魂的作用，治疗失眠一直沿用至今。

2.肝郁无以舍魂：肝木条达，则魂有所舍，如因情志不舒，或血行不畅等因素造成的肝失以疏泄则气机郁结，容易引发不寐。情志不舒，肝郁脾虚，影响血的化生，导致神魂失养，终致不寐，此为肝郁导致的不寐。郁证是指气机升降情况发生了反常，导致气结，气机郁滞不通。《素问·本病论》中说："肝者，将军之官，谋虑出焉。肝藏魂，主情志，喜条达，恶抑郁。若数谋不决，或情志不畅则肝气郁结，气枢不转，欲伸则内扰神魂而致不寐。"此因郁怒伤肝，可使肝气疏泄，气机郁结。《症因脉治》谓："肝火不得卧之因，或因恼怒伤肝，肝气佛郁，或尽力谋虑，肝血所伤，则夜卧不宁矣。"对于不寐因郁怒伤肝所致的，治宜疏肝解郁。如只是苦寒泻火，则引起气血凝结，郁火更盛，则可以用柴胡加龙骨牡蛎汤。肝脏为女子先天，故妇女在更年期失眠、抑郁、多愁善感、精神不安等症都与肝脏有关。治肝郁最基本的药方是张仲景的四逆散，具有调节肝脾、透邪解郁、疏肾理气的功能。而逍遥散、柴胡疏肝散等方均是由四逆散加减化裁而来。

3.肝火上炎无以安魂：肝为刚脏，肝者将军之官，体阴而用阳，所以肝气虽有升发的功能，但是会出现升发太过的状态，肝气上逆为主要表现，情绪烦躁不安，急躁易怒，魂不于舍，夜不易入眠。肝火不寐是指大怒，或情志太过及伤心所致的。《素问·生气通天论》云："大怒则形气绝，而血菀于上，使人薄绝。"《素问·刺热论》中记述："肝热病者，小便先黄，腹胀多卧，身热，热争则狂言或惊，肋满痛，手足躁，不能卧。"说明肝经有热，可表现为胁肋满痛、狂躁易怒或惊恐、入睡困难等。《血证论·卧寐》所谓："阳浮于外，魂不入肝，则不寐。"对于实火者，宜清肝安神，方用龙胆泻肝汤。

（三）肺不藏魄所致不寐

1.肺气虚无以养魄：肺气虚，不能养魄，可能引起魂魄不安，多梦。多梦往往是在睡眠中出现梦之境，或惊醒后倦怠神疲。清代高学山的《高注金匮要略·血痹虚劳病脉证治第六》说："脉得诸芤动微紧，男子失精，女子梦交，桂枝龙骨牡蛎汤主之。"其注曰：夫心藏神，肺藏魄者也，脉得芤而心血虚，则神不安于其宅，脉得微而肺气虚。则魄不宁于其居，又得动紧之下气凑之。凡五脏之气，相见于魂梦。其所胜所不胜，以及比和者，皆夫妻子女之象也。况因种妄情，缘生幻境，如影随形。"指出心血虚可令肺不藏魄，出现失精或梦交。《血证论·卧寐》言："梦乃魂魄役物，恍有所见之故也。魂为病，则梦女子花草神仙欢喜之事。酸枣仁汤治之。魄为病，则梦惊怪鬼物争斗之事。人参清肺汤加琥珀治之，梦中所见即是魂魄，魂善魄恶，故魂梦多善。魄梦多恶，然魂魄之所主者神也，故安神为治梦要诀，益气安神汤治之。"中医学指出，有何种梦都与肺魄相关，因此对于多梦的治疗应以补益肺气为原则。

2.肺气郁无以养魄：肺气郁不足以养魄，会出现精神恍惚，精神不安不寐，《金匮要略·百合狐惑阴阳毒病脉证并治第三》谓："百合病者，百脉一宗，悉致其病也。意欲食复不能食，常默默然，欲卧，不能卧，欲行，不能行，欲饮食，或有美时，或有不用闻食臭时，如寒无寒，如热无热，口苦，小便赤，诸药不能治，得药，则剧吐利，如有神灵者，身形如和，其脉微数。"而清代吴谦等也认为百合病是精神异常的病症。《血证论·恍惚》说："肺主百脉，肺魄不宁，故病如此。"综上所述，由于肺气郁所致的精神异常不单纯称为失眠病，也可伴随着多梦，或不寐的表现。肺不藏魄引起精神紧张，主要可见于多愁善感、性格内向属肺气郁之人。《素问·至真要大论》曰："诸腈气郁，皆归于肺。"指出了气的郁积，多与肺相关。情志的郁结也可诱发肺的疾患。《素问·举痛论》谓："悲则心系急，肺布叶举，而上焦不通，荣卫不散，热气在中，故气消矣。"认为过悲会压抑肺气，荣卫不通，耗伤肺气，导致病症。《灵枢·本神》指出："悲哀动中者，竭绝而失生。"《灵枢·本神》谓："忧愁者，气闭塞而不行。"表明过分忧郁的情志可造成肺气的闭塞。综上所述，悲忧通过直接影响肺气的改变而诱发情志病症。悲忧伤于肺，而肺病也会产生悲忧的情况，二者互相因果关系。

（四）脾不藏意所致不寐

1.脾气虚无以养心神：心主血脉，脾主阳气化生血，心和脾气都与血脉的形成和运行方面有关联。《灵枢·本神》云："所以任物者谓之心。"故心藏神，则心血气足而寐安。而脾主运化功能，是为气血运行生化之源。《灵枢·决气》谓："中焦受气取汁，变化而赤，是谓血。"故脾气健运则气血化源丰富。心血充沛，则精神活动顺利。若因劳倦思虑、伤及脾胃，则造成运化失司，气血运行化源不够，子病及母可引发心血亏，还可造成心脾二虚，心不藏神，表现为面色无华、健忘、多梦等症状。脾主思，主要包括为思考、思虑等。思是对事物的内感知，脾主思，主要在于脾中所藏意向，而正常的思虑也有助于思想活跃。《素问·阴阳应象大论》曰："中央生湿……在藏为脾……在志为思。"思是人类精神情志之一。《灵枢·本神》认为："因志而存变谓之思。"为了目标而采取变化的称作思想。然而，思虑过度会影响脾胃的运化。《景岳全书·卷三十二·阳痿》中所说的："若以忧思太过，抑损心脾，则病及阳明冲脉。而水谷气血之海，必有所亏，气血亏而阳道斯不振矣。"思想过于耗伤气血运行，从而导致不寐。思伤脾气可使人意无所归，耗伤阴血，不能濡养精神，入睡受到影响。"若内伤七情，损耗血气，或恐惧伤肾，或惊吓伤胆，神以精亏而无依无寐者，宜五福饮、七福饮而用之"。另外，不寐和健忘的病机很相似，所以治健忘的药多都有利于安神，不寐和健忘也都和髓海不足相关，所以不寐和健忘的治疗可以互补。通过使用治疗健忘的药物补益肾精，以营养髓海，促进睡眠。因此，它扩大了髓海不足健忘类药方的范围，给精亏失寐的治疗带来了更多方法，其疗效值得更多的检验。

2.脾不升清无以养心神：脾以升为健，若脾气亏损，升清功能失司，则水谷精微在体内不能如常运行，而水谷精微又不能上输于心，以致心血亏，头目、精神失养，而出现不寐、健忘。另外，互为表里的脾胃，共同承担着食品的消化吸收功能，脾不升清，胃难和降。脾胃失调，精神受到扰乱，则难以安稳入眠。《素问·逆调论》谓："阳明者，胃脉也，胃者，六腑之海，其气亦下行，阳明逆不得从其道，故不得卧也。"王肯堂在《证治准绳·幼科集之二》谓："胃不和则卧不安。夫人身之卫气，昼则行于阳，夜则行于阴，阳主动，阴主静，寤则魂魄志意散于腑脏，发于耳目，动于肢体，而为人身指使之用，寐则神气各归五宫，而为默运之妙矣，若脾胃气盛，则腑脏调和，水谷之精，各各融化，以为平和之气，若胃气一逆，则气血不得其宜，腑脏不得其所，不寐之证，由此生焉。"认为脾气虚阻碍了脏腑气机上升，使阴阳不循其道，并在最后造成神不归舍。而胃气的上逆，也影响着灵魂志意的安藏。后世医家对"胃不和则卧不安"的理解有以下两种："一是指由于咳嗽气喘而不能平卧，属于患者强迫性体位的一种；二是指由于脾胃不和影响精神所呈现出来的不寐，或无法入眠等病症。如果进食太饱，食入不好消化的食物可以引起烦躁抑郁，不易入眠。而王肯堂又表明了如果脾气虚、运化失常是胃不和的主要问题，就可以用补益脾胃之四君子汤加远志酸枣仁。

（五）肾不藏志所致不寐

1.肾阴虚无以养心神：肝肾阴虚型中老年人不寐，多数由于肝阴亏虚肾不足以藏志，或血虚心神失养致使中老年人夜不能寐。在《医述》中亦说："若元阴不够，则不足以生血，血少则神无所倚矣。"表明肾精亏损，直接影响血的形成，心血虚不足以养心神，而造成不寐。肾气、肾精亏损型的不寐往往发生于老者。罗国纲《罗氏会约医镜·卷之七·杂证论不寐》曰："肾虚则不藏纳心神于中，故寐不能沉，并不能久，是以少年肾足，则睡而长，老年阴衰，则睡而短老人阴衰，且肾水既亏，相火自炽，以致神魂散越，睡眠不宁。"认为老年人肾阴亏虚，不能纳精于肾是造成老年人不寐的重要因素。针对肾阴不足，可以用大补阴丸为主方加减使用。

2.肾阳虚无以养心神：肾阳是调节全身阳气的重要基础，肾阳充沛则五脏六腑得到推动和温养人体脏腑，从而使人的身体精力充沛，心神也能得到调畅，肾所藏志得阳气温养则有利于入睡。《医学纲目·卷二十八·寒厥手足冷》说："寒厥皆属肾虚。经云：肾藏志，志不足则厥。又云：肾虚则清厥，意不乐。"若肾阳虚则产生形寒肢冷，气血津液新陈代谢减慢，肾中阳气无从蒸腾而自然气化，可产生肾阳虚而不寐。另外，肾主水，对身体的津液也有输布与分泌的功能。肾阳虚水泛可引起阴阳气不交、肾失闭藏，水气凌心，影响睡眠。《灵枢·邪客》用半夏秫米汤治阴阳气不交引起的失眠。半夏开郁化痰，秫米养血益阴，阴阳之气通利则能安然入眠。

3.肾精不足无以养志：由于五劳七伤等使肾不能藏精，志不能养，所以可能导致不寐或多梦，甚至梦遗。五劳七伤则以五脏的虚损为主，如男子房劳伤及肾精，精少而不能充养髓海，再伤及神志，有些人会出现不寐多梦，遗精。《太平惠民和剂局方·治诸虚》治五劳七伤所导致的肾气不足"夜多异梦，昼少精神，小便滑数，时有余沥，房室不举，或梦交通"。王九峰认为梦遗的出现与肾志和心神未交相关，《王九峰医案·遗精》谓："心藏神，脾藏意，肾藏志，志意不和，三经否隔，此心肾不交之本末也。"梦遗与心、肝、肾相关，《明医指掌·赤白浊精滑梦遗证十一》曰："然求其所属，则心、肝与肾之火相挟而成之耳。盖心藏神，肝藏魂，肾藏精，梦中所主之心，即心之神也；梦中所见之形，即肝之魂也；梦中所泄之精，即肾之精也。"远志补肾藏志、养志的作用较强，即可酌情加入肾精不足不寐的方剂中，加强补肾志、养生安神的功效。宋代医家以远志丸调治心肾虚损所致的不寐。《张氏医通·不宜卧》谓："遗精烦扰不得卧。与六味丸料加枣仁。数服而安寝如常。"指出梦中遗精、不能入眠，还可用六味地黄丸加减。

四、顺应季节养生

顺应季节养生，是指顺应春夏秋冬四时的阴阳规律，根据人类自身特征，使用适当的方式进行养生保健，对慢性病的预防起着关键的作用。《素问·脏气法时论》中认为"肝主春""心主夏""脾主长夏""肺主秋""肾主冬"。最佳的养生境界应当是顺应季节，天人合一。人来源于自然，那么人类的活动也要顺应自然规律，做到顺天应时，天人合一。如此人才能健康的生活，获得良好的睡眠。

（一）春季养生法

由于肝脏的五行属木，与春天相互照应，所以有着气条达、舒适的特点，因此春季养生注意调理肝脏。

1.睡眠方面：《素问·四气调神大论》云："春三月，此谓发陈，天地俱生，万物以荣，夜卧早起，广步于庭，被发缓形，以使志生。"春天是万物恢复发展的时节，体内阳气也从冬天中逐步"苏醒"，故此时要早起，并适度活动身体，以适应自然界阳气的升发，从而向上、向外舒展身体、条达肝气；而夜晚又是体内阴阳调节的最好时刻，人卧则血归肝，如果经常熬夜，将会造成肾阴不足，肝火上炎。因此在春天应睡好子午觉，子时是胆经循行期间，此时的午睡，利于肝胆之气充分发挥其疏泄功能；而午时则是心经当令，同时又是阴阳气互换的重要时期，因此需要注意休息，而按照"实则泻其子"的治疗原理，肝火上炎失眠者宜泻心火，而午时小憩则可降心火，亦可提高下午的学习和效率。

2.饮食方面：春天肝气当令，肝气旺盛时，如疏泄不及，会干扰睡眠。所以，春天食物必须要符合阳升发向上的特点，以微温助阳、清轻升发之品居多，有助于之阳的升发，也助肝的疏泄，常用的食物原料主要有葱、韭黄、芫荽、春笋等。另外，进食辛散微温之物还可以祛散湿邪，由于春天多雨，湿邪严重，人易于"春困"，影响睡眠节律。可食用由艾草、糯米粉等加工而成的艾米果，具有散寒除湿、健脾益气的作用。仲景有云"见肝之病，知肝传脾，当先实脾"，所以对肝失疏泄导致的失眠，应先改善脾胃运化功能，如服用薏苡仁、山药、扁豆等。

3.体育锻炼方面：春天晨起宜披发散步，牵拉筋骨，以使四肢舒适，可促使气血流动，疏导经脉，激发阳气。肝主筋，锻炼习以易筋经为主，适合于春天的养肝之道。如果春天时肝火旺盛，又不能抑制自己的不良情绪，就应该适时发泄出去，可选择踏青出游、登山等方式休闲锻炼，以放松身体，畅达气机。

（二）夏季养生法

心的五行属火，为火脏，主夏季，体内阳气顺自然阳气而变动，当夏季时，心阳最旺，很易于被火热之邪所扰乱心神；如酷暑燥热极易伤气耗阴的气阴两虚证；或天热燥热，则易情志过极伤心，所以夏季养生的关键在于养心。

1.睡眠方面：《素问·四气调神大论》说："夏三月，夜卧早起，无厌于日。"夏季，昼长夜短，自然界的阳气潜藏时期较晚，故适宜晚睡；而夏日旭日之阳上升得早，宜早起以顺应自身阳气的充盛。所以，在夏季应晚睡早起。因为夏季酷暑，身体汗出较多，容易伤津耗气，有头晕想倒的感觉，而夏季午睡持续时间较短暂，所以夏季宜保持午睡的习惯，以恢复精力，更适合于下午的上班与复习，不应太长时间午睡，一般以30min为宜。

2.饮食方面：夏季阳主外，阴主内，肝脏衰弱，运化不利，故应当清淡饮食，少食滋腻，以免增加肝脏负荷，《素问·宣明五气》云："味过于咸，大骨气劳，短肌，心气抑。"咸鲜味五行属水，过食则伐心脏，影响心的功能。夏季酷暑，若胃口不好时，可适量佐以辛酸之物，提高胃口，如生姜、山楂等。俗话说："冬吃萝卜，夏吃姜。"夏用姜不仅可健脾和胃，而且还有顾护阳气的功效。但夏季酷热，汗液出过多时，易伤津耗气，口干口渴，要及时补给水分、电解质以保持水液代谢均衡，可选用有清热解暑功效的食品，如绿豆汤、赤小豆粥、冬瓜、番茄、莲子羹等，其中莲子羹有祛心火、健脾气、养精神的作用，特别适宜于治疗心火旺失眠的患者。但切勿贪吃冷饮食品，而要尽可能不使用冰镇之物，如冰西瓜、冰镇啤酒、冰棒等，以防伤及脾阳和心阳，从而加剧失眠。

3.体育锻炼方面： 在夏季时切勿剧烈运动，以防大汗淋漓，大伤津气，而宜以休息、静神养心为主，如游泳、瑜伽、晚餐后散步、站桩、八段锦等。其中游泳运动为夏季的良好体育锻炼方法，不但具有休闲怡情、解热消暑的功效，且可达到减肥、增强心功能的效果；站桩运动有静身养血安神的功效，动作简单易作，以微微流汗为宜；在夜晚散步，能帮助调节脾胃的湿热运化功能，保持心情愉快、轻松，使气机得到畅达，从而促进入睡。

（三）秋季养生法

肺五行中属金，与秋气相通应，有萧瑟、肃杀等特点，因此秋季养生应注意调养肺脏。

1.睡眠方面： 秋季，随着天然界的阳气渐渐潜藏，气候由温转冷，昼夜温差逐渐加大，入睡时刻也要随之调节。《素问·四气调神大论》中云："秋三月，早卧早起，与鸡俱兴，使志安宁。"而秋天大自然的阳气渐收，而阴气则渐长，由热转冷，正处于夏冬之中，因此夜晚要比夏天早睡，而早晨比冬天早起，收敛精神，使脏腑气血得到宣降，精神更加宁静。

2.饮食方面： 金秋之时，燥气当令，燥邪首先犯肺，致使肺气宣降不利，易犯干咳，睡卧不宁。《饮膳正要》中介绍："秋气燥，宜食麻以润其燥。"秋季食品应以养肺阴、润肺燥为先，可多食雪梨、百合、蜂蜜、白银耳、芝麻、白果等，而燥邪又有温凉之分，一般以中秋为界，早秋以温燥为先，则选用较凉润的食品以调之，如冰糖雪梨膏；而晚秋以凉燥为先，则选用较温润的食品，如银耳粥。

3.体育锻炼方面：秋天，花木凋零，草枯叶落，有的人极易触发心中伤感的事，造成心情低迷，肺气郁闭，不易入眠。在秋季，天气比较凉爽，因此建议多进行体育锻炼，如快跑、晨跑、登山、太极拳等，不仅可以提高体内代谢，还增强肺活量，加强了肺朝百脉，主气司人体呼吸的功用，促使气血流畅，帮助入睡；亦可忘却忧郁悲伤的情绪，舒畅情怀，维持豁达平静的心态。同时，秋季运动须注意气候变化，在锻炼后及时添加衣服，以避免身体受寒。

（四）冬季养生法

肾脏五行属水，具有闭藏的特点，与冬气相通应，因此冬天养生应注意养护肾脏。

1.睡眠方面："冬三月，早卧晚起，以待日光。"冬日，昼短夜长，夜间则寒气较重，为了保护体内阳气，对抗严寒，故冬季宜早卧晚起。肾证失眠或怕冷而无法入眠的患者，当夜幕降临时，宜暂停劳动，尽早进屋平卧休息，早上则应稍晚起来工作。但不要贪睡，以免入睡时间过长，影响气血运行，反而不利健康。

2.饮食方面：冬天以收藏为本，身体气血津液等消耗较慢，是进补的最好时节，更易滋润脏腑四肢形骸，俗语说："冬日进补，开春打虎。"《素问·藏气法时论》指出："肾主冬。"故冬日进补当以补肾为先。补肾当分阴阳，因肾阳不足，故失眠，食品当以温补肾阳为先，如羊肉、鸡肉、海参、鱼虾、韭菜等；因肾阴虚失眠，食品当以补益肾阴为先，如甲鱼、枸杞子、黑芝麻、黑木耳等。另外，也要注意少吃肥甘厚味之物，可妨碍气机的运行，应适当食用生萝卜预防，中国民间有"冬吃萝卜夏吃姜"之说，萝卜兼具消食化痰、通利五脏之功用，亦是冬季的时令菜，故冬天可多食萝卜。

3.体育锻炼方面：由于冬天严寒，寒主收引、闭塞、凝滞、疼痛，造成人体内气血缓行，在四肢末端流通不好，手足冰凉，甚而有冻疮，夜不易入眠。所以，冬季运动的关键在于将气血运动流注周身，尤其是在四肢末端，进行中长跑运动，是冬天最好的体育锻炼之一，既可促进周身气血运动，以散寒邪；又能抒发不良情绪，使人心境愉快。因冬天时万物闭藏，所以锻炼要适度，以防过分消耗阳气，引起身体阴阳失衡而目不交睫，如《素问·四气调神大论》所云："冬三月，此谓闭藏。水冰地坼，无扰乎阳。"

（五）长夏养生法

长夏养生重在顾护脾胃。四时、五脏失眠均宜护脾胃：按照"脾不主时"的学说，一年四季，不论何时，均宜顾护脾胃《慎斋遗书·辨证施治》中云："脾胃一伤，四脏皆无生气，故疾病日多矣。"脾主运化，是后天之根本，故脏腑气血运行充养均有赖于脾胃的运化。所以在其他身体各脏的失眠养生方式中，都应该同时顾护脾胃。

脾证失眠重在长夏调摄：所谓长夏，即农历六月，夏末秋初，涵盖了小暑、大暑、立秋、处暑等四大时节，为人一年之中头重脚轻的时期。脾的特性是喜燥恶湿，故脾胃病多见于长夏。因此此季的养生宜遵从以下几点：

1.睡眠方面：长夏季节，由于暑湿困脾，清阳不升，头重如裹，白天昏昏欲睡，若午休时间过长，再加上酷热扰心，造成长夏季夜晚不易入眠。所以，在白天午休时间应适当短，以30min为佳，在长夏夜晚可适度晚睡，待自然界的阳气潜藏，当气温略降时，并可适度开点冷气，或稍加薄被，以防人感寒，并定时关闭，促进睡眠；早上顺应着阳气的升发，应早起，助脾之运化，遵此法则对预防失眠也有积极的效果。

2.饮食方面：《素问·脏气法时论》云："脾苦湿，急食苦以燥之。""脾欲缓，急食甘以缓之，用苦泻之，甘补之"。长夏湿邪困脾，引起脾运化的功能无力，此时应适度食用苦味的食品，以燥中焦的湿邪，如苦瓜、苦菊、莴笋、芦荟等，但切勿偏食太过，以防伤害脾气，燥而不润。针对脾虚失眠以甘补之时，谨防过食甘味，《素问·奇病论》云："甘者令人中满。"若过食则湿浊内生，增加长夏的内湿，多选用燥湿健脾或健脾利湿的食物及药物，如薏苡仁、麻黄汤、鸡头米、新会陈皮、菱角、鲟鱼、莲藕等。

3.体育锻炼方面：长夏天，或暑热季节，切勿盲目体育锻炼，以室内散步、慢跑、八段锦等体育锻炼活动为主，以汗出染衫为度，促进人体湿热之邪上排，同时促使胃肠运动、气血畅通，提高脾胃的运化机能，并增进睡眠，但切勿大汗淋漓，损害身心健康。运动时汗出后要避免吹冷气、洗冷水澡等，以免寒邪闭阻毛孔，引起湿热之邪壅滞于人体，并避免外感风寒。

五、调节心理情志

外界环境刺激机体所表现的不同情绪反应称为情志。七种具有代表性的情志活动：喜、怒、忧、思、悲、惊、恐称为"七情"。人皆有七情，当"七情"不畅或太过时，就会使脏腑受损，过喜伤心，过怒伤肝，过悲伤肺，忧思伤脾，惊恐伤肾等。七情过度，可导致精神失常，脏腑失调，引起失眠。调节心理情志方法包括移情易性、以情胜情和五音疗法。移情易性指分散注意力，从而排除心中杂念；以情胜情指依据五行相胜的制约关系，用一种情志去纠正相应所胜的情志；五音疗法是根据中医传统的阴阳五行理论和五音对应，用角、徵、宫、商、羽五种不同的音调的音乐来治疗疾病。下面进行具体介绍。

（一）过喜伤心，缓喜以宁神

心藏神，乃五脏六腑之大主，七情过极均会影响人的精力，甚至引起失眠等。心之志为喜，过喜则最易伤心，而正常人的喜怒哀乐，都能让人心境舒适，精力愉悦。若过喜则精神涣散，心气弛缓，造成喜笑恶语相向、失眠、心烦等，如《素问·举痛论》云："喜则气缓。"《灵枢·本神》认为："喜乐者，神惮散而不藏。"所以，过喜伤心导致的失眠在治疗上应当缓喜以宁神。

1.移情易性之以静治喜：调整情志过喜关键在于静心，"静则神藏"，心静则气血和顺，气血和顺则心神安宁而寐安。《卫生宝鉴》提出："心乱则百病生，心静则万病息。"常用的静心方式有钓鱼、站桩、书画、下棋、轻乐器等。如唐代诗人孟浩然作有"垂钓坐磐石，水清心亦闲"，展现了一副恬淡凝注、悠闲安宁的郊外钓鱼景象，是静心宁神的良好方式。

2.以情胜情之恐能胜喜：中医指出，喜为心志，恐为肾志，以肾水克心火，故而可以"恐"医治过喜之情，即"恐能胜喜"。明代名医吴昆主张"情志过极，非药可愈，须以情胜"。《素问·太极应象大论》云："喜伤心，恐胜喜。"张子和《儒门事亲》中记述："恐可以治喜，以恐惧死亡之言怖之。"当狂喜极乐时，可适度以惊恐之言吓之。清代名医徐灵胎以"病不可为也，七日必死"等言论，吓唬了一位因过喜伤心的新中状元，其在接受惊吓后，过喜之情渐渐淡化，于七天后好转。在实际生活中，在产生过喜之情时，还可以想象某些吓人的画面。但当进行情志相胜时，也应当注重掌握对情感刺激的力度，以避免过极。

3.五音疗法：因情志过喜失眠之人，可聆听"羽调式"乐曲，如河流、小溪的声音，代表歌曲如《春江花月夜》。羽音五行属水，能制人心火，欣赏此乐曲，能使人情绪平和，精力宁静，如《灵枢·五音五味》所云："羽音轻柔透彻，引人遐想，启发心智。"当情志过极伤害心气，以致精神涣散，神不守舍时，睡前可聆听"徵调式"乐曲，徵音入心，可抖擞精力，以养心气，风格欢快、轻松活泼的歌曲，如《浏阳河》《渔船唱晚》《步步高》《花好月圆》等。

（二）过怒伤肝，抑怒以安神

肝在志为怒，藏魂，因恼怒过度，扰乱精神，导致失眠，甚而突发晕迷。《素问·生气通天论》云："大怒则形气绝，而血菀于上，使人薄厥。"《症因脉治·肝火不能卧》中认为："肝火不得卧之因，或恼怒伤肝，肝气怫郁……肝主藏血，阳火扰动血室，则夜卧不宁矣。"

1.移情易性之情绪发泄：当情志过怒，超出自我调节范畴时，就应当适时发泄自我的愤怒之情，以释放自己，可采用大声呐喊、拳击、运动等方法。同时，人们在平时也要提高自身素质，加强自己管理、调整对过激情绪反应的能力，学会心平气和、理性地对待不平之事，做到对利害得失不萦于怀，对爱憎不留于意。

2.以情胜情之以悲胜怒：怒为肝志，暴怒则气血运行逆乱；悲忧为肺志，悲则气机消散，故悲胜怒，即情志过怒者采取"以悲胜怒"法。《素问·太极应象大论》云："怒伤肝，悲胜怒。"《儒门事亲》亦云："悲可以治怒，以怆恻苦楚之言感之。"在人情志怒极时，可观看一些令人感动的作品，可疏泄其悲愤之情，使人的气血运行调和；肝在液为泪，凄婉故事，常常使人热泪盈眶，而泪液的释放有助于提高肝脏的疏泄功能。

3.五音疗法：角音入肝，当因情志护理过极而引起的肝失疏泄之际，便可听到"角调式"的乐曲。角音五行属木，与春天相应，多体现为一派欣欣向荣的景色，可聆听古筝、竹笛、木鱼等演奏的音乐以改善肝郁气滞型失眠。另外，人们根据悲胜怒思想，也聆听以悲号为主体表现的商调式乐曲，以消散其过怒之情，如《将军令》《潇乡水云》等风格铿锵有力，高亢悲壮，肃劲嘹亮的歌曲。《灵枢·五音五味》云："商音，铿锵肃劲，善制躁怒，使人安宁；角音条畅平和，善消忧郁，助人入眠。"有研究发现，角调式音乐可以有效改善肝郁化火型失眠。

（三）过悲伤肺，舒悲以柔神

肺藏魄，其志则悲忧，悲则气消。《灵枢·本神》云："愁忧者，气闭塞而不行。"《彭祖》曰："积悲不已，则魄神散矣。"若伤心过重，则可致内脏气血郁闭，宣降失司，久而伤肺气，甚而肺魂散去，睡卧不宁。因此要尽快舒柔悲痛与忧郁的心情。

1.移情易情之情绪疏宣泄：在忧郁过度时，人们应该适时把积压的情感疏散、宣泄开来，如哭诉、写作、歌唱等，而作为聆听者，要采用同情、关切、忍耐的心态；又如采用情绪转换法，透过选择性做些自己感兴趣的事物，如琴、棋、书、画等，可以转化悲愁之情。清代中医吴尚先在《理瀹骈文》中认为："七情之病也，看花解闷，听曲消愁，有胜于服药者矣。"

2.以情胜情之以喜胜悲：情志过悲者当"以喜胜悲"。《素问·阴阳应象大论》指出："悲伤肺，喜胜悲。"《儒门事亲》提到："喜可以治悲，以谑浪亵狎之言娱之。"当情志过悲时，应该刻意地做那些令自己情绪愉快的事物，如看喜剧片影视、听相声、打游戏等。金元四大家之中的张从正善于以情志疗疾，有记载医案"余尝以巫跃妓抵，以治人之悲结者"，他常假扮并仿效女巫的表演行为动作，以取乐患者，使患者情绪愉快，最后悲消而病痊愈。现代临床科学研究也表明，以喜胜悲法，就是按照患者平时的爱好选取适当的娱乐项目或者交流项目，比如下棋、看电视、谈养生等，而且对老年患者而言，这样还能够缓解孤独感。

3.五音治疗：当人在悲愤欲绝、欲哭而不得之际，宜听"商调式"的音乐。商音入肺，铿锵而肃劲，能促使心肺的宣降，解除悲哀之情，使人心理平静。如针对痛苦久哭不止的患者，宜听"徵调式"音乐。徵音的韵律多轻快、悦耳、灵动，可振奋精神，缓和伤心的心情，亦合乎"以喜胜悲"的情志相胜规律。

（四）过恐伤肾，制恐以敛神

《灵枢·本神》指出："恐惧不解则伤精，精伤则骨酸痿软，精时自下。"《景岳全书·不寐》指出："真阴精血之不足，阴阳不交而神有安其室耳。"恐为肾志，肾精乃阴阳的根源，如无法及早从恐慌中摆脱出来，则会导致肾气耗损，精气沉陷，与阴阳失交，继发失眠；另外，长时间恐慌之人，则可致气机逆乱，并直接伤害心气，神无所归，而发失眠，如《素问·举痛论》所云："惊则心无所倚，神无所归，虑无所定，故气乱矣。"因此要及早收敛恐慌心态，以提高睡眠品质。

1.移情易性之避免刺激：当人产生恐惧心理而引起睡眠紧张时，应当适时加以引导，也可和亲人、好友闲聊，看心理剧，读书等，待恐慌心情逐渐消失后再睡觉；如果恐惧于黑暗，可开灯，并避免独自就寝。而对于易恐心理，平时应该禁止看惊悚类型的书籍电影、尽量少跑夜路等。

2.以情胜情之思能胜恐：恐则气下，惊则气乱，气机涣散不可敛藏；思则气结，可收敛涣散之气，患者进行自主思维，积极排除恐怖心情，即为"以思胜恐"法。《素问·阴阳应象大论》云："恐伤肾，思胜恐。"张子和以为"思可以治恐，以虑彼忘此之言夺之"。《续名医类案·惊悸》记载：卢不远医治沈君鱼之终日畏死案，卢不远给沈君鱼开完药后，并留宿于其家，与其长谈，后又推荐其去寺中坐禅百日，才得以恢复。所以，针对由惊恐引起的失眠患者，可加以深度思索，可看悬疑剧、读书、解题、下棋等。

3.五音治疗：当惊恐、担忧以致夜不得寐时，可听"宫调式"音乐，即风格悠扬，敦厚庄重的乐曲，如《彩云追月》《空山鸟语》《良宵》等。由于宫音的悠扬谐和，与肾有关联，按五行相克原理分析，加强了肾思，可以克除肾恐。当因惊恐而造成肾不藏精、肾功能不固时，就可以听到羽调式音乐，如小溪、河流的声音。由于羽音五行属水，又与肾脏相关联，有闭藏的功用，可以提高肾脏纳气、藏精的功用；并且助肝水而制心火，且羽音轻柔美妙，能净化灵魂，帮助人入眠。

（五）过思伤脾，节思以养神

脾在志为思，思则气结。《素问·举痛论》曰："思则心有所存，神有所归，正气留而不行，故气结矣。"《淮南子》云："念虑者，不得眠；止念虑，则有为其所止矣。"《古今医统大全·不寐候》指出："凡人劳心思虑太过，必至血液耗亡，而痰火随炽，所以神不守舍，烦数而不寐也。"正常之思，则能提高认知水平，从而丰富精神境界。过思则因体内气机滞而不能，或内生的痰、饮、瘀等伏邪，伺机上扰心窍，引起精神不安或失眠；而过思损脾，则脾气郁结，运化失司，故气血制得而不够，精神丧失而不寐。因而应该及时调整过思的心态，以避免影响睡眠品质。

1.移情易性之转移注意：情志过思者多是脑力劳动者，如中小学生、技术人员、编程员等，经常遇到难懂的题目、难写的代码、作文，常常整天沉浸于思虑之中，甚则通宵不眠地工作，严重影响睡眠。在面临某一问题，百思不得其解之际，就应该主动地从中摆脱出来，以转移这种不良心理状态，而不应该思不休止；又如在已经因过思导致的失眠之时，就可以选择某些释放自己、解脱思想的项目，如下棋、踢球、登山等，并投其最好，劳逸结合，方能一寐安，就如同在《续名医类案》中说的："虑投其所好以移之，病则自愈。"

2.以情胜情之怒能胜思：脾之志为思，思虑过度可导致脾气郁结；怒为肝志，可升发肝气，使郁结之气宣散，即思想过分者当"以怒胜思"。《素问·阴阳应象大论》指出："思伤脾，怒胜思。"《儒门事亲》提到："怒可以治思，以污辱欺罔之言触之。"思虑过度时，可与污辱欺诈的语言使其生气。《丹溪心法》中记述朱丹溪用"以悲胜怒"

的情志护理相胜方法治愈了一位妇人因思夫之心而患病不能进食，使其父以掌掴之，并叱喝其有外思，妇人在大怒后进食。并以为过思之疾，惟怒能解，怒属木，能冲脾土之气结，气机顺畅而痊愈。

3.五音治疗：当思虑过分伤脾，运化无能，不想进食，宜听"宫调式"歌曲。宫音五行属土，与脾相关，有着敦厚庄重、悠扬平和的特性，有健脾和胃的功效，正如《灵枢·五音五味》云："宫音悠扬谐和，助脾健胃，旺盛食物。"脾胃健运，气血旺盛，精神得养则眠即可。当思虑过度导致气机不畅时，可聆听角调式歌曲，可以让人联想到春意盎然的景象的乐曲，如《春之声圆舞曲》《绿叶迎风》《春光得意》等，使气机畅达，可散气结、消哀情，帮助睡眠。

六、合理膳食营养

合理膳食营养不仅能够保持身体的健康，还能在一定程度上改善失眠症状。药膳是在传统中医理论指导下，把不同的药材和食品加以科学合理的配伍组成，并进行烹调加工制作而成的特殊饮食，具有传统中医中药防治慢性病的功效，并具有色香味俱全的特色。下面将根据五脏导致失眠特点提供相应的药膳以供参考。

（一）药膳调心法

由于心阴虚、心血虚、心气虚、心火旺、心血瘀所导致的失眠的药膳调理主要以滋心阴、泻心火、补气血、活血安神为主。

1.滋心阴类：对于失眠属心阴虚者，症见失眠、五心烦热、潮热、盗汗等。药膳原料：酸枣仁、五味子、麦冬等。药膳食疗方：玉竹心子、麦冬百合茶、桂圆益心膏等。

（1）玉竹心子：猪心100g，玉竹15g。先煎煮玉竹2次，取药液1500mL，再投入猪心，加上葱、生姜、辣椒等调味料少许，六成熟后去汤，再将卤汁涂在猪心内外，熟食。玉竹具有养阴润肺的功效，猪心有养心安神的功效，中医认为猪心可补心，这道药膳具有养阴生津、宁心安神的功效。

（2）麦冬百合茶：麦冬20g，百合20g，枣5枚，清水1L，煎汤1h，代茶喝。麦冬可滋阴养肺，百合可宁心安神，适用于心阴不足导致烦躁失眠的患者。

（3）桂圆益心膏：龙眼肉150g，当归100g，远志50g，天冬50g，五味子30g，黑桑葚30g，大枣20枚，熬成稠膏状，再加入黑芝麻粉20g和少许蜂蜜，每天2次，每次1勺，以温水冲服。对心神不宁所致失眠患者有滋阴养血、安神定志的功效。龙眼肉开胃益脾、养血安神，甲状腺功能亢进的患者常常因为不良的情绪则影响睡眠、食欲。睡觉前可以吃几颗龙眼，起到安神助眠的作用，也可取干品沸水冲泡作为代茶饮用。

2.补益心血类： 治疗失眠属心血亏者，症见面色苍白、无助、烦躁等。药膳原料：当归、猪心、大枣、龙眼等。药膳食疗方：桂圆莲子粥、养心粥等。

（1）桂圆莲子粥：莲子20g，干桂圆20g，大枣8枚，糯米500g，白糖适量，煮粥。有补益心脾、养血安神的功能。对失眠、神经衰弱、记忆力减退有良好的功效。

（2）养心粥：麦冬10g，茯神10g，党参10g，大枣10枚，将以上四味煎汤取汁，再与糯米100g煮粥，加红糖，可养血安神。适用于心慌不安的失眠人群。

3.益心气类： 对于失眠或属心气虚等病症者，症见头晕气短、面色少华、疲倦无力等。药膳原料：人参、公鸡、乌灵参等。药膳食疗方：参枣仁汤、乌灵参炖鸡等。

（1）参枣仁汤：人参5g，白茯神15g，酸枣仁10g，将以上三味煎汤取汁，再加入适量白糖，代茶饮。有补气养心、安神定志的功效。适用于多梦，睡后易醒的人群。

（2）乌灵参炖鸡：公鸡1只，乌灵参100g。乌灵参以水浸泡约6h，再加入黄酒、姜等调味料少许后，隔水文火清炖约2h以上。有补气血、安心神的功效。

4.泻心火类：主要适用于心火较旺而失眠的患者，症见心烦急躁失眠、口舌生疮、小便黄赤等。药膳原料：绿豆、淡竹叶、莲子心等。药膳食疗方：绿豆汤、竹叶茶、莲心茶等。

5.活血化瘀药物类：治疗失眠属心血瘀者，症见失眠多梦，心烦，或舌尖瘀点、舌下络脉粗暗等。药膳原料：丹参、三七、猪心、山楂等。食疗药膳方：山楂丹参粥、红花丹参煨猪心等。

（1）山楂丹参粥：山楂10g，丹参10g，小米50g，以上三味同煮做粥。有活血化瘀、养血安神的功效。对于心脑血管疾病的失眠患者有一定疗效，不宜空腹食用。

（2）红花丹参煨猪心：西红花6g，丹参10g，川芎6g，前三味煎汤取汁入猪心，隔水煨之，饮汤吃肉。有行气活血、养生安神的功效，同时还具有调理气血虚，改善女性月经不调的功效。

（二）药膳调肝法

肝失条达、肝血亏虚，肝火上炎所导致失眠的药膳食物调摄以疏肝理气、清肝泻火、补益肝血居多。

1.补益肝血类：多见于面白无华、夜寐多梦者。药膳原料：熟地、酸枣仁、猪肝、何首乌等。药膳食疗方：首乌决明子汤、酸枣仁粥、猪肝蒸柏仁等。

（1）首乌决明子汤：何首乌10g，决明子10g，泽泻10g，山楂10g，牛膝12g。煎汤食之，可滋补肝血，平潜肝阳。适用于肝肾阴虚，头晕眼花，失眠健忘，腰膝酸软，高血压、高血脂的人群。

（2）酸枣仁粥：以酸枣仁15g，大枣5枚，小米50g，以上三味，煮粥，可养血安神。适于心悸、失眠、多梦的人群，尤适宜老年人、体质虚弱者。

（3）猪肝蒸柏仁：猪肝180g，柏子仁9g，黄酒少许。把柏子仁塞入猪肝中，然后蒸熟，与热黄酒同服。有补肝血、养精神的功效。适于发色不泽、易脱发，食欲不振，气短乏力，心悸失眠等体质虚弱者。

2.疏肝理气类： 治疗情绪压抑、胸胁及少腹胀满、咽部异物感的失眠患者。药膳原料：香橼、玫瑰花、木香等。药膳食疗方：香橼饮、梅花银耳羹等。

（1）香橼饮：鲜香橼1个，麦芽糖少许。以上二味，隔水炖煮约3h，每次服15mL，有理气阔胸、养心安神的功效。适用于心气不足，胸中憋闷所致失眠。

（2）梅花银耳羹：干银耳50g，陈皮5g，白糖50g，将干银耳泡发，与陈皮、白糖加水同煎至30min后，加梅花10朵，水煮片刻。可解郁生津，益胃疏肝。因"胃不和则卧不安"，梅花银耳羹适于肝郁气滞，食欲不振所致失眠。

3.清肝泻火类： 治疗急躁易怒、头晕头涨、口干口苦、舌红苔黄、脉弦数的失眠症状人群。药膳原料：莜麦菜、芦荟、秋菊、夏枯草、蒲公英、荷叶等。药膳食疗方：清炒莜麦菜、凉拌芦荟、菊花茶等，均有清泻肝火的功效。

（三）药膳调肺法

肺宣肃功能失调，则卫气失和、卫气不足、内伐太过、营阴衰少均可导致失眠。肺职失司，卫气运行失常，留于阳则阳跷盛，卫不和则卧不安；肺与营卫气血的生成、输布以及心功能的正常运行密切相关。过忧伤肺，肺气闭塞不行致精神活动失常，发为失眠。中医饮食调摄以补益气血、宣通内脏气血和滋肺阴居多。

1.补益肺气类： 主要用于肺气虚，症见为干咳、乏力、气短懒言、魄失所养而辗转反侧患者。药膳原料：太子参、西洋参、五指毛桃、猪肺、山药、黄芪、西洋参、猪瘦肉等。药膳食疗方：五指毛桃煲瘦肉、太子参煨猪肺、黄芪山药炖乳鸽等。

（1）五指毛桃煲瘦肉：五指毛桃50g，猪瘦肉（剁碎）200g。以上二味，隔水煨约1h后，入调味料。食肉喝汤，早晚各吃，有补肺健脾的功效。适于风湿性关节炎、腰腿疼痛、脾虚水肿、慢性支气管炎影响睡眠者。

（2）太子参煨猪肺：太子参10g，制款冬花5g，紫菀5g，杏仁3g，猪肺100g。先炖好猪肺，去上沫后，加太子参，再和黄酒、姜等调料，隔水炖2h。有补肺止咳、养心安神的功效，适用于肺虚咳嗽，脾胃虚弱失眠者。

（3）黄芪山药炖乳鸽：黄芪10g，新鲜山药100g，乳鸽1只，老姜、黄酒及调料少许，以上诸味，隔水炖煮1h，清淡滋补，味鲜不腻，有润肺补脾，增强机体免疫力，延缓衰老的作用，适于女性朋友及老年人温补食用。

2.宣通肺气类：主要适用于肺气郁闭，症见干咳、气急、睡卧不宁等的失眠患者。药膳原料：桔梗、苏梗、前胡、杏仁、萝卜、葱白、桑叶等。药膳食疗方：葱白萝卜鸡蛋面、桑杏猪肺汤、栀子豉粥等。

（1）葱白萝卜鸡蛋面：用鲜葱白（大葱）三根，萝卜1个，生姜10g，将萝卜用清水煮至软烂，再加入面条，最后打入鸡蛋1个。有温通肺气的功效。适于秋冬季节肺气亏虚，气短懒言，辗转反侧者。

（2）桑杏猪肺汤：用新鲜的桑叶20g，杏仁5g，桔梗5g，以上三味煎汤取汁备用；炖好猪肺，去沫，再加入汤汁，最后加黄酒、生抽等调味料适量。有清宣温燥、润肺止咳的功效。对感冒、咳嗽影响睡眠者有一定功效。

（3）栀子豉粥：桔梗5g、山栀子5g，淡豆豉10g，粳米50g，前三味煎汤取汁，再加入由粳米煮成的稀粥中。有宣通肺气、清心除烦的功效。适用于病在胸膈、身热不已、心烦不安、夜不能寐者。

3.滋润肺阴类：治疗 "欲卧不得卧"、入睡太浅、潮热盗汗、干咳等的失眠患者。药膳原料：麦冬、百合、生地黄、鸡蛋、知母、银耳、蜂蜜、雪梨、鸭肉等。药膳食疗方：百合糯米粥、知母百合鸡子黄汤、莲子百合炖猪肉等。

（1）百合糯米粥：百合20g，糯米100g，冰糖少许。先煮糯米，水沸时加百合，小火煮成粥，加入适量冰糖。可养心安神、益气润肺止咳。

（2）知母百合鸡子黄汤：百合10g，知母10g，麦冬10g，鸡子黄3个，与前四味同煎，并加入冰糖，隔天1次。有滋润肺阴、养心安神的功效。

（3）莲子百合炖猪肉：猪瘦肉200g，莲子30g，百合30g，姜、黄酒等调味品少许，隔水炖煮约1h后，饮汤或食肉。均有养阴润燥、清心安神的作用。

（四）药膳调肾法

以肾阴虚、肾阳虚、肾精不足所导致的失眠药膳调摄则以补肾阳、滋肾阴、补肾精为重。

1.补益肾阳型：多见于肾阳虚，阴寒内盛，逼阳外越，阳不入阴引起严重失眠的患者，症见时醒时寐，畏寒，心烦意乱，大便溏，小便频数等。药膳原料：锁阳、肉苁蓉、羊肉、枸杞子、核桃仁、猪腰子、海参等。药膳食疗方：锁阳羊肉汤、羊骨粥、海参排骨汤等。

（1）锁阳羊肉汤：锁阳30g，羊肉500g，生姜10g，枸杞子15g，黄酒、生抽等调味料少许，先煮好羊肉过清水后，将以上诸材料置于沙锅中，文火煲汤约2h，有补肾助阳的功效。

（2）羊骨粥：羊脊骨1具（打碎），新会陈皮10g，肉苁蓉20g，草豆蔻5g，菟丝子3g，粳米100g，食盐、黄酒等调料少许。将羊脊骨和诸药煎汤取汁，再加入粳米、水和调味料。有温补脾肾、强筋骨的功效。

（3）海参排骨汤：用枸杞子15g，海参2根，排骨500g，以上三味材料，熬汤，温火2h，食肉喝汤。有补肾阳、益精血的效果。

2.滋肾阴型：主要治疗因肾阴不足，肾水未能上济，心火不能抑制，或心肾失交而引起失眠的患者，症见烦躁失眠、盗汗、多梦、腰膝酸软、咽干少津等。药膳原料：生地、枸杞子、淡菜、女贞子、甲鱼、墨鱼、海参、黑木耳等。药膳食疗方：地黄枣仁粥、淡菜炖猪瘦肉、二子甲鱼汤等。

（1）地黄枣仁粥：生地30g，酸枣仁30g，小米100g，将生地、酸枣仁煎汤取汁，备用，以小米煮粥，然后加药汤，早晚温服，可滋阴清热、养心安神。用于心烦盗汗失眠多梦人群。

（2）淡菜炖猪瘦肉：用淡菜30g，猪瘦肉（剁碎）250g，以上二味，隔水炖煮，加入黄酒、食盐等调味少许，饮汤吃之。有补益虚劳、益气滋阴清热的作用。

（3）二子甲鱼汤：甲鱼1只，枸杞子15g，女贞子20g，猪瘦肉（剁碎）30g，女贞子煎汤取汁备用，将甲鱼洗净后去头，剖肚，投入猪瘦肉，再加入女贞子汁、枸杞子以及黄酒、生抽等的调味料少许，熬汤1h后，饮汤或食肉。有滋肾阴、清虚热的功效。适用于头晕眼花、两目干涩、视力下降的人群。

3.肾精不足型：主要用于肾精亏虚，或脑髓质失养而失眠的患者；症见失眠健忘、梦遗、内热消渴、发脱、牙齿松动、早衰等。药膳原料：山药、菟丝子、覆盆子、益智仁、芡实、山茱萸、黑芝麻等。药膳食疗方：清蒸山药、金樱子蜜膏、黑芝麻丸等。

（1）清蒸山药：以新鲜山药50g，晨起用电饭煲清蒸山药，作为早点食用之。有滋养肾精、健脾止泻的功效。

（2）金樱子蜜膏：金樱子200g，蜂蜜200g，先用水将金樱子煎煮2

次，合并药液，经浓缩至黏稠状态后，加蜂蜜收膏，口服，一次15g，以温水冲服。有补肾益髓的功效。

（3）黑芝麻丸：用黑芝麻、菟丝子等，经九蒸九晾后，掺入蜂蜜，炼蜜成大蜜丸，每次1颗。有补益肝肾、填精益髓、延缓衰老的功效。

（五）药膳调脾法

脾主运化水谷精微，脾胃功能失常，饮食停滞于中焦，可使胃失和降，浊气上扰，令心神不安。脾不统血，心血不得以补充，心不藏神，脾不藏意，心思纷扰，导致入睡困难。药膳调摄则以补气健脾、温补脾阳居多。

1.补气健脾型： 主要治疗因脾气衰弱，清阳不升，或补益气血不足，而导致精神失养的辗转反侧患者，症见倦怠疲乏、食少便溏、心烦健忘、失眠多梦等。药膳原料：猪肚、山药、人参、小米、鸡肉、红枣、炙甘草、龙眼肉等。药膳食疗方：人参龙眼蜜膏、黄芪人参炖鸡、猪肚糯米饭等。

（1）人参龙眼蜜膏：人参150g，龙眼肉150g，蜂蜜250g。人参、桂圆同煎约1.5h后，再掺入蜂蜜，以文火熬成膏状。一次1匙，用温水冲服。有补气健脾、养血安神的功效。适用于脾胃虚弱，心血不足之身体消瘦，精神不振，乏力倦怠，食少懒言，腹泻，心悸失眠者。

（2）黄芪人参炖鸡：以黄芪10g，人参20g，童子鸡1只（约500g），生姜、黄酒等调味料少许，隔水炖煮约1h，有补中益气的功效。适用于体虚之人。

（3）猪肚糯米饭：猪肚1具，糯米200g，生豌豆20g，水发香菇20g，陈皮6g，黄酒、生抽等调料少许。先浸渍糯米约6h后，再与豌豆、香菇等同装入猪肚内，在两头用绳绑牢，然后置于电饭煲内，再加入适量清水，炖熟吃之。有健脾胃、补虚损的功效。适合虚劳瘦弱，中气不足，脾胃虚弱，胃口不佳，消瘦乏力之人。

2.温补脾阳类：主要用于脾阳亏虚，失于健运，津液代谢失常，内生痰、饮之邪，上凌于心而失眠的患者，症见失眠并伴腹胀、喜温喜按、不耐寒食等。药膳原料：陈皮、生姜、茯苓、白术、干姜、炙甘草、人参、刀豆、肉桂、鸡、小米等。药膳食疗方：山药羊肉粥、刀豆炒鸡块、人参茯苓干姜粥。

（1）山药羊肉粥：羊肉250g，山药500g，糯米50g。羊肉过水，再加姜、黄酒等调味料爆炒去膻味，再投入山药，煮成烂熟，然后研泥，再掺入糯米，同煮成粥，早晚分服。有温补脾肾、涩精止泻的功效。

（2）刀豆炒鸡块：刀豆250g，鸡块约200g，调味料少许，炒熟吃之。有温中散寒、补益气血的效果。

（3）人参茯苓干姜粥：人参10g，茯苓10g，生干姜6g，炒白芍6g，将以上四味，煎汤取汁，再加小米50g，煮粥，早晚温服。具有温中健脾、补气安神的功效。适于气虚体弱，脾胃不足，倦怠乏力，食欲不振的人群。

七、运动导引

中医导引术是中国传统的养生术，通过肢体活动、呼吸方法和自我按摩三个方面，达到修身养性、未病先防、健康长寿的目的，有助于失眠的解决。中医导引术除了养生"治未病"，还具有抗老、启智、怡神等作用，广受人们喜爱。

（一）心之导引法

心证与失眠的心理导引调摄主要从心脏导引角度论述，具体包括：

1.《黄庭内景五脏六腑补泻图》之"心脏导引法"：正坐，两手同时握拳，左右交替冲拳各30次；也可正坐，则一手向上如托重石或将两手十指交叉，以双脚踏手中左右交替各30次。闭气为之，良久，再闭目三叩齿，三咽津即止。若习练本法，则可调畅气血，疏导经脉，可治疗心血瘀类之失眠。

2.《灵剑子》补心脏三势法：一势：端坐，闭气，双目垂帘，似闭非闭，舌抵上腭，身体侧弯，同时两手上撑过头，掌心向外，至力极。左右行功同。二势：正身端坐，闭气，用一手按大腿腹股沟处，一手向上举，挺腰身，至力极，然后左右互换，重复前面动作。三势：取站立或端坐，将两手合掌于胸前，指尖向前，极力伸臂，至力极为度。适用于夏日修炼，避开饭前饭后，不拘于次数。本法能通和血脉、宣通五脏六腑、补益心气等，可用于心血气虚、心血瘀型的失眠。

3.六字气诀之"呵字诀"：练功时，足大趾轻轻点地，两手掌心向里由小腹前抬起，经体前至胸部两乳中间位置向外翻掌，上托至眼部；呼气尽吸气时，翻转手心向面，经面前、胸腹前缓缓下落，垂于体侧；应注意念"呵"字时口形为口半张，腮用力，舌抵下腭，舌边顶齿。连做6次，然后调息。"呵字诀"与心脏相应，有泻胸中浊气、调理心脏、疏导心经的功效，对于失眠、心烦、多梦等，也有一定的作用。

4.五禽戏之"猿戏"：所谓猿戏，即模仿动物猿的动作形式，与心脏活动有关，分为猿提式与猿摘式，猿提式动作技巧主要为上提时呼吸空气、缩颈、耸肩、收腹、夹肘等动作，下按时吸入空气、伸颈、沉肩、松腹等，动作一松一紧，具有按摩心脏的功效，以促进气血循环，并减轻失眠多梦、心慌等；猿摘即模仿猿采桃时的形态，眼神灵活、身姿灵活、情绪愉快，能解除人沮丧、焦虑的精神状态，并提高睡眠。

5.八段锦之"转头摆尾去心火"：心五行属火，为阳脏，常易于心火旺盛，而见失眠多梦、心烦憧憧等。"转头摆尾去心火"，该式主要动作，将双腿下蹲成马步，并且摇动头颈部，并摇动尾闾，一摇一摆、一升一降，增加对督脉、大椎穴等的刺激作用，以达到泻火之功；同样，还可增加腰部运动，从而促使肾中经气的流动，肾水得到提高，心火也得到减少，从而使心肾相交；并能促使气血的流动。所以，该式适用于心虚火旺、阴虚火旺、血瘀等因素所致的失眠症状。

（二）肝之导引法

肝失疏泄，肝气郁结，肝火上炎，肝阴亏虚所致失眠可采用下列导引法，具体包括：

1.《黄庭内景五脏六腑补泻图》之"肝脏导引法"：先正坐，以两手相叠，然后徐徐扭转身体，前后各15次；也可正坐，将两手相叉，置胸前翻掌推出，再覆掌按向胸部，反复15次。此法可去肝脏积聚、风邪毒气等，亦可治疗肝郁气滞型失眠者。

2.《灵剑子》补肝脏三势法：一势，食后片刻取坐式，两手掩口取热气及津液后，闭气、摩面30~50遍，摩面至热极。二势，正坐，两手十指交叉，用力对拉。然后叉手至颈后，头后仰，使颈项与手用力抗争。三势，坐式，两手掌重叠，用力按压一侧大腿，左右交替进行。习练此法能去肝中毒气，疏通血管，调畅气机，以养肝肾血。

3.六字气诀之"嘘字诀"：中医认为"嘘字诀"与肝相应，有着疏泄肝火、畅达气机的功效，可治疗肝火上炎、肝气郁结等严重失眠症状群体；同样，以嘘治肝，可使心志内守，不被怒气所伤，而生喜悦之情。"六字诀"导引法，按照徐春甫《老老余编·养生余录》中介绍的《太上玉轴六字气诀》，目前已成为严重失眠症状群体的主要睡前引导功法，运用方式简易便捷。这里的"嘘字诀"具体做法为：睡前解带正坐，先叩齿三十六下，再舌搅口中浊津二三百下，待口中浊津成清水时，即低头咽下，并以意投入丹田。随后低头开口念"嘘"，再仰头闭口以鼻缓缓吸气，而后低头开口念"嘘"，这样循环6次，吸长，"嘘"短，吸气、嘘声时，均不闻其声。

4.五禽戏之"虎戏"：所谓虎戏，即模仿动物老虎的动作形式，与肝有关，分为虎举与虎扑二式，虎举主要练习爪功，而虎扑的主要动作则有身体前俯、屈膝下蹲、含胸收腹、后仰等，对肝胆经有很大的拉伸效果。中医学上认为肝主筋，其华在爪；而经脉则为联系内脏、协调身体内外部的重要通道，所以习练虎戏可以练习肝胆经及其循行部位，也可以促使肝胆的气血运转顺畅，以便更好地发挥肝脏的疏泄与藏血的功效，以及提高睡眠。

5.八段锦之**"攒拳怒目增气力"**：怒为七情之极，过怒则伤肝，致使肝失疏泄，危害睡眠。中医学认为，肝开窍于目，该式中的"怒目"，指扩大瞳孔，表情恼怒，可激发肝经，宣泄生气之意；攒拳特点是松紧结合、刚柔并济，以气养筋。所以针对肝证或失眠症状的人应勤练该式，以让肝脏疏泄有度，并促进入睡。

（三）肺之导引法

肺气郁闭、肺失宣降所致失眠的导引调摄具体包括：

1.《黄庭内景五脏六腑补泻图》之**"肺脏导引法"**：正坐时，将两手背踞地上，正坐，两手按地，缩身躬脊，使躯体向上挺举3次。或可两手握拳，反捶背上，左右交替各15次。闭气为之，毕，良久闭目，三咽津、三叩齿即止。长期习练本法，对肺脏具有保护的功效，能宣畅肺气，除去肺之风邪、积劳，并促进睡眠。

2.《灵剑子》补肺脏三势法：一势，以两手抱在头项，旋转身体；二势，以两手相叉在头上，左右伸拽，共10遍；三势，以两手拍脚胫10多遍，叩齿36遍。习练本法，宣通气血，能去肺脏诸疾。

3.六字气诀之**"呬字诀"**：中医学认为"呬字诀"与清肺相对应，有泻肺中之浊气、调理肺脏、疏导肺气的功效，也可用于肺部受邪所致的睡眠功能障碍，如夜间咳嗽、哮喘、睡卧不宁等。《遵生八笺》中云："吐纳用呬去肺家劳热，气壅咳嗽。"具体操作方法两腿分开与肩同宽，两手在肚脐前逐渐向上抬到胸口位置，然后立掌夹肘，仰头缩项，使劲往后顶，双手向前慢慢往前推，口说"呬"字。然后，双手外旋，掌心向里，逐渐站起来，双手回到胸部。重复6次，每天2组。

4.五禽戏之"鸟戏"：因鸟戏取形于仙鹤，故亦名鹤戏，与肺有关联，其动作又可分鸟伸与鸟飞二式。鸟伸是指模拟鸟伸展的运动形式，而鸟飞则是指模拟鸟在飞翔时展翅的动态，二者结合，即是身体的升降开合运动，与气的运动形态"升降出入"相对应，如上躯的开合运动可牵拉肺气，而胸廓的开合运动则可按摩肺脏。所以，勤练鸟戏能促进手太阴肺经经气的疏通，从而提高肺活量，促进营卫之气的运动，也可用于因营卫不和、肺气郁闭等肺功能失常所致的失眠。

5.八段锦之"左右开弓似射雕"：其道理与五禽戏之鸟戏动作相同，其作用如同拉弓术，坐腕竖指如八字，能激活手太阴肺经，以疏导经气；展肩扩胸，利用穴位按摩上焦心肺，以提高心肺能力。

（四）肾之导引法

肾气亏虚、阴阳失调所致失眠的导引调摄具体包括：

1.《黄庭内景五脏六腑补泻图》之"肾脏导引法"：可正坐，正坐，两手如托石状上举，引动胁肋15次。亦可曲肘，手按两膝，左右交替转身各15次。亦可两足交替前后空踏数十次。通过习练此本法，可去腰、肝、膀胱间风邪积聚。

2.《灵剑子》补肾部三势法：一势：将两手交叉，用一只脚蹬手掌上，反复伸屈多次后，可换另一足重复前面动作。二势：取坐姿，用双手扳脚趾，并不住搓捏，若干次。坚持锻炼效果更佳。三势：取坐姿，用一手抚住膝部，一手抱头，前后俯仰，左右旋转，若干次。用此法，宣通血脉，可去肾脏诸疾，并促进肾中精气输布于心，以促进入睡。

3.六字气诀之"吹字诀"：中医学认为"吹字诀"与肾对应，习练"吹字诀"，以吸天地之精气补肾元，以"吹"除肾中之浊气。高濂《遵生八笺》中云："治肾脏吐纳用吹法能除肾家一切冷气、腰疼、膝冷沉重，久立不得，阳道衰弱更有烦热，悉能去之。"可见"吹字诀"能补肾中之阴阳，可使阴阳调和，肾水上移，以制心火，心肾相交，以除心中之烦热，有助于睡眠。具体操作方法：两脚分开与肩同宽，双手抬起，两手向后滑成弧形，抚摸到后腰部，然后向下滑慢慢下蹲，说"吹"，两手屈肘向前，虎口相对，逐渐收回起身。重复6次，每天2组。

4.五禽戏之"鹿戏"：鹿戏，是模拟鹿的运动形式，和肾有关，分为鹿抵式和鹿奔式，鹿抵式主要表现为腰部的缓慢侧曲拧旋，从而促进脊柱的转动；鹿奔式中，将手臂前伸，含胸，与后背构成"横弓"状，头前伸，臂内旋，腹收缩，与背后弓，形成"竖弓"形，同时结合了深呼吸方法，即人体重心后移时吸气，向前移时呼吸，通过这种动态变化方式，可有效伸展足少阴肾经、督脉和膀胱经。综上可知，勤做鹿戏能提高腰部动力、疏导督脉经气、激发身体阳气，使肝肾中阴相互协调，可治疗肾功能不全的失眠患者。

5.八段锦之"两手攀足固肾腰"：通过两手背上举，以臂带升，引动人体上行，以双手反穿、摩运膀胱经，并结合人体呼吸法，可刺激督脉、命门、脊椎等，以调畅肾经、膀胱经和督脉之间的气血。可见，习练此式功法具有壮肾健腰的功效。

（五）脾之导引法

由脾运化功能失常，脾失健运，脾气亏虚所致失眠的导引调摄，具体包括：

1.《黄庭内景五脏六腑补泻图》之"脾脏导引法"：盘腿正坐，脚向前踹，再将两手从背向后拉伸，左右交替15次。也可跪坐时，以二手按地，回眸或用力虎视，各15次。习练本法，促进脾脏之正常运转，可去脾脏的积聚。

2.《灵剑子》补脾内四势法：一势：两手握拳提起如弯弓射雕状，然后双手向左右做拉弓状展臂。二势：夏季练法：端身正坐，双臂自然伸直，将手指竖起，向后反拘。然后向上举过头，反复3遍，后向前屈身，若干次。三势：将两手交叉于头上，两手用力向左右相争。四势：两手极力上举3遍。此法能去脾脏诸疾不安，积滞，使人能食，气血运行化生充沛，精神得养。

3.六字气诀之"呼字诀"：中医学认为"呼字诀"与脾相应，呼与吸相对应，以"吸"采天地之精气，补脾气，以"呼"泄胃中之浊气，散脾毒，能去宿食之不化，有助脾气健运。可适用于因长期宿食停积胃肠、脾失健运等原因导致的失眠患者。具体操作方式：双脚分开与肩同宽，把手放在腹前约10cm的位置，缓慢下蹲，手向前撑成圆形，嘴说"呼"，起身恢复站姿，注意呼气时要鼓肚子。重复6次，每天2组。

4.五禽戏之"熊戏"：所谓熊戏，即模拟黑熊的动态形式，与脾有关，分为熊运和熊晃二式。熊运的动态关键为上体以腰、腹为轴心旋转，以双拳于腹及肋边画圆，不但可活跃腰腹部的肌肉滑膜关节，防止腰肌劳损，而且还能按摩腹腔脏器；熊晃以全身上下晃动为主，使足太阴脾经和足厥阴肝经受到刺激，其提腿、落地动作又能振动人体脏器。可见，熊戏还能够导引中焦气机运转，促进脾胃湿热的运化功效，可适用于"胃不和则卧不安"等因脾功能失常而导致失眠的患者。

5.八段锦之"调理脾胃须单举"：在该式动作中，将两腿一同伸展，以一手上托，可牵拉足太阴脾经，亦有引脾中清气上行之意；一手下按，循足阳明胃经之路，有引胃中浊气下沉之意；屈膝按，手采天地之气精华引回丹田，这样左右反复多次，就可以提高脾主升清、胃主降浊的功能，从而调和脾胃。

八、针灸调治失眠

现代医学指出，失眠患者会因失眠而苦恼，加之对睡眠过分重视，或对自己的睡眠状况过分关注，使得患者出现压抑、不安、恐慌的消极心态，这种消极心态会进一步影响患者的正常睡眠。

现代医学利用动物试验、临床观察等，对针灸防治失眠的机制开展了研究。目前认为，针灸可以干预各种影响入睡的中枢神经系统传递产物和自身免疫性物质的产生水平，起到促进睡眠，使入睡和觉醒恢复正常。同时在针灸前后对比，患者体内的5-羟色胺（5-HT）、5-羟吲哚乙酸（5HIAA）、去甲肾上腺素（NE）及多巴胺（DA）的浓度都有改变，对调整中枢神经内分泌系统功能发挥了积极效果。

针灸治疗具有漫长的发展历程，《黄帝内经》中所描述的不寐类病症的疗法中，针灸治疗比药物治疗更加丰富。它根据患者不同的证型以及兼并征，制定了其具体的治则及治法，针灸治疗失眠有悠久的历史，现将古今医家对于针灸治疗失眠的总结如下。

（一）古代针灸治疗不寐

晋代之前关于针灸治疗不寐的记载较少，多着眼于方药。晋代皇甫谧《针灸甲乙经》多采用单独的穴位治疗，如"目不得眠不得视及多卧篇"载：三阴交主"惊不能眠"，浮郄主"不能卧"。唐代孙思邈《备急千金要方》中的取穴以多个穴位为主，如"癫病篇"载："阴交、气海、大巨，主惊不能卧。"《千金翼方》记录了针灸方式和艾灸壮数，如"水病篇"载"不能卧，灸阴陵泉百壮。"宋金元时，穴位治疗在前人的基础上有所发展。《太平圣惠方》载：神庭主"惊悸不能安寝，当灸之。"宋代王执中的《针灸资生经》认为"肾气不足而内著，其气逆而上行"引发的"惊不嗜卧"，当"灸关元百壮，口服玉真丸"。明清时代关于不寐的取穴较为丰富，腧穴配伍也比较完善。明代陈会的《神应经》载："烦怨不卧：太渊、公孙、隐白、肺俞、阴陵泉、三阴交。"明代徐凤的《针灸大全》载："胆疟令人恶寒怕惊，睡卧不安。临泣二穴、胆俞二穴、期门二穴。"明代李中梓的《病机沙篆·怔忡不寐》载："怔忡健忘不寐，手少阴心虚，内关针五分灸三壮，神门针三分灸二七壮，少海针一分。"清代吴亦鼎的《神灸经论》载："怔忡健忘不寐，内关、液门、膏肓、解溪、神门。"明清医家在参考前辈理论的基础上取穴上也更趋多样化，在不寐的治疗上迎香、关冲、翳风等穴位亦有应用。

（二）古代医家针灸调治不寐取穴

1.古代循经取穴治疗不寐：古代医家调治睡眠的穴位，大多汇集于足太阳膀胱经、任脉、足太阴脾经和足阳明胃经。隶属于足太阳膀胱经的穴位所占比例较多，分析理由如下：

（1）足太阳膀胱经循行的距离较长，且遍布部位最多。

（2）足太阳膀胱经在经脉循行上"从巅入络脑"与脑部直接沟通，而脑为元神之府。

（3）足太阳膀胱经包含五脏六腑之俞，与五脏等六腑具有密切有关联。针刺背穴，能舒五脏之气、开五脏之郁、泻五脏之火、安五脏之志、调五脏之神进而治疗不寐。常见穴位有：心俞、肺俞、胆俞、脾俞、肝俞等。

任脉也经常使用，失眠的原因虽多，但阳气过胜，而阴气衰败，阴阳失交为其主要原因。一为阴虚而无法纳阳，一为阳盛而无法入阴。而任脉是"阴脉之海"，其主行在小腹，以腹为阴。诸阴经皆直接或间接交会于任脉，也有足三阴经与任脉垂直交会于关元、中极。通过针刺任脉穴位即能补充阴阳之缺陷，又能够调和阴阳，使阴阳交泰，阳得以入阴而成眠。常见穴位为：上脘、关元、阴交、气海等。

足太阴脾经和足阳明胃经也经常使用。由于机体生命活动的维持以及气血津液的变化，均取决于脾胃中运化产生的水谷精微，故称脾胃为气血生物之源，也是后天根本。《素问·逆调论》云："胃不和，则卧不安。"明代张景岳的《景岳全书·杂症谟·不寐》中认为："劳倦思太过者，必致心血耗亡，神魂无主，所以不眠。"故古代医家常取脾、胃经腧穴以治失眠。常见穴为：隐白、阴陵泉、公孙、厉兑、三阴交等。

中医认为"心主神明"，虽然中国古代多采用心俞来医治失眠，但手少阴心经、手厥阴心包经用穴并不多。综上所述，中国古代医家在循经取穴上，以足太阳膀胱经的穴位为主，也可用任脉穴、足太阴脾经穴和足阳明胃经穴。

2.古代治疗不寐：特定穴位，是指十四经中有着特定的治疗作用，或按照一定名称归类的穴位。古人十分重视特定穴位的功效，且使用频率较高。《针灸甲乙经·足阳明脉病发热狂走》载厉兑、隐白治"足胫寒，不能卧"，《备急千金要方·热病》载公孙主"不嗜卧"，清代廖润鸿的《针灸集成·心胸》载："心热不寐，解溪泻，涌泉补，立愈。"上述都是应用于特定穴较经典的实例。特定穴位中使用较多的是五输穴，《灵枢·顺气一日分为四时》云："病在脏者，取之井。"这表明井穴与五脏有关。《灵枢·九针十二原》云："五藏有六府，六府有十二原，十二原出自四关，四关主治五藏，五藏有疾，当取之十二原，五藏有疾也，应出十二原。"这也表明了原穴与五脏密不可分。背俞穴，为将人体内脏之气输注在后背与腰部之间的穴位，《素问·长刺节论》中云："迫藏刺背，背俞也。"《难经·六十七难》中云："阴病行阳俞在阳。"说明了背俞穴与五脏密不可分。所以在取穴上，取井穴、原穴和背俞穴都较多。古代医家针灸失眠以单穴为主，而关于配穴方式的记述也较少。常见穴位为：心俞、太渊、阴陵泉、厉兑等。总之，中国古代医家对针灸治疗失眠的特定穴位的取穴方法则通常是首取背俞穴，也可用原穴和井穴。

3.古代辨证论治治疗不寐：失眠实证多因火热、痰湿、食滞等引起，而虚证以心、脾、肾、胆功能下降居多。因此古人针对辨证的差异，而采取了各种各样的补泻方式。如明代楼英的《医学纲目·不能卧》云："窍阴：胆寒不寐，宜补。"此为病位在胆的胃痛证，用补法。《针灸集成·心胸》云："心热不寐：解溪泻，涌泉补，立愈。"此为虚实掺杂证，病位在心，用补泻合并的办法来补肾水、泻心火以滋阴降火，安神催眠。《病机沙篆·怔忡不寐》云："怔忡健忘不寐，手少阴心虚，内关针五分灸三壮，神门针三分灸二七壮，少海针一分。"此为虚病，身失所营，神不安宅，病位在心，与点穴法并用。《圣济总录·督脉》中云："神庭一穴主惊悸不能安寝，可灸二七壮，至七七壮止。"此为虚证，病点位在心、胆之间，用补法。

（三）现代针灸调治失眠选穴

按照不同的诊断方式，现代针灸处方呈现出多元化发展趋势。现代针灸取穴原则中除循经取穴、辨证和辨病取穴，尚有将传统穴位作用原理和现代学说相结合的新取穴方式，如按神经节段的分布等。下面将从现代循经取穴规则、现代特定穴位取穴法则、现代辨病取穴法则三方面来论述现代医家的新选穴方式。

1.现代循经取穴治疗失眠：在现代针灸疗法治疗失眠多元化的大背景之下，穴位的使用仍具有明确的归经性。现代医家对治疗失眠所取穴位，一般集中于足太阳膀胱经、足阳明胃经以及督脉等。足太阳膀胱经穴位数量最多，而按照经脉学讲，督脉是阳脉之海，督全身之阳，并与任脉相连，故能通调全身之阴阳；背俞穴则与五脏六腑有关，故长于调整内脏的功能；而督脉和足太阳膀胱经均"入络脑"，由于"经脉所过，主治所及"，能够用来医治元神疾患。所以，激活督脉及足太阳膀胱经穴，能够调整体内经脉气血阴阳，防治失眠症状。脾胃为气血生化之源、后天之本，《素问·逆调论》云："胃不和，则卧不安。"足阳明胃经经别"散之脾，上通于心"，故而现代名医也常取足阳明胃。常见穴位为：神门、百会、足三里、心俞等。

2.现代特定穴取穴治疗失眠：现代医家对治疗失眠不仅普遍采用了"循经取穴"这一原则，而且还大量采用了特定穴。在特定穴中应用最多的为五输穴，其次是原穴和背俞穴。原穴和背俞穴与通调五脏之间有着不可分割的关联，所以在针灸治疗失眠中应用较多的特定穴位为原穴和背俞穴。常见穴位为：神门、太冲、太溪、心俞等。

3.现代辨证取穴治疗失眠：多数现代医家都在坚持中医理论的基础上，实行传统中医辨证取穴。据统计结果，肝郁化火型失眠者常见配穴为：太冲、行间；阳虚火旺型失眠者常见配穴为：太溪、肾俞；心脾两虚型患者失眠常见配穴为：心俞、脾俞、足三里；心有胆怯型患者失眠治疗常见配穴为：胆俞、心俞；痰热内扰型患者失眠治疗常见配穴为：丰隆、足三里、内庭。

古代和现代医治失眠的取穴规则。主要体现在如下几个方面：从腧穴选取上来看，古今比较者用穴的出现概率差别很大，唯有心俞大体一致。古代医者治失眠，多用上脘、关元、心俞、太渊、隐白等，而现代医者则多采用神门、三阴交、百会、足三里、太冲等。此外，古代医者选穴相对散乱，而现代医者用穴则相对集中。古代与现代医者都重视五输穴的应用，以原穴与背俞穴为最常见的特定穴位。而从必选穴位归经上来看，古今医者的用穴均大多集中于足太阳膀胱经与足阳明胃经，但不同的是，古代医者多加用任脉穴，而现代医者则多采用督脉穴。从辨证取穴上来讲，多数古代医者只根据病情进行针灸，并无具体辨证；而现代医者则在坚持传统中医理论的基础上，实行了辨证取穴。

（四）眼针治疗失眠

眼针疗法是由辽宁中医药大学附属医院彭静山教授所发明的一项微针疗法，采用针灸在眼眶周围穴区治疗全身疾病。眼睛和人身经脉、五脏六腑等都有一定的联系，《灵枢·邪气脏腑病形》曰："十二经脉，三百六十五络，其血气皆上于面而走空窍，其精阳气上走于目而为睛。"《素问·五脏生成》云："诸脉者，均属目。"通过观察眼部的丝络与颜色，可以了解脏腑的情况。作为一种特殊微针疗法，眼针疗法具有取穴少、操作简单、方便记忆、涉病广泛、疗效安全等优点。

眼针选穴基于失眠的辨证类型，其中肝郁化火证多为情志内伤，肝郁化火，扰乱精神，治宜疏肾泻火、安神定志，主要取肝区、心区；痰热内扰证多为脾失健运，聚湿生痰，痰热上扰精神，治宜平肝风化痰、和中安神，主要取心区、肝区；阴虚火旺证多为肾阴耗伤，水不济火，或心火内炽，阴虚阳亢，治宜益气滋阴降火、养心安神，主要取心区、肺区、肾区；心脾两虚证多为思虑过重，伤及心脾，或因肺虚生化乏源，营血亏虚，不能上奉于人，治宜补益心脾、养血安神，主要取心区、脾区；心中有鬼胆小多为气血亏损，或心虚胆怯、心神失养，治宜益气镇惊、安神定志，主要取心区、胆区。

（五）腕踝针治疗失眠

腕踝针疗法是由张心曙院士在20世纪70年代提出的概念，是针对腕踝部特定的部位采用皮下针治疗的一种针灸疗法。本疗法是把病症表现的部位归纳在身体两侧的6个纵区，在两侧的腕部和踝部各定6个进针点，以横膈为界，按区选点进行治疗。具有疏通经络、调和脏腑功能的作用。操作简单，安全性较高，对失眠有显著疗效。

从经络学说上来看，手腕踝针的划分和十二皮部的划分基本一致。皮部的肌肤按经脉系统的方向，是指十二个经脉在人体表的分配，其与经脉最大差别就是经脉呈线状布局，而络脉成网状布局，而皮部则是在"面"的分配。全身的肌肤均属十二皮部。《素问·皮部论》谓："欲知皮部，以经脉为纪者，诸经皆然。"又曰："凡十二经脉者，皮之部也。"肌肤是身体的外藩，在受到外邪侵袭时，肌肤首当其冲；在疾病状况下，肌肤又变成了致病之所和病邪由表及里传变的主要渠道。《素问·皮部论》谓："是故百病之生也，必先于皮毛，邪中之则腠理大开，开之始入客于络脉，留而不去，传入于经，留而不去，再传到于脏腑，廪于肠胃。"《黄帝内经》指出："是故平旦阴尽，阳气出于目，目张则气上行于头。"营卫失衡，则人卫外不固，腠理不密；外邪侵入，邪居五脏，则卫气抗邪，外邪不能出，内扰脏腑，则人昼夜不分，不寐乃生。由此可见，皮肤与经脉、脏腑之间有着紧密联系，由于皮肤容易受邪，经卫外不固，营卫失和而不寐，所以腕踝针被认为是在十二皮部，也是远道取穴的轻浅刺法，因此能调节相应经脉和脏腑功能，使得经脉气血运转顺利，进而促进阴阳相和，营卫平衡，目始瞑而寐。

现代医学调查证实，皮下的成纤维组织位于中皮层之下，且遍及全部体表。皮下的纤维性组织通过系统对外部环境的改变，如温度变化、压力改变，产生外周性应激反应，对内脏进行影响毫针行于皮下组织，能够激活副交感神经和感觉神经，同时有双向控制功能，从而兴奋皮层反应区，控制了失眠患者的皮层兴奋点，进而发挥安眠效应和功能。

腕踝针针刺点较小，选穴很容易，通常有两种选穴基本原则。一是按照主要症状所在区域选择相应的针灸点，二是按照主要原发疾病所在区域选择相应的针灸点。选穴基本原则有3种，即上病取上，下病取下，以横膈为界，分区取穴；左病取左，右病取右，以身体正中侧为界，区分取穴；如果范围不详，则选择上一穴。上一穴与手少阴心经的必选穴位相近，位于通里、阴郄、神门穴。上二穴即为手厥阴心包经络穴内关穴位，有宁心安神、理气止痛的功效。所以针灸这两穴能使精神畅通、调神醒脑、精神宁静、神安能寐，起到养生醒脑安神的作用。

（六）腹针治疗失眠

腹针疗法是由山西薄智云教授通过多年临床实践研究总结而提出的针灸方式。腹针的优点包括处方标准化、动作标准化、辨证条理化。腹针的刺法，采用细针浅刺，故有疼痛轻的特点，腹针在患者腹壁进行用针，由于针刺均在脂肪表层，在筋层上，未达到肌肉表层，较普通传统针灸的深度要浅，以及在针刺中不拘泥于寻找沉、涩、紧的感受，所以刺激作用的力度相对来说较轻，因而患者所受到的疼痛也相应较小。在临床上，腹针疗法治疗失眠症也获得了不错的效果。

腹针疗法是以神阙调控体系学说为核心内容，又以中医学理论和人体内脏的经络学理论为主要内涵，从而开发产生的一套在腹部施术的中医针灸治疗。腹针具有对人体宏观调控的功用和向身体输布经脉气血的功用。而腹针疗法治疗失眠主要采用引气机归元的四穴为穴，即中脘、下脘、气海、关元四穴，中脘为胃的募穴，配合下脘可调理中焦、调升降，气海、关元穴可培本固肾。此四穴合用以后天养先天之意。又如配合滑肉门、下风湿点、商曲、气旁诸穴，则有通调经脉气血、输布全身之妙。腹针结合体针则内脏功用有调，气血生化调整有度，可合理地平衡人体的阴阳是偏盛还是偏弱，达到治疗失眠的功效。

（七）子午流注针法治疗失眠

子午流注中医针法是中国传统中医针灸学中一个相当玄奥的部分，其理论出自《黄帝内经》，采用井、荥、输、经、合五输穴搭配阴阳五行为依据，利用干支结合脏腑，推测经气流注盛衰开合，并按时取穴的一个传统的诊断方式，其学说根据"天人相应""毋逆天时，是谓至论"对子午流注的产生有着很重要的影响。它和以国外近年来蓬勃发展的以生物节律理论为基础的时间医学颇多相似之处，子午流注针法则是我国传统时间医学的杰出代表，其科研价值也受到了人们日益普遍地重视，其独到的临床效果已为世界所认可。

子午流注针法，是指根据子午流注基本原理按照经脉气血的盛衰以及穴位开阖的基本原理，综合阴阳、五行、天干、地支来以按时取穴的治病方式，即当日或当时主开某穴之人若在取时穴遇有此穴位所适合处理的病症，可及时以该穴位为穴而针之。定时取之穴是医生根据流注时间，根据病情辨证取穴并与患者预约时间，在用之穴开穴后按时开始的。

按照管氏的《子午流注环周图》计算进行子午流注法辨证取穴来

治疗失眠，开穴按时日定期取穴。心脾两虚型取脾俞、心俞、三阴交；阴虚火旺型取大陵、太溪、太冲；胃腑不和型取中脘、丰隆、厉兑、隐白；肝火上扰型取行间、足窍阴、风池等。以当日或当时所开经穴，为先针开穴后针配穴，一般补法用九阳数，泻法用六阴数，留针30min。虚证以9次为1个疗程，实证则以6次为1个疗程，疗程间休两天。

（八）灵龟八法针刺法治疗失眠

灵龟八法，依据奇经八脉气血流注的规律，选取了8个与奇经相连的经穴，并根据日时干支的推演数字变化，通过相加、相除之后，进行按时取穴的针刺方法，可以有效地促进机体的气血运动，调整阴阳平衡。

灵龟八法的取穴方法：按照患者就诊日期，运用灵龟八法开穴。先查中华千年历得各日日干支，然后再查时干支、日干支的对比表，得时干支，再依据八法逐日干支基数表、八法临时干支代数表，计算公式为把日、时干支的四个数值共同相加求和后，再依据阳日除以9、阴日除以6的法则，求得商，主要看取余数，按照八卦所分配的某穴位的纳卦数，也是当日或当时的开穴，公式：（日干+日支+时干+时支）/9（阳日）或6（阴日）=商余数。注意：取余数即为推测出当时的九宫数，查八脉交会穴位和九宫八卦代表数值，得此时所开的穴位。如全部整除，余数均为零，则阳日取9（列缺穴），阴日取6（公孙穴）。

第二节　心理疗法

失眠的人因为晚上睡不着且过度重视失眠所带来的负面结果，通常入睡之前产生紧张、焦虑等负面情绪，从而使睡眠更加恶化，而失眠症状的严重程度又反过来影响了失眠者心情，两者形成恶性循环。失眠心理治疗包括睡眠卫生教育、刺激控制疗法、睡眠限制疗法、认知疗法和放松治疗。

一、睡眠卫生教育

很多患者失眠的根本原因是自身产生了错误的入睡习惯，打破了常规的入睡模式，从而形成对睡眠的错误认知，进而引起失眠。睡眠卫生教育重点是帮助失眠的患者，了解不良入睡习惯以及在失眠产生和进展过程中的重要意义，并重塑有利于入睡的行为习惯。

（一）培养良好的睡眠习惯

睡眠、起床的时间要有规律。每天一定要准时上床，按时起床，建立好生活时间表，形成有节律、有规律的生活习惯，就是在周末、休息时也要这样。就算偶尔有睡不着的状况，次日清晨也不能睡懒觉，晚上也不能提前去睡觉。

保持房间宁静，卧室里也不能放置闹钟。

睡前不能看书、电视节目、手机等，勿使大脑疲劳，防止精神过度兴奋。

睡前不要担心和思考问题，如果睡不着时，可起身读书、听听轻音乐或冲泡一杯热牛奶来喝，之后再继续回床入睡。

适宜的健康体育运动。试验结果证实，在深夜11时至12时人的平均体温就会降低，而此时褪黑素分泌就会增多，到了凌晨6时前后体温再度增高，褪黑素分泌就相应降低。所以，人在体温降低阶段更易于入睡。体育运动时上升的体温在运动后再次降低，所以睡前可适度进行体育锻炼后再平卧，也会促进入睡。在睡前用温水泡脚或洗温水浴时体温升高，沐浴后的体温也会慢慢降下来，也诱发了睡眠。

睡前饮用一杯热牛奶有助于睡眠。牛奶中富含色氨酸，能够提高血清素和褪黑素的产生，而且它能够调整人体的生物钟，提高睡眠效率。

（二）营造良好的睡眠环境

周边环境整洁、宁静。噪声、不适宜的光照、过高或过低的温度和房间潮湿等，都可影响睡眠。

（三）午睡应有规律

午睡要定时、定量，以30min左右为佳，切不可过长。在失眠期间内，最好不要午睡，以免中午休息太过，影响晚上入眠。若感觉午睡时没有睡着，也不可延长卧床时间，仍需要起床继续进入工作或学习。

二、刺激控制疗法

刺激控制疗法适合于严重入睡困难的慢性失眠人群。其目的就是通过改变睡眠情绪和入睡意向之间的相互作用，建立床与睡眠之间的关系，从而减少了因为卧床后迟迟无法入睡而引起床与觉醒、紧张等不良后果间的负面关系，让患者更容易入眠，从而重建睡眠与觉醒生物节律。

操作要点如下：

（1）仅在想睡觉的时候，躺到床上，安心地入睡。

（2）除睡觉（包括性活动）以外，不能在床上做其他的事情。

（3）若觉得自己还无法入睡，可以先做其他事，当想睡觉的时候，再回到床上。其目的就是为了让睡眠和床形成一种有效关联，从而建立条件反射。

（4）如果在床上许久还是不能睡着时，要再次离开卧室，待有困意时回到床上。每天夜里必须如此做，可以养成上床睡觉的良好习惯。

（5）定好闹钟，不管夜里睡了多久，每日早上都要在同一时间起床，即使夜间醒来也不要看时钟，这样做有助于患者建立一种固定的入睡-觉醒节律。

（6）白天不要打瞌睡。本方法也是目前最有效的行为治疗手段之一，特别是对于老年失眠患者以及不适合长时间使用安眠药物的患者，应用本法效果更为理想。本治疗4周为1个疗程，因此患者在每天晚上使用本法治疗后，都应记下自己起床的时间。医生和患者共同评估效果，并探讨其实际面临的问题，以帮助寻找有关睡眠支持的信息，以期从中获得对睡眠改善的真正性强化。经锻炼后，大多数人均可从中受益，使入睡效果良好。

三、睡眠限制疗法

睡眠限制疗法适合于夜间睡眠时因经常惊醒而导致睡眠断续的重度失眠患者。首先，患者需要对自己平时的入睡状况做出评价，得出每晚入睡的小时数，然后再将自己在床上的时刻限定在这个数字。例如，一般每晚入睡5h，即规定自己每日夜间12时上床，5时起床。这种状态维持数天后，当每晚在床上的多数时间为睡眠时间时，就开始逐步提高在床上的时间，并改为夜间11点半上床后，仍在5时起。在床上的时间又多数为入睡时间时，逐步提高在床上的时间，就这样逐渐获得了正常的入睡时间。同时本法还要求患者即使夜间睡眠状态较差，也要准时起来，白天不打瞌睡，中午也不睡午觉。

睡眠限制疗法就是减少患者在床上的非睡眠时间，也可利用睡眠效率来评价自身的睡眠质量，并调节卧床时间直至获得合理的睡眠时间。睡眠效率是当今在全球通行的一个自我检查睡眠品质的方式，它是指在一夜当中实际入睡时间和总就寝时间之间的比率。

$$睡眠效率（\%）= \frac{实际睡眠时间}{卧床至起床的总时间} \times 100\%$$

四、认知疗法

失眠患者常过度关注失眠所带来的不良后果，常在临睡眠时产生焦虑，并担心睡眠质量不好。而这种负性心态使患者失眠症状更加恶化，而失眠现象的严重程度又反过来危害患者的正常心境，从而产生了恶性循环。所谓认知疗法就是通过分析患者现实思想活动，找出对睡眠错误的认识，采用相应的方式改造患者的认识过程和在这一过程中所形成的观点，来改变自己的认识错误的心态或行为的一个心理治疗方式。而所谓的错误认识，也就是指歪曲的、不合理的、消极的信念或思想，常常引起心境障碍和非适应情况。治疗目的就在于纠正这种不合理的认识，进而使其情感与行动上有适当的变化，使意识、情感、行动三者平衡，从而降低了失眠者的不良情绪，进而使失眠症状明显改善。

下面介绍一些睡眠与失眠的基本知识：

（1）很少有长期通宵不睡的人，如无器质性疾患，那么大脑必须是需要休眠的。

（2）睡眠质量的好坏并不单纯地等于入睡的时间长短，而重点就是醒后的头脑清醒程度，是否影响第二天的正常生活、学习及工作等。

（3）安眠药的疗效也仅相当于安慰剂，故应该尽可能地不再用安眠药来催眠。

（4）每晚均会做梦，通常每夜要有4～5段梦期，只不过快眼动睡眠期会转为浅睡眠或清醒期，做梦也是深睡眠的表现，所以无须担惊受怕。

纠正起床时间，因为这样可以将入睡程序化，可以慢慢改变入睡状态。卧床7～8h之后无论有没有睡都要尽快起来，摒弃那些睡不着就总是要睡觉，或者整日卧床的错误认知习惯，并有意识地改善原先在生活上一直放不开的性格，让自己的人生经验更加丰富些，将自己从以前就一直思考怎样多睡一点的重心转换到怎样努力学习与事业发展上来。

强化采用这些方法，可取得促进睡眠的作用。但如有其他的不良认识以及尚未排除的心理应激原因时，也可采取认知疗法的其他手段，其方法为：①对问题的正确认识。②检查是否正常。③代以另一个思考方法，再进行试验，直至发现新的适应自己的方法。如果改正了以前令其困惑、兴奋的认知，代之以新的认知，患者的心境通常就会保持稳定，心理应激障碍也会得以克服。

如果是一个追求完美的人，或者是一个爱发愁的人，当躺在床上之后，会因为头脑想事多，而使自己的思绪自由驰骋，这时既为怎样才能入睡而发愁，又担心明天的工作会受影响，因而想睡好觉的压力更大。对此，应该从白天的工作计划中单独拿出30min"发愁"的时间，或立即起床拿出几分钟的时间，把自己关心的问题、拟采取行动的计划写出来，归纳成简明扼要的几点。从而安慰自己："我白天已经把这些问题想过了，都解决好了，所以现在绝对不用想它了。"即使自己入睡时再想到这些问题，那也会是很简单。这样可以大大地减少患者的多想，使人入睡更容易。

五、放松治疗

情绪紧张、压力大和忧虑都是引起失眠症状的常见原因。放松治疗是指通过逐步松弛精神系统和肌肉来促进睡眠。适合于由各种因素所导致的睡眠障碍以及夜间醒后无法再睡的失眠治疗，也可治疗短期失眠，慢性失眠以及伴有焦虑症的失眠疗效良好，多数患者都在实施本项治疗过程中很快就入睡了。

松弛肌肉的方法：握住右拳，并维持5~7min，注意体会有什么感受，特别是体验不舒适感。然后，迅速地把双臂放松，注意紧绷和松弛有何不同感受，再好好地体验一次肌肉放松的感觉，并坚持15~20s，此时就可有双臂的舒适感觉。在了解放松感受之后，可以再进行不经过紧张而直接松弛肌肉和很自然地松弛肌肉。

学会松弛肌肉技巧后，还可将它作为防治失眠的方法。具体方法为：晚间上床或夜间醒来不易入眠时，松弛精力、消除任何杂念，把所有的感官集中到肌肉松弛运动中，并注意享受一种宁静和愉快的感受。通常可按左肩、左臂、左手、左手指、右肩、右臂、右手、右手指、胸、后背、腰、臀部、左大腿、左小腿、左脚、右大腿、右小腿、右脚、头、脸、脖子等的次序完成，通常这一步骤完成得越详细效果越好。而完成整个放松动作所需时间则不受限制，也可根据个人情况选择时间，但速度切勿太快，最关键是感受轻松的效果。

当松弛肌肉后，默念一些句子如"我累了，浑身都没有力量了，必须停下来，压力减轻了""完全松弛了"等，都有助于松弛过程。当患者试用了放松治疗时，自己也会感受到治疗的妙处，而不致再为入睡障碍所苦恼。

在采取行为治疗后，下午和晚间不饮浓茶、少喝咖啡，而嗜酒者也应减小喝酒量。非常严重的失眠患者，在开始采取行为疗法时，可以口服少许镇静安眠药，在1周后再慢慢减量，直到彻底停止使用，从而可以用行为疗法彻底替代药物治疗，而在最后阶段治疗患者失眠。以上五种疗法同样体现在《黄帝内经》当中，传统与现代互相补充，对失眠的治疗相得益彰。

第三节　失眠的养生与调护

一、顺应四季，拥有健康睡眠

每个人都有自己的睡眠习惯，这个"习惯"是人们长期建立的条件反射来形成的。随着社会的发展，竞争日趋激烈，工作和生活节奏日益加快，心理因素、社会因素、环境因素等多种原因均会影响人们的睡眠习惯。当影响睡眠的原因持续出现，便会使人们形成了一种不良的维持性因素，当不健康的睡眠习惯被建立起来，最终会导致失眠。中医理论认为，健康的睡眠不仅有赖于规律的作息，还要顺应四季。

四季变化春温夏热秋凉冬暖是自然规律，人只有顺应春夏秋冬四季的阴阳变化才是拥有健康睡眠的保证。

《素问·四气调神大论》云："春三月，此谓发陈，天地俱生，万物以荣，夜卧早起，广步于庭，被发缓形，以使志生。"春季是万物恢复发展的季节，"天下俱生，万物以荣"，人体阳气也从冬天中逐步"苏醒"，故此时宜早起，适度体育锻炼，以适应自然界阳气之升发，身体向上向外舒展、条达肝气；同时夜晚又是人体内阴阳调节的最好时刻，而"人卧则气血归于肝"，如果经常熬夜，则会造成肝血不足，肝火上炎。因此人在春季一定要睡好子午觉，子时是胆经循行时间，在此时入睡，利于肝胆之气充分发挥其疏泄功能；而午时则手少阴心经当令，又是阴阳交互的重要时候，因此需要注意休息。

《素问·四气调神大论》指出："夏三月，夜卧早起，无厌于日。"夏季，昼长夜短，自然界的阳气潜藏时期较晚，应适当晚睡以顺应自然界阴气的不足；而在夏日清晨，阳气生发时刻为最早，应早起以顺应自身阳气的充盛。所以，在夏季应晚睡早起。因为夏季酷暑，身体汗出较多，容易伤津耗气，常有昏睡感，而夏季睡眠持续时间较短暂，所以夏季宜保持午睡的习惯，以恢复精力，更适合于下午的工作与学习，而午睡持续时间也不可过长，以30min为佳。若休息时间过长，再加上酷热扰心，心阴耗伤，使得夏季夜晚阳不易入阴，便会影响了夜晚入眠的时间。

长夏，为一年之中湿气最重的时期。由于暑湿困脾，清阳不升，头重如裹，容易昏昏欲睡，若休息时间过长，再加上酷热扰心，使得长夏夜晚不易入眠。所以，在白天歇息时间应适当缩短，以30min为佳，在长夏夜晚可适度晚睡，待自然界的阳气潜藏，气温略降时，也可适度开点冷气，或稍加薄被，以防人感寒；而早上顺应着自然界阳气的升发，应早起，助脾之运化，这样做对预防失眠也有积极的效果。

秋季，随着自然界的阳气渐渐潜藏，气候由温转冷，昼夜温差逐渐加大，睡眠时间也应作适当的调节。《素问·四气调神大论》中云："秋三月早卧早起，与鸡俱兴，使志安宁。"而秋天大自然的阳气渐收，而阴气则渐长，由热转冷，正处于夏冬之中，因此夜晚应比夏天早睡，而早晨比冬天早起，以缓解秋季肃杀之风，并收敛精神，使肺气得到宣降，精神更加宁静。

"冬三月……早卧晚起，以待日光。"冬日，昼短夜长，大自然中阳气的潜藏时间最早，而夜间则寒气较重，为了保护体内阳气，对抗严寒，故冬季宜早卧晚起，增加阳气潜藏的时间，能够较好地保养机体的阴阳之气。当夜幕降临时，宜暂停劳动，或尽早入睡休息，但早上则应稍晚起来工作。但不要贪睡，以免入睡时间过长，影响气血运行，反而不利健康。

二、睡好"子午觉"，提升日间阳气

中医学讲阴阳调和。在《灵枢·大惑论》中："阳气尽则卧，阴气尽则寤。"这就表示了午睡和睡眠都是阴阳交互的产物。阴气盛则入眠，阳气旺则惊醒，子时是晚23时至凌晨1时，此时阴气最盛，阳气衰弱；午时则是中午11时至13时，此时阳气最盛，阴气衰弱。中医学指出，子时与午时都是阴阳之气互换之时，同时正是身体经气"合阴"与"合阳"的时刻，"合阴"即营卫在夜半真阴隆盛之时会合，"合阳"即为白天人体阳气最盛之时，所以这两个时间段是一天之中非常重要的。睡好子午觉，以维持身体的阴阳平衡。这与现代医学研究发现的人类必须在夜晚23时之前进入深度睡眠相合。子时，也就是中医的经脉运动在肝、胆之间的时候，所以养肝的时候应当熟睡。倘若由于熬夜而缺失了这个时期的睡眠，且肝胆也没有足够的休养时间，则表现为肌肤粗糙、黑斑、脸色发黄等。午时也是一日之中阳气最盛的时刻，是"合阳"的好时机，要小寐、小憩30min以内就可以，最多不能超出1h，如果时间太短达不到休息的效果，时间太长，醒来后又会感到轻微的头痛和全身无力，而且容易影响晚上的睡眠。即便不愿意睡着，也应"入静"，以让身心得到平衡过渡，从而提神醒脑、补足精神。但是，"子午觉"并不是针对每个人，针对一些晚上入睡相对比较晚，或者说早睡早起的人来讲，"子午觉"是在为第二天的工作和学习积蓄生命力。但对一些常常失眠的人而言，就不需要睡午觉了，因为睡午觉后晚上就会睡不着。

三、顺应生物钟，规律护脏腑

在我们的躯体内，有一个时钟，它时时调整着我们的入睡状态，在日间令人们醒来并进入每天紧迫的学业与工作，而在夜晚则使人们入睡，恢复了日间工作所耗费的体能。人身上有一个"作息时间表"，所以人们常把它叫作生物钟。而人的全部生命活动，还有睡眠活动，也都是在它的支配作用下完成的。身体的生命时钟一乱，就无法正常工作，则更易得疾病，早衰，乃至折寿。而身体的各种功能性脏器的生理学功用，也在短时间内大幅减少。若通宵不眠太过，眼球就会产生红血丝，可以用睡眠调整；如果疲劳过度，就会出现眼圈发黑，可用休息来调节；如果舌苔发白，表明胃部不适，可用饮食来调节；如果精神紧张，很可能会导致心理失衡，可用缓解心理压力来解决。生物钟的颠倒，还会引起激素的分泌失常。因为生物钟是由内分泌系统控制的，所以长期生物钟颠倒会引起内分泌系统的功能异常，从而引起激素分泌的异常甚至失调。长时间生物钟颠倒的患者，对机体的抵抗力也会大幅减弱，而肿瘤等恶性疾病发生率也要高于正常人许多，所以有效地改变生物钟是十分必要的。

人体自我活动的生物钟系统，能正确、有效地引导人在什么时候开展运动，在什么时候阅读效果最好，什么时候吃药最合理，什么时候睡觉能使第二天更加精力旺盛。早在《黄帝内经》中就指出了顺应时辰变化的作息原则，后世医家创造出了十二时辰的健康法则，将一昼夜分为子、丑、寅、卯、辰、巳、午、未、申、酉、戌、亥十二时辰。唐代孙思邈亦有："善养生者，卧起有四时之早晚，兴居有至和之常制。"

睡眠是健康的首要元素。许多书刊、报纸上虽然都在不厌其烦地讲述着睡眠的重要性，但仍然有不少人把它忽视了。从中医学角度分析，夜晚是各器官休眠的时候，不同脏器从不同的时间进行调整。一天十二个时辰，就对应了身体的心、肺、肾等主要脏器。人如果不守时而眠，任意更改了入睡时间，或熬夜未入睡，则健康便会不可避免地迟到，对机体造成伤害。

自然界的春夏秋冬、寒暑变化构成了一年的365天。而人类的健康睡眠也和自然界相应，它由四大时间段所构成——亥、子、丑、寅，这四大时辰相互对应了四季轮转，所以人们一定要保持好睡眠规律，这也是固定不变的生活法则。但并不是说睡眠的时间越长越好，而且一定要遵循合理的睡眠时间。人类的最佳入睡时间为22时至23时。这是一日中的最后一个时辰，即亥时（21时至23时）。22时之后，人体活动将陷入低潮期，所有机制均会减退。一次良好的睡眠，首先要在亥时进行，从22时至23时预备上床，子时（23时至凌晨1时）进入梦乡，至丑时（凌晨1时至凌晨3时），应达到深度睡眠状态，至寅时（凌晨3时至凌晨5时），也即是睡眠的结束阶段。

从中医学上来看，亥时为身体阳气最衰微、阴气最强盛的时间段，亥时入睡，就如同哺乳动物进入了冬眠。在亥时，三焦经值班，气血运动流入三焦，而三焦又是人体六腑中的大腑，是人体元气运行的主要渠道，有总司身体的生气化功用，而元气又含有元阴之气与元阳之气，为人类生命活跃的主要原动力。发源于肾，藏于脐下，借三焦的通路散布于周身，促进了所有身体脏腑组织器官部位的正常活跃。而三焦又关系到水谷精微和水液代谢物质的消化吸收、输布和分泌的全过程。当步入亥时，三焦经开始通利百脉、疏导水道。"人卧则气血归肝"，气血回归肝中，血流都返回肝肾中重新调整，再次将血液进行滤化和养护，百脉得到休养生息，第二天才能"足受血而能步，掌受血而能握，指受血而能摄"，这对舒缓压力、松弛精力以及内分泌系统的自我调节与修复都是非常有利的。所以进入亥时，人们应该抛开手中的学业与工作，卸下一天的疲劳，为进入睡眠状态做好准备工作，可以听一些舒缓的音乐，用温水泡泡脚，这些都能够帮助人步入高质量的睡眠状态。

在子时，身体在这一阶段的生气比较弱。虽衰弱但仍然有生命力，这时的睡眠主要用来维护生命力。子时，气血在胆，胆最旺，但肝最弱，对于那些缺少睡眠，尤其是经常熬夜加班加点工作、没有睡好子午觉的人，肝脏就很容易损伤了。子时，气血在胆，它的主要作用就是生发阳气，胆经携五脏六腑的阳气生发，机体进行自我修复，也就是万象更新的时候，子时就必须要进入睡眠。凡是在亥时进入睡眠的，第二天晨醒时，思维清晰、气色红润。而一个经常过了子时仍未进入睡眠的人，看上去面色苍白，这类人往往由于胆气不宁，消化分解的质量下降，胆汁没法顺利新陈代谢而变为浓结晶，从而引起了胆结石等疾病。

在亥时上床睡觉，到了丑时，即凌晨1时至凌晨3时，就开始逐渐步入深度睡眠状态了。因为丑时血属肝，而"肝开窍于目"，缺乏"子午觉"的人，常表现为眼睛干涩、红肿、充血，以及头晕耳鸣等。还容易发生失眠多梦、情绪激动、心烦不宁、脱发等，青少年出现严重痤疮、老年人出现老年斑、女子月经不调等。这就说明肝脏已经发生问题，此时最需要做到的便是适时改变入睡时间，早点入睡。

丑时，通过良好的睡眠可以给肝提供一个很好的休养环境，使肝在辛苦一整天以后得以休整。假如特殊原因暂时无法改变作息时间，平时可多喝些滋阴降火、疏肝理气的代茶饮。若能调整好工作和生活时间，尽量在23时到凌晨3时之间，睡足4h的保肝觉，那样便可使血流入肝，从而恢复肝脏功能。

对应一年四季，亥时就可认为是冬藏觉，子时是春生觉，丑时是夏长觉，而丑时过后，便是寅时（凌晨3时至凌晨5时）了。此时，心肺启动，血在肺，肺为宰相，它的主要任务就是将由肺经所带来的新鲜的血液送到身体各个脏腑中，以满足其他脏腑的补充供应。此时的睡眠，也就是身体获得经络气血能量的关键时期，就如秋天，一片丰收的景色。如果在这时还未进入睡眠状态，肺就失其濡养。

许多老人或是身体衰弱的人往往都会在夜里失眠或自我惊醒，之后就再也睡不着了，正是由于人体各个部位对气血的需求量徒增，而导致大脑供血减少，因此影响身体健康的危险性自然也增大了。

如果在子、丑、寅、亥这四个时辰保证好充足的睡眠，那么机体则气血运行流畅，阳气升发。

四、按揉穴位，以助睡眠

（一）安神定志，调和脏腑养生法

中医学认为，心藏其神，主精神，在所有脏腑中位居第一位，主导五脏六腑、形体官窍的生命运动，故有"心主其神""心为五脏六腑之大主"的称号。另外，大脑是元神之府，也是精力最集中的地方，主神志。所以在安眠保健的时候首先就要安神定志。

穴位：百会、四神聪、安眠、神门、内关穴（图4-1、图4-2）。

百会穴：位于头部中线和两耳尖连接线的交叉处。

四神聪穴：在百会穴前、后、左、右各旁开1寸，共有4个穴。

安眠穴：耳垂后的凹陷与枕骨下的凹陷连线的中点处。

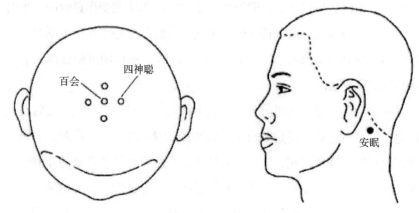

图 4-1　百会穴、四神聪穴、安眠穴

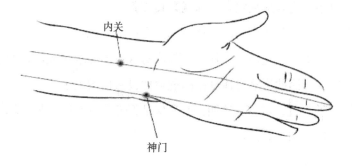

图 4-2　内关穴、神门穴

神门穴：位于腕部，腕掌侧横纹尺侧端，尺侧腕屈肌腱的桡侧凹陷处。

内关穴：腕横纹上2寸，掌长肌腱与桡侧腕屈肌腱之间。

具体方法：

第一步：先梳头，用牛角梳或木制梳子。梳头顺序是先梳头部左右两侧的膀胱经和胆经，然后从额头正中线前发际开始，沿头皮到颈部的后发际线，从前往后梳（即梳督脉）；先轻后重，每次可以反复梳9min，一直到头皮有发热的感觉为度。

第二步：点按和旋摩百会、四神聪、安眠穴。用拇指或中指在以上穴位分别进行点按和旋摩各约30s，使局部产生酸胀麻感。

第三步：以指尖作锤叩击头部。双手同时进行，从后向前、从左至右叩击整个头部，反复依次紧叩，不可遗漏。叩击时由腕部发力，用力均匀，不轻不重，以有较强的振荡感而不觉疼痛为度，约1min。

第四步：按揉内关、神门穴。用拇指指腹以中等力度分别按揉内关、神门穴，左右手交替进行，每穴36次。

中医学认为，失眠还与其他脏腑功能关系密切。可针对具体疾病特点，在以上方法的基础上增补穴位进行调理。

若心烦难以入寐，或少寐即醒，甚至彻夜不寐，烦躁易怒，面红目赤，眩晕头痛，胸脘满闷，两胁胀痛，小便黄，大便秘结，舌红、苔黄，脉弦数者，为肝郁化火、扰乱心神。增补穴位：太冲、行间穴（图4-3）。太冲穴：位于足背

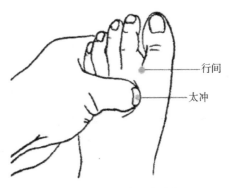

图 4-3　行间穴、太冲穴

侧，第1、2距骨结合部之前凹陷处。行间穴：足背侧，当第1、2趾间，趾蹼缘的后方赤白肉际处。此两穴可清心除烦，疏肝理气。具体方法：用拇指指腹自太冲穴向行间穴推揉（可先擦上一点润滑油），左右交替进行，两侧各3min。

若虚烦不易入寐，或寐而多梦，易醒，心悸健忘，头晕目眩，面色㿠白，舌淡，苔白，脉细弱者，为心脾两虚、心神失养。增补穴位：三阴交、足三里穴（图4-4、图4-5）。三阴交穴：位于小腿内侧，踝关节上3寸。足三里穴：在小腿外侧，当外膝眼下3寸，距胫骨前缘一横指。此两穴可补中益气，养血健脾。具体方法：先按揉足三里穴，以穴位为中心，施以一定的力度，进行旋转按揉，左右两侧足三里穴各按揉3min，接

着同法按揉左右两侧三阴交穴各3min。

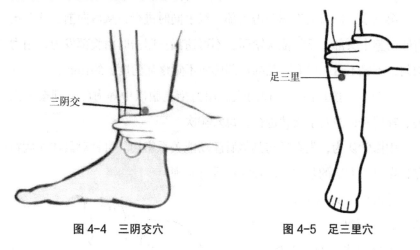

图 4-4　三阴交穴　　　　　图 4-5　足三里穴

　　若时寐时醒，腰酸足软，头晕耳鸣，心悸健忘，两颧潮红，咽干口燥，舌红，苔少，脉细数者，为阴虚火旺、心肾不交。增补穴位：太溪、涌泉穴（图4-6）。太溪穴：在足踝区，内踝尖与跟腱之间的凹陷处。涌泉穴：足前部凹陷处第2、3趾趾缝纹头端与足跟线的前1/3处。此两穴可滋阴潜阳，交通心肾。具体方法：先点按太溪穴9次，接着向足心方向推揉至涌泉穴9遍（可先擦上一点润滑油），再点按涌泉穴9次，直至脚心发热，左右交替进行。

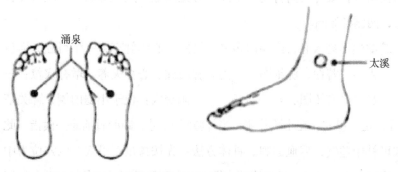

图 4-6　涌泉穴、太溪穴

（二）平衡阴阳，调整经络养生法

阴主静，阳主动，若阳盛阴衰，阴阳失交，出现阴虚不能纳阳，或阳盛不得入于阴，人体就会出现失眠症状。中医学认为，营卫即阴阳，营卫二气昼夜往复于人体经络与脏腑之间，对人体的生命节律有至关重要的影响。所以，如果与人体睡眠关系最为密切的营卫失和，则必然引起失眠等相应的疾病产生。

奇经八脉中的阳跷脉、阴跷脉（图4-7）是膀胱经及肾经的支脉，交会于眼目，阴阳二气能共同濡养眼目。当阳跷脉气盛时，则表现为目开而不欲寐；阴跷脉盛时，则表现为目合而寐。只有跷脉功能正常，才能保持"昼精夜瞑"。而阳跷脉、阴跷脉功能正常是保证大脑阴阳均衡的最主要前提。阳跷脉、阴跷脉入脑而主持脑中阴阳，若跷脉运行失常就会引起脑中阴阳失调，或阴阳互损，或阴阳偏盛偏衰，从而导致失眠。这种情形的失眠可通过锻炼阴跷脉、阳跷脉及其相关穴位得以纠正。

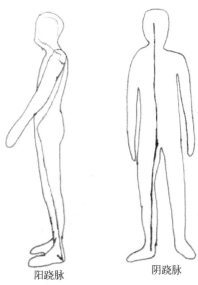

阳跷脉　　　　　　阴跷脉

图4-7　阳跷脉、阴跷脉

穴位：申脉、照海、睛明、风池穴（图4-8~图4-11）。

申脉穴：位于外踝直下方凹陷处。

照海穴：在足内侧，内踝尖下方凹陷处。

睛明穴：目内眼角稍上方凹陷处。

风池穴：当枕骨之下，与风府相平，胸锁乳突肌与斜方肌上端之间的凹陷处。

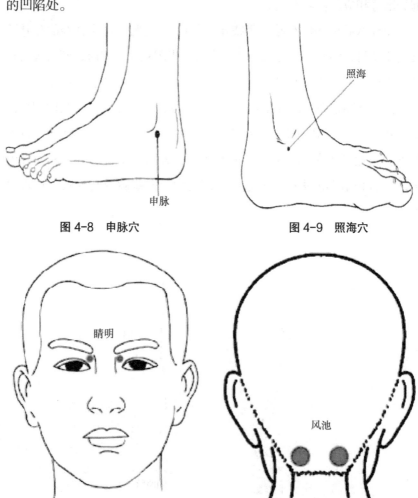

图4-8　申脉穴　　　　　　　图4-9　照海穴

图4-10　睛明穴　　　　　　图4-11　风池穴

具体方法：

第一步：锻炼阴跷脉

正身站立，身体缓慢向下弯腰，双手中指先点按足内踝下的照海穴9次（弯腰不便者，可先坐着点按），随后两手拍打两腿内侧，缓慢直身，两手沿着阴跷脉路线不断拍打，最后用双手中指点按两眼内角睛明穴30s。在拍打过程中，意念集中在被拍打处，随着拍打动作沿阴跷脉方向运动即可。如此反复3遍。

第二步：锻炼阳跷脉

正身站立，身体缓慢向下弯腰，双手中指先点按足外踝下的申脉穴9次（弯腰不便者，可先坐着点按），随后两手拍打两脚外侧，缓慢直身，两手沿着阳跷脉路线不断拍打，拍打至后背，手从后面移至前面拍打肩、颈、面部，然后用双手中指点按两眼内角睛明穴30s，再拍打前额、头顶、后脑至后颈部，点按风池穴30s。在拍打过程中，意念集中在被拍打处，随着拍打动作沿阳跷脉方向运动即可。如此反复3遍。

注意：需先了解阴跷脉与阳跷脉之间的循行路径，拍打时的力量大小要适当，切勿用力过猛，尤其是头面颈等身体薄弱部位。按拍打顺序沿着经脉的循行路线走，意念顺着经脉方向，跟着节拍行走。

五、足浴、药枕、贴敷、香囊治失眠

（一）足浴疗法

中药足浴是古代养生保健的一种常用方法。而足浴疗法则利用水的温热效应、机械作用、化学作用以及借助药液蒸发和药物熏洗产生的医疗效果，促使气血运动。通达经脉、散风降温、透达筋骨、理气和血，进而起到增强心脑血管功能，促进睡眠，减轻疲劳，消除亚健康状况，提高身体抵抗力等各种健康作用。

人的五脏六腑在足部都有相应的穴位。足上的60余个穴位与五脏六腑有着密切的关系，五脏六腑之间具有密不可分的联系，而人的失眠多梦及其病症的出现，多是由于内脏功能紊乱所表现出的阴阳偏弱或偏盛的现象。用热水洗足，就如同艾灸足部穴位，可以达到推动气血运转、舒筋活络，濡养五脏六腑，使人体阴阳平衡，从而产生了催眠及其强身健体的作用。而现代科学研究也证实，在睡前用热水洗脚可以促使人入睡，因为热水洗足使得较多的血流进入下肢的末梢毛细血管，从而导致脑部血流量也相应地下降，可让人出现昏睡感和易于入眠。人的足底上密布很多毛细血管，用热水洗足可以扩张足部毛细血管，增强血液循环，滋养足部，增强足部新陈代谢。热水有温和的刺激作用，因为足掌的众多神经末梢都和脑部紧紧相接，激活了足心上的神经细胞，能使大脑皮质产生抑制，从而让人的头脑相对放松。不但可促使人入眠，使睡眠质量提高，而且还能有效地减少一天的疲劳。

足浴疗法常用方法：按照疾病性质选取适当方药，水煎煮，或用热水溶解成溶液，然后将药液倒入足桶内，将双脚放入药液中进行浸泡，也可以用熏蒸仪器熏洗。

足浴疗法操作步骤：

（1）调节室内环境，保持温度适宜，足浴前排空二便。足浴桶加清水至1300mL左右，倒汤药，加热水，测温至38～42℃。方药可用远志、红花、酸枣仁、磁石、龙骨、桃仁等共同煮沸，用药汤泡脚；或者利用一些比较容易制备的中药，如桂枝、木瓜、桑枝、威灵仙、当归、川芎、羌活、生姜、伸筋草、透骨草、红花等共同煮沸，用药汤泡脚；再者可用山栀子、酸枣仁、茯苓、半夏、苦参、合欢皮等共同煮沸，用药汤泡脚。

（2）取坐位，把双足浸于足浴桶中，取舒适体位，做好保暖工作。

（3）调节温度及时间，每次30min。

（4）足浴完毕后，先观察患者皮肤情况，然后协助患者擦干双足。

（5）整理用物。

足浴疗法注意事项：

（1）足浴前排尽二便，病室环境宜安静舒适，室温适中，关闭门窗，不要直接吹风。

（2）足浴时要注意水温适中（最佳温度在38～42℃），足浴的时间以30min内为宜。冬天在膝盖上加盖毛巾保暖。

（3）足浴后即擦干双脚，注意足部保暖。保持卧室、床单、足部皮肤清洁。

（4）修剪指甲，防止损伤，穿清洁、柔软轻便、舒适透气的鞋。

（5）泡洗过程中，应饮用温开水300～500mL，老年人酌减，以补充体液及增加膀胱容量以利于代谢废物的排出。有严重心、肺及肝肾疾病者饮水不宜超过150mL。

（6）过敏体质者接受足浴治疗时，有些药物外用可使局部皮肤发红、瘙痒、严重者起疱疹，如果出现这些症状，应停止足浴。

（7）饭前、饭后30min不宜进行足浴，避免消化不良。

（8）心肺功能障碍，出血性疾病者禁用。糖尿病、心脑血管病者及妇女月经期间慎用。足部外伤、传染性疾病、皮肤病等慎用。

（9）糖尿病、足部皲裂者的泡洗温度适当降低，以免烫伤皮肤。

（10）足浴过程中若出现头晕、心慌等异常症状，应立刻停止。

（二）药枕疗法

人们每天大约有1/3的时间在床上度过，枕头作为床上四宝之一，对睡眠起到了至关重要的作用。一个舒适的枕头是确保良好睡眠不可缺少的用具，适宜的枕头可以保护颈部和大脑，促进和改善睡眠。不但让人的身心得以全面休养减轻疲劳，还可以发挥养生治疗的功效。药枕疗法属于中医外治法范畴，是基于中医传统理论，本着阴阳五行脏腑经络、生物全息等有关理论，加以逐步完善的一种外治方法。将具有疏通经络、调和气血、醒脑开窍、强壮保健等作用的药物装在枕芯作为枕头，其可以控制人体清醒睡眠的神经中枢位于头的枕部区域，睡眠时头的枕部和药枕长时间接触，药物缓慢地透过皮肤，一方面刺激头部相应的穴位，通过经络对人体的气血、阴阳、脏腑、生理功能产生一定的影响，另一方面就是有一些药物离子直接透入枕部，调节局部的循环，达到安神定志、养血健脑的作用。

方1：当归白芍枕

【**方药**】当归900g，白芍900g，薄荷100g，甘草100g。

【**用法**】将上药烘干后制成粗末，装入枕袋内，卧时枕用。

【**功效**】适用于精神、神经疾病引起的不寐。

方2：菖蒲枕

【**方药**】石菖蒲50g，合欢皮50g，侧柏叶400g。

【**用法**】将上药在一起高温烘烤，共研成细末，然后放入枕芯，做成药枕，夜间入睡时当枕用。

【**功效**】适用于痰热内扰型不寐。

方3：磁石枕

【**方药**】生磁石500g，石菖蒲500g，郁金500g。

【**用法**】将生磁石研碎至高粱米大，然后将其余药物晒干或继续使用，再研成碎末，药物搅拌均匀后，装入枕芯，做成药枕。

【**功效**】适用于痰热内扰型及心胆气虚型不寐。

方4：菊花枕

【**方药**】菊花500g。

【**用法**】将菊花反复筛选，置于布袋中，装入枕芯，做成睡枕。

【**功效**】主要应用高血压所引起的失眠患者，并能辅助治疗眩晕、耳鸣。

方5：灯心草枕

【**方药**】灯心草1000g。

【**用法**】将灯心草烘干后制成粗末，装入枕芯，做成药枕。

【**功效**】适用于心火偏亢所致的不寐。

方6：决明枕

【**方药**】石决明、草决明各1500g。

【**用法**】将上药烘干，共研粗末，装入枕芯，制成药枕。

【**功效**】适用于因肝阳上亢所致的不寐，尤为适宜因高血压而失眠者。

方7：蚕沙枕

【**方药**】蚕沙适量。

【**用法**】取出晾干的蚕沙适量，放入枕芯，制成药枕。

【**功效**】适用于头火较重的失眠者，长期使用蚕沙枕对于心脑血管疾病也有调理作用。

方8：琥珀枕

【**方药**】琥珀适量。

【**用法**】将琥珀制成大小块匀称合适后装入枕芯，做枕头用。

【**功效**】琥珀具有止惊悸，镇静安神的功效。适用于失眠伴惊悸者。

方9：艾蒿枕

【**方药**】艾蒿2000g。

【**用法**】晒干，把根茎和花穗分离，有叶的根茎切割成长短一致，粗根部和细根部相反方向捆好放入枕芯中，制成枕头。

【**功效**】适用于寒凝血瘀的失眠患者。

（三）贴敷治疗

贴敷法是指采用将药品加工制成的特定剂型贴在身体部位或熏敷于身体局部，透过穴位，激活经气，从而起到治疗效果。

1.眼睑热熨法：

【治法】取新鲜青皮1块，置于柴火上烘热，趁热熨搽双眼的上、下眼睑，每天在临睡时熨20min。

【功效】有助入睡。

2.额头冷敷法：

【用法】取冰块少许装入布袋内，入睡时镇额、太阳穴等头顶的适当部位，或用毛毯包裹冰块作为头枕。

【功效】降温助眠。

3.前额湿敷法：

【组成】磁石30g（先煎），茯神15g，五味子10g，刺五加20g。

【用法】以水煎取过滤液，于每晚睡前趁药浆尚温或重新加温时，以已浸过滤液的温热方纱敷于太阳穴或前额。

【功效】镇静助眠，养心安神。

4.穴位敷磁法：

【治法】根据失眠证型选穴，在所选穴位的皮肤上直接贴数个磁珠或磁片，用胶布固定，一般贴敷3天，若无反应可连续贴敷。5天为1个疗程，疗程间隔3~5天。

【功效】具有调和气血、镇静安神作用。通过经络腧穴的生物电磁场的交互作用而引起电子转移和交换，从而调节大脑皮层功能，改善失眠多梦的症状。

【主治】用于失眠多梦。

5.栀桃二仁膏敷膻中穴

【组成】栀子12g（洗净，烘干），桃仁12g（洗净，烘干），红花12g（洗净，烘干），冰片5g（研细末），蜂蜜30g（加热煎至滴水成珠）。

【用法】将上药前三味共研为细末，混入冰片粉和匀，加入蜂蜜调成膏，敷于心前区或膻中穴，上盖油纸，胶布固定，每天换药1次。

【功效】清热化瘀，宁心安神。

【主治】瘀热交滞型失眠、神经衰弱。

6.养心膏敷胸口

【组成】牛心1具，党参30g，黄芪30g，茯苓30g，白术30g，当归30g，熟地黄30g，远志30g，酸枣仁30g，柏子仁30g，益智仁30g，木鳖子30g，五味子15g，麦冬30g，半夏30g，白芍15g（酒），胆南星24g，陈皮15g，甘草15g，黄连12g，肉桂6g。

【用法】用麻油先熬牛心去渣，入余药，熬至滴水成珠，加入黄丹收膏，再加入朱砂末21g、生龙齿末15g、郁金末15g、石菖蒲末15g，搅匀成膏。将膏适量摊敷于胸口处，上盖油纸，用胶布固定，每天换药1次。

【功效】健脾养心，安神益智。

【主治】用于心脾亏虚所致失眠、注意力不集中、情绪低落、易紧张人群。

7.吴萸散敷脐

【组成】吴茱萸适量。

【用法】将上药洗净，晒干，研为细末。洗净肚脐，将药物填满脐窝，盖上棉球，胶布固定，每3天换药1次。

【功效】平肝潜阳，滋阴降火。

【主治】失眠多梦、心烦易怒、口苦、胁胀、胃脘不舒。

8.三粉散敷脐

【组成】珍珠粉10g，丹参粉10g，硫黄粉10g。

【用法】共研混匀。每次取药粉3g，填于脐中，盖上棉球，胶布固定，每天1次，隔日换药，连用1周为1个疗程。

【主治】用于多种失眠症。

9.安神助眠散敷脐

【组成】朱砂安神丸（或归脾丸、天王补心丹）。

【用法】每次取上药10g，研为细末，加米醋适量调成糊状，敷于脐中，盖上棉球，胶布固定，每晚1次。

【功效】宁心安神。

【主治】用于神经衰弱所致的顽固性失眠症。

10.丹志散敷脐

【组成】丹参、远志、石菖蒲、硫黄各等量。

【用法】将上药洗净，晒干，共研细末。每次取药末10g，用白酒调成膏状，贴于脐上，用药棉填与脐平，以胶布固定，每晚换药1次。

【功效】安神定志。

【主治】用于各种失眠症。

11.解郁安神散敷脐

【组成】石菖蒲15g，郁金15g，枳实15g，沉香15g，炒枣仁15g，琥珀5g，朱砂5g。

【用法】将上药共研细末。每次取药粉10g，滴入生姜汁适量和匀，填于脐中，用纱布、胶布固定，每天1次，隔日换药1次，连用10天为1个疗程。

【功效】解郁除烦，宁心安神。

【主治】用于顽固性失眠症。

（四）香囊疗法

香囊疗法是将药物装入小布袋或荷包内，佩戴于身上以防治疾病的方法。

1.丹参宁心香袋

【组成】丹参100g，当归20g，川芎20g，桑葚子20g，冰片5g。

【用法】将前四味烘干，研为粗末，兑入冰片，和匀，装入一约

10cm见方的布袋内，缝上系带，佩戴于胸前。

【功效】养血活血，宁心安神。

【主治】用于心血不足、血脉阻滞引起的失眠多梦、心烦、头晕、胸闷、心悸、神疲等症。

2.安神帽

【组成】朱砂末10g，生地黄10g，黄连10g，当归10g，甘草10g。

【用法】将上药洗净，晒干，共研细末，加入朱砂末拌匀，放入帽衬内，制成帽子，戴在头上，连续使用。

【功效】宁心安神。

【主治】用于心神不安、夜寐不佳、心烦多梦等症。

3.镇惊安神帽

【组成】朱砂3g，灵磁石6g。

【用法】将上药共研为细末，装入布袋，放在帽子内戴在头顶上。

【功效】重镇安神。

【主治】用于心神烦乱，失眠多梦。

4.磁朱帽

【组成】磁石20g，朱砂20g，神曲10g。

【用法】将上药共研细末，置于帽衬里，做成帽子，戴于头上，连续使用。

【功效】重镇安神，清心除烦。

【主治】用于心烦失眠症。

六、传统运动解失眠

（一）常练八段锦，减压防失眠

八段锦是中医学养生与健康系列中传统的健身运动方法，它操作简便、形式多样、疗效明显，既可调节或改善患者的不良身体状况，又提高机体脏腑功能、提高身体素质与功能，从而提高身体防病抗病和抗衰老功能。所谓未病先防，既病防变，对于现代医学认为比较难处理的亚健康情况，在中医学"治未病"学说的指引下通过练习八段锦这一方法，就能够进行有效的干预。八段锦又结合了中医学的阴阳五行、经络学理论，是我国最古老导引养生和医疗保健的功法，能调摄心神、调息得宜，以增强身体抗病功能，从而提高机体脏腑功能，避免病邪侵扰。八段锦是强身健体的健康操，既可强身健体，放松减压，调整心态，还有预防和辅助治疗精神疾病的作用，且操作简便易学，随时随地都能练习。

"八段锦"之"八"字，寓多种要素相辅相成循环统一，浑然一体之意。《灵枢·经脉》云："经脉者，所以能决死生，处百病，调虚实，不可不通。"《灵枢·海论》云："夫十二经脉者，内属于府藏，外络于支节。"可见经脉的功能状况与健康密切相关，经脉是联系支节与脏腑的桥梁。健身气功中"八段锦"产生效果的物质是体内的经脉系统。"八段锦"可以利用各种各样的动作疏通经脉，从而充分发挥其内调脏腑的功能。

"双手托天理三焦""背后七颠百病消"影响经络及其所系脏腑。《类经·藏象类》中指出："然于十二脏之中，唯三焦独大，诸脏无与匹者，故名曰是孤腑也？盖即脏腑之外，躯体之内，包罗诸脏，一腔之大腑也。"唐宗海在《血证论·脏腑病机论》中说："三焦，古作瞧，即人身上下内外，相联之油膜之州纠。"由此可见三焦虽为一腑，但与全身脏腑关系密切。《难经》说："三焦者，水谷之道路，气之所终始也。""三焦者，原气之别使也，主通行三气，经历五脏六腑"。《中藏经》对三焦生理功能做了更为具体的描述："三焦者，人之三元之气也，号曰中清之府，总领五脏六腑、营卫、经络、内外、左右、上下之气也。三焦通，则内外左右上下皆通也，其于周身灌体，和内调外，营左养右，导上宣下，莫大于此也。"因此"双手托天理三焦"并非仅影响三焦，而影响到整个经络系统及其所联系的脏腑。

"背后七颠百病消"两臂上举时体现了阴升阳降的动态平衡状态，十二经脉循行的走向是：手三阴经从胸走手，手三阳经从手走头，足三阳经从头走足，足三阴经从足走腹胸。两臂上举，阴经的经气上升，阳经的经气下降，气血流注，如环无端。

"左右开弓似射雕"影响手太阴肺经、手厥阴心包经。"左右开弓似射雕"的刺激部位重点在胸廓，手太阴、手厥阴皆起于胸，《灵枢·经脉》曰"手太阴肺经之脉，上膈属肺，从肺系横出腋下，下循臑内。""心主手厥阴心包之脉，起于胸中，出属心包，其支者，循胸出胁，下腋，循臑内。"故"左右开弓似射雕"的重点影响到手太阴肺经、手厥阴心经及其所系的肺、心两脏。

"调理脾胃臂单举"影响任脉、足少阴肾经、足太阴脾经、足阳明胃经。"调理脾胃臂单举"的刺激部位是胸腹部。通过上下相对牵拉疏通胸腹部经脉进而内调脏腑。任脉"上循毛际，循腹里，上关元"，"肾足少阴之脉，其直者，从肾上贯肝膈入肺中，其支者，从肺出，络心，注胸中""脾足太阴之脉，入腹，属脾，络胃，上膈，其支者，复从胃别，上膈，注心中。脾之大络，名曰大包，出渊腋下三寸，布胸胁""足胃阳明之脉，其支者，起于胃下口，循腹里，下至气街中而合"。肾为先天之本，脾胃为后天之本，通过滋养肾水可达到补养脾土的功效；任脉为阴脉之海，脾胃功能的正常与否与冲任的盛衰关系密切。故"调理脾胃臂单举"通过疏通胸腹部的诸经脉而达到调理脾胃的功效。

"五劳七伤往后瞧""摇头摆尾去心火"影响督脉及足太阳膀胱经。"五劳"指"久视伤血，久卧伤气，久坐伤肉，久立伤骨，久行伤筋"。"七伤"指七情（喜、怒、忧、思、悲、恐、惊）对人体的伤害。"五劳七伤往后瞧"刺激的部位主要在项、背、腰，为督脉、足太阳经所经之处。督脉"行于后背正中，上至风府，入属于脑"为"阳脉之海""总督诸阳"，善治七伤引起的情志病。"膀胱足太阳之脉，其直者，从巅入络脑，还出别下项，循肩膊内，挟脊抵腰中，入循膂，络肾，属膀胱"。背俞穴位于足太阳膀胱经上，常用于治疗相应脏腑的疾患。故"五劳七伤往后瞧"通过疏通督脉、足太阳经的经气，达到调理五脏六腑的作用。"摇头摆尾去心火"主要作用于督脉、足太阳经。摇头影响大椎穴，疏通经气，通阳泄热；摆尾影响肾俞、命门，俯身弯腰作用于肾俞、命门，使肾水上承以降心火。

"两手攀足固肾腰"影响足少阴肾经，"攒拳怒目增气力"影响肝脏。"两手攀足固肾腰"作用点在腰、足，弯腰可直接影响肾脏。攀足时趾抓地，屈体俯身，双手下按，加强了对涌泉穴的刺激。攀足还可刺激肾经踝部的照海、水泉、大钟、太溪、复溜等五输穴、八脉交会穴、络穴，以疏通足少阴经经气，强肾健骨。十二原穴多分布于腕踝关节附近，"攒拳"的动作直接作用于原穴。原穴是脏腑原气输注、经过和留止于十二经脉四肢部的腧穴，"原"是指人体生命活动的原动力，为十二经脉维持正常生理功能之根本。

失眠病机总属阳盛阴衰，阴阳失交。如阳不入阴、心肾不交、素体虚弱或久病之人，肾阴耗伤，不能上荣于心，水不济火，则心阳独亢，或五志过极，心火内炽，不能下交于肾，心肾失交，心火亢盛，热扰神明，神志不宁，因而失眠。

不寐有"邪者多实，无邪者皆虚"。属于阴虚火旺，肝阳上亢者，则往往情志所伤，肝失条达，气郁不舒，郁而化火，火性上炎，或阴虚阳亢，扰动心神，神不安宁以致不寐。现代研究认为，八段锦可以：①改善神经系统体液调控功能和促进血流循环系统，进而增强体内的免疫力水平。②能透过增强肝蛋白质、肌细胞胰岛素受体结合力，减少胰岛素抵抗，并降低血脂和血液黏度，延缓动脉粥样硬化斑块形成。③能修养心性，稳定情绪，从而起到扩张血管、降压的作用。④八段锦循经取动、循经作势、循经取穴等特定的形体运动，具有使大脑渐达专一的意念活动。调整失眠患者脑部皮层，皮质下中枢与内分泌系统处于和谐安定状况，进而改变不良的心理状况，从而通畅营血，调整内分泌功能。

　　八段锦强调意神结合、力气结合、气血结合。①"神静体松"是身形的总要领，它能够让练习者自主地把平时的思想活动完全抛开，保持精神宁静，无思无虑状态下，将注意力收回到自己的整个身心当中，从而使身心松弛，达到气血融融、活力自在的身体内外和谐统一状态。这个状态能够使脑部皮层活动控制，身体骨骼强健，肌张力降低，脑部皮层下中心保持高度自由调控，通过自主神经使分步广泛的脏腑组织功能协调统一，回归到最佳状态。②"意轻、息微"的呼吸吐纳要求，使练习者在练功的过程中，缓和的形体动作与呼吸吐纳相结合，轻松自然，和缓有序。呼吸吐纳时，呼吸肌参与运动，而呼吸肌的缓和节律运动又调节了全身肌肉的运动，达到"气"与"力"的和谐统一。《黄帝内经》曰："恬淡虚无，真气从之，精神内守，病安从来。"认为思想安闲清静，没有杂念，调和正气，精气和神气守持于内；注意调摄精神，避免情志过激和精气妄耗，才能保持真气充盛，使疾病无从发生。③"松紧结合"的运动方式，使骨骼的刚性运动、肌筋束的弹性运动、体液在肌肤中的流体运动达到协调统一。增强了肌筋的韧性、弹性，骨骼的刚性也得到增强，同时大大提高了人体的平衡性，协调性。

　　八段锦各个动作的要求正是符合中医的养生保健，调和机体功能的思想。八段锦通过外在肢体躯干的屈伸俯仰和内部气机的升降开合来调畅气血，疏通经络，实现"骨正筋柔、气血以流"的目的。练习八段锦还要求松中有紧、松而不懈、紧从松来、柔和拔身。松、紧的密切配合和有序转换，有助于刺激调整机体的阴阳协调能力，促使人体经气流通、关节滑利、活血化瘀和强筋壮骨，调动各脏器潜能、提高机体免疫能力与抗病力。《灵枢·经别》说："夫十二经脉者，人之所以生，病之所以成，人之所以治，病之所以起。"八段锦的歌诀包含了五脏和三焦通过运动配合呼吸，直接刺激体表相应经络、穴位，畅通经络血脉，使脏腑气血旺盛，不仅能预防疾病，还令"百病消"。"八段锦"的各节招式对经络脏腑的影响侧重不一。第一段、最后一段侧重于影响全身，中间六段侧重于影响局部。整体与局部相结合，全面与重点相结合，体现了"八段锦"注重整体的观念。传统健身操"八段锦"是中医健康养生理念和时间经验结合的产物，值得在大众中推广和实施。

（二）太极拳强身治失眠

《素问·上古天真论》中说："精神内守，病安从来？"太极拳运动是一种动静结合、身心合一、天人合一的运动。动作柔和、缓慢、圆活、连贯，呼吸自然、均匀，运动量适中，练习后微出汗，血液循环加快，周身舒畅，不易出现机能代谢的剧烈变化，对于中老年、体弱者和慢性病患者尤为适宜。太极拳的特点是"以意行气，以气运功"。用生理学理解"意"的含义，指的是高级神经系统，是人的大脑。"气"，是泛指生理活动的能量（物质）如神经内分泌，生物电，血液中的氧气和营养等综合物质。"功"可以指的是效应器，即运动器官，用现代生理学词语来解读，则是在脑的调节控制下，充分调动身体各相关脏器、机构、细菌等的生理机能，伴随机体（或效应器）的活跃，而实现有序化的随意运动。练习太极拳要求含胸拔背、松肩坠肘、屈膝坐胯、开胯圆裆、气沉丹田、尾闾中正等，这一切对血液循环有着明显的良性影响，进而对人体的心脏、呼吸系统、消化系统和中枢神经系统都有积极的影响。太极拳运动集中国古代的吐纳、导引、体操、拳法于一体，能活动人的四肢百骸、五脏六腑，平衡阴阳，要求眼随手转，眼向前平视，延展及远，对明目有很大作用。太极拳要求眼法与步法身法一致，精神高度集中，这就是所说的"心静""神凝"，是中枢神经对肢体调节的极佳体现。太极拳强调天人合一，认为人与自然要协调发展，应该顺乎自然，人的个体也应达到局部和整体的相互协调统一。

太极拳动作柔和、缓慢、圆活、连贯。太极拳能使人居为不争、无为而为，注重情绪控制和心态调整。中医理论早已有"七情致病"一说，即喜怒忧思悲恐惊。七情趋极而致病，并具体指出：怒伤肝、喜伤心、思伤脾、恐伤肾、忧伤肺。太极拳不仅讲究绵而不断，柔而不松的形、动，更追求情绪稳定，心态平和的好心情。

太极拳让人清心寡欲，知足常乐，注重思维集中，心神内守，以消除恶念与杂念。同时，它以积极的意志活动去调节人的心灵状态，并积极配合人身体内在复杂的生理—心理过程，调节人生活动中的各种社会关系。让人在运动之后仍然充满了活力，起到了心灵双修的作用。这是一个息心调神、上下融合的运动方法。太极拳泰然处之的自足性心理状态，不但为人气沉丹田，以意领气的"调息"和开合自如的"调身"奠定了心灵基础，而且还非常有助于减少个人的苦闷情绪和减少心灵的矛盾，从而达到了心灵的和平。太极拳让人淡泊明志，平静致远，不为名利所困和不为声色所忧。平和的心境，融合了良好的生活环境。意念的假借，能够让人步入一个心旷神怡的美妙境地，进而忘记压力，忘却负担，忘记苦恼，从而紧张、焦虑、苦闷等负面的情绪得以调节，从而以积极向上的生活态度、充沛的力量、顽强的毅力、克服困难的信心去应对新生活。所以锻炼，是对人的精神和人格方面的长久发展。久练武术能够使人心身俱健，充满生命活力，同时提高了修身养性能力，使人的性格更加坚韧平和，从而获得了心灵与生命之间的和谐。而练意主要是指通过消除杂念、集中意识、用心来练，使人体在各方面都获得了有效地提高，尤其是对人体结构的改善。用中国传统医学理论来阐述，那正是通过心与意的修炼，才可以使人体的气、血、津、液等得以正常流动，进而起到调整身体内脏机制使人由弱变强的目的。由此可见，太极拳可以激发人体的修复机制，长时间锻炼太极拳可以调整心态平衡，消除不良情绪，对防止和治愈失眠有独特的效果。

七、现代体育促睡眠

体育疗法是养生保健、防病治病、延年益寿的重要手段。我国古代就用"流水不腐，户枢不蠹"来比喻运动对养生的重要性。实践证明，体育疗法不仅可使人体各组织器官的功能增强，提高人们对环境的适应能力和耐受力，增强对疾病的抵抗力从而提高工作效率，起到保健作用，还能调节神经、精神状态和改善情绪，从而改善人们的睡眠。在我国，体育运动疗法已经形成多种流派、多种形式。不少失眠患者会根据自己的体质、环境、爱好等因素的不同而采用不同的运动方式，在防治失眠方面发挥了重要作用，成为治疗失眠的主要方法之一。

（一）体育疗法防治失眠的机制

美国著名心脏病学家怀特说："运动是世界上最好的安定剂。"据科学测定，15min轻快的散步所收到的放松神经肌肉的效果胜于药物治疗。

体育疗法为什么能防治失眠？其作用机制是什么呢？大致说来，有以下几点：

（1）长期的神经过度紧张或情绪激动，可使中枢神经功能出现障碍，导致大脑皮质的兴奋和抑制过程失调、失去平衡。坚持体育锻炼，可以使失眠患者情绪安定，心情舒畅，使工作和生活中的紧张、焦虑和激动得以缓解，可改变大脑皮质中枢神经系统的功能失调，使过度兴奋的大脑皮质逐渐进入抑制的状态，从而起到促眠作用。

（2）坚持体育运动，不仅能促进体内的血液循环和全身的新陈代谢，改善全身各器官的营养状态，而且体育疗法还能产生某些化学物质。这些化学物质进入血液后，可以使神经系统功能强化，增强大脑皮质的活动能力，更快地恢复大脑的正常生理功能，使兴奋和抑制过程趋于平衡，有利于消除睡眠障碍，改善睡眠。

（3）体育锻炼除了能增强体魄以外，还有心理治疗作用。适度的体育运动能使体内释放一种多肽物质——内啡肽，它可使人产生欣快和镇定感，产生了悦体效应；适当的体育运动可消除疲劳，降低应激效应，具有娱乐效应；在体育锻炼中，还增加了社会联系，具有交往效应；同时还增强了体质，而产生了成就效应。上述综合效应改善了心理状况，可以消除心理因素对失眠的影响，有助于睡眠的改善。

（二）散步运动

"饭后百步走，活到九十九"，这句话说明散步自古以来就是养生、保健的手段。"安步当车"，每天坚持走数千米路不但简便易行，而且尤其适合于中老年失眠患者进行锻炼。许多患者的实践经验证明，睡前散步是治疗失眠的一个有效方法。

体育医学研究发现，耐氧运动有利于保健，而散步正是这样一种运动。散步不用猛力、爆发力，也无屏息、缺氧等动作。

在散步过程中，人体的毛细血管扩张，机体的血流量增加，微循环血容量增多，心脏的舒缩功能增强，骨骼肌群能够进行有节律的舒缩，不仅可以使机体各脏器的新陈代谢处于最佳状态，而且能降血压，调节大脑皮质的功能活动，提高氧耗量和胰岛功能，促进胰岛素的分泌。长期散步对医疗保健、延年益寿有较好的效果。

以往人们大多认为早晨是锻炼的最佳时间，然而研究发现，傍晚和睡前的锻炼对身体更有益处。人体生物钟节律表示体力、机体反应敏感度、动作的协调性和准确性以及适应能力在傍晚的时候处于最佳状态。所以每天在此时进行30~60min的散步锻炼，能有益于养生保健，可以取得事半功倍的效果。有研究发现，睡前活动的作用能够在睡眠全过程中得到维持，不仅能保证较高的睡眠质量，而且消除白天疲劳的速度也大大增加，因此睡前锻炼收效甚佳。对失眠患者来说，睡前散步可以促进睡眠的另一个原因是：夜晚睡前环境较安静，人流稀少，散步可使人精神放松，荣辱皆忘，心旷神怡。睡前散步用于治疗失眠，一般宜采用普通散步法，即以每分钟60～90步的速度（慢、中速）行进，每次走30min～1h。开始锻炼时应循序渐进，可以每天每次走15min，待身体适应后再逐渐增加时间。作为一种长期的锻炼方式，每次最好不少于30min，否则会影响效果。

散步时应讲究一下行走的姿态。正确的动作和姿态是：散步时应抬头、挺胸、收腹，眼向前平视，臀部肌肉保持紧张。双腿交替前进，要自然放松，两臂随之自然摆动，并配合有节奏的呼吸，步速要均匀，避免时快时慢，或走走停停。

（三）慢跑运动

慢跑运动，又称为健康慢跑运动，是近几年来通行于世界各地的运动项目。由于简便易行，且没有场地器材，因此成效突出，已成为人类防病健康的一项手段。慢跑锻炼还能够增强心肺功能，从而促使机体的新陈代谢，大大有利于提高和强化机体各组织器官的正常功能，也有助于防止、推迟和减少冠状动脉的粥样硬化，从而减轻体重，防止心血管病的发生等。据测定，26min走5km的一次锻炼能够减少胆固醇35～55g。而长时间坚持的慢跑锻炼，还能够保持头脑清醒，充满活力，精神愉悦，减少因脑力劳动所带来的疲惫，对防治失眠也有良好的效果。

进行慢跑运动前，应略微减少些衣裤，等跑热之后再减去一些衣裤，过凉、过热均不宜。慢跑之前，应先进行3～5min准备活动，如先做徒手体操或步行片刻，使心脏及肌肉、肌腱适应一下，特别是脚、踝关节、膝关节要适应一下，再逐渐过渡到慢跑。慢跑的正确姿势是：两手微微握拳，上臂和前臂弯曲成90°左右，上身略向前倾，全身肌肉放松，步伐要轻快，两臂前后自然摆动。两脚落地应轻，一般应用前脚掌先落地，然后前脚掌向后蹬地，这样产生的反作用力是向上、向前的，要有节奏地向前跑。跑步时，呼吸深长而均匀，与步伐有节奏地配合。慢跑时最好用鼻呼吸，也可采用鼻吸口呼。如果前者不能满足需要时，也可以口鼻并用，但嘴巴不要张得过大，用舌尖抵着上腭，以减少空气对气管的刺激。跑步的速度开始宜慢，待身体各组织器官协调适应后，可以放开步伐，用均匀的速度行进。慢跑时应不气喘，不吃力，以两人同跑时可轻松对话为宜。对于跑的距离远近，一是要逐步递增，二是要从个人的健康与体质的实际情况出发。可每天跑20~30min，健康状态好的每次20min跑3~4km，健康状态差一点的每次30min跑3~4km或略少一点，跑步时心率不要超过120次/min。跑到终点后，不要马上停下来，要放慢步子继续跑一段路，做些深呼吸，放松腿部。在刚开始做这项运动时，也可以采用跑步与步行交替的方法，循序渐进，不要一下子追求运动量和持续时间。

另外不要在饭后立即跑步，也不要在跑步后立即进食，以免引起胃液分泌减少，影响消化。同时也不要在晚上临睡前2h内跑步。慢跑结束后，应及时用干毛巾擦汗，穿好衣服。如果洗浴的话，需要休息15min后进行。

（四）安眠卧床保健操

夜间睡眠效果不好，早晨早早就醒，而且浑身都不解乏，影响白天的工作及生活。这里推荐一组安眠平卧保健操，不但可以减轻疲劳，还有助于调整身体，恢复睡眠。现推荐如下：

1.生津叩齿：先静身凝神，眼观鼻，鼻对心，接着用舌尖轻抵上腭，待津液逐渐增加后再缓缓地咽下，如此重复多次。稍候片刻，使齿左右合齐，先叩大齿18次，再叩前小齿18次。

2.旋睛鸣鼓：将双眼眼球顺时针转动8次，而后向前注视片刻，再逆时针转动8次，而后将双目紧闭片刻再睁开。两手掌紧掩耳门，以十指掩后脑，接着将示指叠于中指上，再轻弹击脑后，上下各8下。

3.引颈摩椎：头仰卧，十指交错，托着后脑，将引颈缓缓地往前下方，以下颌抵近前胸为宜，依次做8次；然后将头依次地向前左右两边旋转，以耳触枕为度，各做8次。侧卧时，先左侧卧位，将右拇指和食指分离后，沿腰部自上而下地重复推摩8次；再向右卧，将左拇指和食指分离后，按以上方式重复推摩8次。

4.耸肩扩胸：两手屈臂握拳，双臂使劲向前耸起，然后轻轻地下放，连做8遍。两手先向前伸展，然后掌心朝外，再向前后拉开，同时扩胸，以胸、肩有感觉为度，连做8遍。

5.按肚摩腹：仰卧，双下肢略分开，以两手按摩腹部两端，首先以手心向顺时针方向按摩16圈，接着再按上法逆时针方向按摩16圈，接着以两手相叠，同时在脐周按摩，一圈圈慢慢进行，均按摩16圈。按摩手法的重量以略有轻度下压感，自觉舒服为度。

6.吐纳提肛：仰卧，身体放松，双手交叉置于小腹上，先呼吸空气，同时将小腹陷下，肛门收缩并上提，维持约5s；然后呼气时使小腹鼓起，同时肛门松弛。这样反复做16遍。

7.提足养神：侧卧，将下肢伸展，并用力地使足尖缓慢提起至脚背有拧回感为度，这样连做约8下。做操完毕后，闭目养神约15min。

（五）放松促眠操

放松促眠操主要是要求放松和入静。姿势不拘大小，卧、坐、站均可。练习时必须要注重微闭双目或眼如垂帘，自由呼吸。在呼气时默想"静"或感受轻柔安静的舒畅感，或呼气时分别关注浑身各部分并默念"松弛""松软""松沉""松垂"等词句，以逐渐把身心调节为自由、舒缓、愉快的状态，进而消除紧张心情，消除杂念，进而调和脏腑，疏通经脉，平静精神，进而起到治愈失眠的效果。

三线一轴放松促眠操：

把身体分为前面、后面、两侧三条线，自上而下进行放松。

前面一条线放松：面部—颈部前面—上胸—上腹部—小腹部—两大腿前面—两膝两小腿前面—两足背—两足—十趾。

后面一条线放松：头枕部—后颈部—背部—腰部—两大腿后面—两小腿后面—两脚。

左右两侧一条线放松：头部两侧—颈部两侧—两肩—两上臂—两肘—两前臂—两腕—两手—十指，注意力集中。

继续放松如下部位：两腋—腰部两侧—两大腿外侧—两小腿外侧—两足—十趾。

身体中轴放松：百会—脑正中—咽喉—胸部正中—上腹正中—脐后肾前。

前会阴—两大腿内侧—两小腿内侧—涌泉穴。每次放松完一个循环（三线一轴）后，再把注意力集中在涌泉穴，持续3~4min，每次练习2~3个循环，安静片刻后结束练习。

局部放松法：

在"三线一轴"放松的基础上，再单独放松身体的某一病变部位或某一紧张点。

整体放松法：

将整个身体作为一个部位，默念"放松"，有3种不同做法：

（1）从头到足，笼统地，似流水般地向下默念"放松"。

（2）就整个身体笼统地向外默念"放松"。

（3）依三线一轴放松法流水般地向下默念"放松"，在中途不要停止。本办法主要应用于严重失眠患者，肝郁化火型、瘀伤内扰型、阴虚火旺型等，以三线一轴松弛法为主，也可采取局部松弛法或整体松弛法，坐或仰卧式，自由呼吸。一般每日2~3次，或每天一遍。

（六）调息促眠操

1.姿势：

（1）仰卧式：平身仰卧于床上，躯干端正，手臂自然舒伸，十指松展，手心朝内或向下放在体侧，上下臂自由伸展，脚跟间距离约10cm，脚趾自然分离，两眼轻闭，以鼻呼吸的方式，轻合其口，笑容可掬。

（2）侧卧式：侧卧在床上，头部微向前俯，头部的高低以舒适为度，脊椎稍微向外弓，呈含胸拔背姿态。于右侧卧位上，右前躯自然屈曲，五指松开，手心向前，于头前枕上。左上身自然伸展，五指松开，将手心向下，放于同侧髋部上，右肢体则自然伸展。若左侧卧位式，则与此相反，余同仰卧式。

（3）坐式：端坐于凳上，头微前倾，下巴内收，含胸拔背，松臂垂肘，十指舒展，手心向上向下，轻放于双腿上。两脚水平分离，与肩同宽，小腿与地面垂直，膝盖屈曲呈90°，余同仰卧式。躺椅高低不适时，可从臀下及足下垫物调整。

呼吸调息促眠操的呼吸方法比较复杂，包括腹式呼吸、停闭呼吸、舌抵上腭，默念字句。呼吸方法常用的有两种，第一种呼吸法：即吸气—停闭—呼气。吸气时舌抵上腭，同时默念字句的第一个字。停闭时舌不动，默念字句当中所有的字：呼气时舌落下，默念最后一个字，如此周而复始。第二种呼吸法：即吸气—呼气—停闭。吸气时舌抵上腭，默念字句的第一个字；落舌，默念词句的第二个字。停闭时舌保持不动，默念其余的词句。

2.调整注意力：调息促眠操的注意力集中部位有3处：

（1）注意力集中于小腹：主要指以气海穴为中心的小腹部位。注意小腹随呼吸出入而起落。

（2）注意力集中于膻中穴：即注意力集中于两乳之间。

（3）注意力集中于足趾：注意力集中于两足的足趾。

调息促眠操以第一种方法为主，第二、三种方法为辅。本法适宜失眠患者心脾两虚型、心胆气虚型。每次20～30min，每天2次。

（七）体育疗法的注意事项

1.因人而异，选用适当项目：体育运动很多，除了本书中推荐的散步、慢跑、体操等之外，尚有篮球、排球、乒乓球、保龄球、高尔夫球，此外还有游泳、太极拳、健美操、跳舞、竞走等。对于上述项目，可按照自身的兴趣、习惯、年龄段、性别、体能和客观环境要求，选一项或两项坚持训练，长时间后对提高睡眠会产生良好的效果。

如果是老年人，则需要特别小心防止高速奔跑、争夺激烈、负重屏气、耗能大、幅度大等动作。至于失眠并且伴有明显心脏血管病变的，则不能使用运动治疗。

2.采用体育疗法时，运动量要适当：如果运动量太小，达不到疗效；而运动量过大，会造成身体过于劳累，导致人体不适。怎样才能判断出运动量是不是适当。先看人体反应，在运动后应是心胸舒适、精神轻松，虽感到身体轻微疲乏，但并不气喘、心跳也不难受，且饮食量有所增加，睡眠也需要加强，且脉搏平稳，血压正常。如果发生了以上反应，则说明运动量是适当的。

但是存在下列情形：运动后感到头痛、呕吐、胸口难受，食欲减退，睡眠变差，脉搏加速，倦怠感长时间无法消退等，说明运动量过大，必须加以调节。也有用测量心率的办法，判断运动量的多少，有以下两个办法：

（1）170-年龄=运动后的心率，表明锻炼强度适宜。

（2）锻炼后最高心率减去安静时心率≤60次/min，如果体质偏弱者则为≤20～40次/min，表示运动量适宜。

（3）在锻炼之前尽量做全面性的体格检测，了解健康情况，以便做好自身医务监督工作。开展体育运动时要循序渐进，保持体力，体育运动治疗也要讲究科学化，并注意量力而行。刚开始锻炼时的锻炼量要小一些，完全适应后再逐步加大，每次提高一级负荷时，都要有适应阶段。生活日常作息要有规律，做到及时运动，坚持不懈。只有坚持不懈，方可达到效果。运动前要做好预备活动，训练后要做好整理运动，当感冒发热或感到全身过累时，应该停止运动。

八、饮食疗法调养失眠

（一）饮食原则

饮食以少食多餐为宜，睡前进食一不宜过饱，二不宜过少。若进食过饱，因消化不良会导致脾胃运化功能负担重，而影响入眠；反之，若进食过少，谷不得入于胃，气血衰少而不通，血不养心神，而不易入眠。所以中医理论说所讲的"胃不和则卧不安"，也就是指这种含义。但应该遵循下列要求：

（1）睡前不要进食刺激性食物，例如浓茶、浓咖啡、胡椒粉，以及烟、酒。

（2）平时宜吃清淡而富含营养的食品，特别是富含各种必需氨基酸的优良蛋白质、维生素B和维生素E、维生素C。

（3）宜摄食含色氨酸的食物，如：鱼、肉、蛋、奶油、酸奶、奶酪，这是因为色氨酸是人工制备与熟睡相关的5-羟色胺（产生于脑中）的重要原材料，若能摄取足够的色氨酸，则有助于入睡。也因为乳产品中不但含有色氨酸，同时还富含钙成分，钙有利于神经刺激的传达，还能与色氨酸交互作用，促进褪黑素的形成，对失眠的治疗特别高效。失眠者在就寝前若能喝一杯牛奶，将有不错的催眠疗效，若往牛奶里加上少许的白糖，则催眠疗效更佳。这是因为碳水化合物可提高人体内胰岛素的产生，而色氨酸则在胰岛素的影响下，会逐步传递到脑内，最后转化为能催眠的血清素。

（4）要注意服用富含更多钙成分的食物，如：动物骨头、鸡蛋、深海藻类等。

（5）应因身体状况而择食，无论吃何种东西，均不要一味乱食与多吃。如果盲目使用参类等滋养物质，很容易导致内火滋生，进而干扰睡眠。

（6）老年人及失眠患者睡前不要饮酒，睡前大量饮酒会使大脑处于兴奋状态，导致深睡眠减少，还会加速新陈代谢，增加起夜次数，影响睡眠质量。晚饭后也不要食用高油脂食品，高脂肪、油腻食物会加重消化系统的负担，导致消化不良，而应多饮用含有蛋白质的新鲜豆奶，由于含有胆固醇较少，而卵磷脂比较丰富，不但可以预防动脉粥样硬化，同时也可以提高睡眠。

（二）助眠食品

饮食能够影响睡眠，例如动物在饥饿时就会醒来觅食。小鼠摄食的热能与其沉睡时间成正向相关性，食物进去的热能越低，睡得越少。说明了动物唯有吃饱后才能安稳地入睡。人一旦饿着肚子入睡，则不易入眠。而沉睡时间与膳食中的营养素构成也有相关性，高碳水化合物、低油脂的食物与营养均衡的食物或者低碳水化合物、高油脂的食物会对睡眠产生不同的影响。后者还可伴有深睡眠时间缩短和浅睡眠期增多等。也有研究人员推测，饮食与睡眠时间有关可能是与食物的全身效用相关，还可能与色氨酸的摄入量相关。色氨酸普遍出现于各种高蛋白质食品中，为5-羟色胺（5-HT）的前体，色氨酸的摄入对一部分慢性失眠者也有改善睡眠的效果。但中医学指出，药疗不及食疗，药补不及食补。用食物来医治好失眠症状者，尤其适用于家庭操作，而且可以常年服食，无副作用，既能滋养身体，又可缓解症状，促进睡眠。

龙眼：

龙眼，又称桂圆，是无患子科水果植物龙眼的水果。龙眼原产于中国，是中华民族历来喜爱的四大名果之一。龙眼既形色喜人，又有着极高的滋养价值。龙眼肉中富含葡萄糖、蔗糖、蛋白质、氨基酸、脂类、烟酸、维生素类，还有腺嘌呤、胆碱、酒石酸和磷、钾、钙等。每100g肉质组织含糖量为65g、蛋白质5g、磷118μg、铁4.4μg、钙30μg，约是苹果的3～20倍。经药理学研究证实，龙眼肉对脑细胞有非常高的滋养效果，可提高记忆力，减少疲劳，并有镇静、健胃、抗衰老等作用。龙眼性平，味甘，入心、肝、脾、肾经，有养血安神、补气益脾等作用，是严重失眠患者所选择的健康产品，能达一举两得的作用。

荔枝：

荔枝，为无患子科植物荔枝的果实。荔枝果肉中含葡萄糖66%、蔗糖50%，尚含有大量精氨酸、色氨酸、蛋白质、脂类及维生素B_1、维生素B_2和烟酸、柠檬酸、果酸、钙、磷、铁等。荔枝具有提高大脑细胞新陈代谢，提高肌肤细菌代谢、促进色素的产生和沉积等功效。因此荔枝也是具有较高营养价值的名贵水果，号称"果中之王"。荔枝性温，味甘、酸，入心、脾、肝经。可温中健脾，补心养神，对失眠的治疗有一定作用，可生食、煎汤或煮粥食。味甘甜可口，阴虚火旺者少食。据《本草纲目》载，经常吃荔枝既可"补脑健体"，又"益人颜色"。而现代研究证实，荔枝对脑部组织细胞也有补养效果，可明显改善失眠、健忘、神疲乏力等病症。

大枣：

大枣，为鼠李科植物枣的成熟果实。性温，味甘，入脾、肾经。中国古代对大枣的性味和营养、医药价值曾有一句评语："北方大枣味有殊，既可益气又安躯。"大枣中富含蛋白质、糖、有机酸、黏液质、氨基酸和硅、钙、磷、铁等微量元素，其中尤以糖和维生素C最为丰富。鲜枣含糖量达到20%～36%，而干枣则达到55%～80%，每百克鲜枣中含维生素C多达300～600μg之多。现代药理学研究指出，干枣肉有提高肌力、增加体重、维护肝功能、减少胆固醇以及镇痛、安抚、抗炎、抗过敏等功效。

苹果：

苹果，性平，味甘酸，有补心益气的功效。它含B族维生素、维生素C以及β-胡萝卜素、烟酸等，并富含葡萄糖、脂类、蛋白质、果酸、磷、钙、铁、钾、锌、纤维素、苹果酸等，而苹果皮中亦含车菊素。

现代研究证实，将除去果胶的苹果注射液对家兔进行静脉注射后，可增加人体血糖，从而使肠的异常活动健康化，并有轻度控制血压上升的功效，同时水果酸也可控制癌细胞的增殖。

苹果中不但富含人脑所需要的营养物质，如多糖维生素、矿物质，还同样富含锌成分。锌还是组成与记忆有关的核酸和蛋白质所需要的关键少量因素，多食苹果有着促进记忆、增强智力的功效。苹果的香味是治愈抑郁情绪与压抑感的"良药"，经多次试验研究表明，在多种香气中，以苹果的香味对人的心灵健康影响最大，并有着显著的消除心理抑郁情感的效果。而失眠患者若在入睡前多闻苹果香气，则可较快地安定入眠。

桑葚：

桑葚，为桑科植物桑的果穗。成熟的桑葚甜酸味浓郁，含有糖类，颜色紫红光润，色香味俱全。其新鲜水果除了可作为果品生食之外，在晒干后也是一味常用药材。桑葚中富含类胡萝卜素、烟酸、苹果酸以及维生素B_1、维生素B_2、维生素C。药理学研究证实，桑葚煎液有提高免疫力、促使淋巴细胞转移的功能。桑葚性寒，味甘酸，入心、肝、肾经，有益气滋阴、润肠通便等作用。将鲜桑葚水煎取汁，可用来治神经系统虚弱、失眠、健忘等症。

银耳：

银耳，为银耳科食用菌，性平，味甘，入肺、胃、肾经。自古以来就被视为天然滋补品，有"胶菌首珍"之称。银耳内含有较高磷脂，能健脑安神；多糖类化合物可明显降低血压、血脂，增强吞噬细菌对癌变细胞的吞食力量，增强机体的免疫功能，增强骨髓造血功能，以及增强细胞蛋白质与核酸的功能。银耳还具备延年益寿、推迟衰老的作用，常和大枣、莲子等食物搭配服用防治失眠等，其滋养效果则更胜一筹。

木耳：

木耳，为木耳科植物木耳的子实体。木耳内含的卵磷脂、脑磷脂、鞘磷脂，有较好的健脑安神之功效；木耳还富含碳水化合物中的可溶性葡萄糖、聚糖、多聚糖等，可活化细菌免疫力功能。现代药理学研究也证实，木耳还含有抗衰老、抗癌以及提高对机体抵抗力的多种功用。木耳性平，味甘，入胃、大肠经，有补气养血，润肺益胃等作用，对失眠患者也可作辅食口服。

百合：

百合，为百合科植物百合、细叶百合及其同属多种植物的肉质鳞片。味甘，性微寒，入肺、心经。百合富含淀粉、蛋白质、脂类，和钙、磷、铁、维生素B_1、维生素B_2、维生素C、泛酸、类胡萝卜素等营养物质。药理学研究证实，百合的水提液可延长戊巴比妥钠的沉睡持续时间，并使阈下量戊巴比妥钠沉睡量明显提高。而百合煎剂具有止咳功效，可抗癌，并提高机体免疫力。百合不但具有较好的营养物质滋补之功，而且有利于对因各种病后身体虚弱、神经系统官能症等所引起的失眠大有助意。

粟米：

粟米，为禾本科植物粟的种仁。粟米除了富含蛋白质、脂类、糖、淀粉等多种营养化学物质之外，还富含大量的色氨酸。性凉，味甘咸，入脾、胃、肾经，有着健脾和胃、安眠等作用。在晚餐后及睡前饮用粟米粥，也能收安眠之效。

芹菜：

芹菜，为伞形科植物旱芹的全草。芹菜不但有饮食治疗价值，而且更有药用妙处。芹菜味甘苦，性凉，入肝、肺、胃经，具有平肝清热利湿、醒脑安神的功效。而现代医学也证明，芹菜茎叶中富含的芹菜苷、挥发性油类、有机酸、β-胡萝卜素、糖类等，有减压、利尿、镇定、调经、改善食欲和健胃健脾等药物功效。西药丁苯酞即从芹菜籽中分离得到的单一有效成分，可以改善线粒体功能，抑制凋亡改善能量代谢。所以，它对治疗糖尿病、高血压、动脉粥样硬化和由于神经系统虚弱所导致的失忆诸症，都有着不错的饮食治疗效果。

莴笋：

莴笋，又称莴苣，为菊科植物莴苣的茎叶。莴笋中富含蛋白质、糖类、β-胡萝卜素、维生素B_1、维生素B_2、维生素C和铁、磷、钙等营养物质元素。莴笋味甘苦，性凉，入肠、胃经，除有清热化痰、利尿通乳的功效之外，还兼具安神、镇定等功效，最适宜于虚弱失眠者服用。在吃饭前，将莴笋连带皮切块煮熟后再喝汤，尤其是在睡前服用会有催眠作用。

藕：

藕，为睡莲科草本植物莲的根茎。藕中富含类淀粉、蛋白质、天门冬素、维生素C、过氧化物酶等。藕性寒，味甘，入心、脾、肺经。其药用价值很丰富，生吃可平肝潜阳、凉血散瘀，治疗热病烦渴、咯血、衄血、热淋；熟吃可养血生肌，健脾开胃、燥湿止泻等。因其具有平肝、养血、除烦的作用，对于失眠者可取鲜藕以慢火煨烂，或切块后再加少许蜂蜜，即可直接食用，并具有安神助眠的作用。

莲子：

莲子，为睡莲科多年水生草本植物莲的成熟种子。莲子可生吃，其味清香，营养物质丰厚。莲子中碳水化合物的含量超过了60%，而蛋白质浓度则为16%，脂类、维生素和矿物质等的含量亦较高。在药用时，由于莲子要去皮、心，所以在中药方剂中称其为莲肉。莲子性平，味甘、涩，入脾、肾、心经，有养心、补脾、益肾等诸多作用。而莲子生用补益心脾，熟吃能补益脾胃，善治心慌、失眠、脾虚、泄泻等病症。莲子中的一种青绿色的小胚芽叫作莲子心，具有苦味。莲子心也是一味中草药，善治心神不安，不但可治精神虚弱所致的失眠多梦等症状，同时还有助于调治高血压。

芡实：

芡实，为睡莲科水生植物芡的种仁，因其形状相似于鸡头，故亦称鸡头果或鸡头米等。其种仁既为食物，也可以药用，并可舂粉后取用。芡实中一般含有淀粉、蛋白质、脂类、钙、磷、铁、维生素B_1、维生素B_2、维生素C等。芡实性平，味甘、涩，入脾、肾经，有补脾益肾、燥湿止泻等功能。适用于失眠或伴有脾肾亏虚患者的辅助食疗。

羊心：

羊心富含蛋白质、油脂、钙、磷、铁，还有维生素B_1、维生素B_2、维生素A、维生素C、烟酸等。中医学指出，羊心味甘，性温，入心经，有补益心气、解郁除烦等功能。主要适用于心烦、失眠，伴抑郁、胸闷的患者。

羊髓：

羊髓味甘，性温，有益阴补髓、润肺泽肌等作用。而羊髓还可用于对失眠患者以及伴有肾阴亏虚患儿的辅食处理。

牛骨髓：

牛骨髓性平，味甘，有滋肺补肾、填精益髓的作用。常和核桃仁等药材搭配使用，适合治疗肾精不足的失眠患者。

猪心：

猪心味甘、咸，性平，有养心安神、补血的作用。中医所说，"以形补形"，在食疗中可用来治"心不藏神"的失眠者，为食疗配膳中习用之物。

牛奶：

牛奶味甘，性平，有滋养肺胃，补气养血等作用。牛奶中的色氨酸是人类必需的8种氨基酸之一，它不但具有缓解情绪的功能，还有使人产生疲乏感觉的功能。临睡前若饮一杯温牛奶，能够发挥安眠的功能，会使人较快地进入梦乡。

牡蛎肉：

牡蛎肉，又称生蚝肉，为牡蛎科动物近江牡蛎、长牡蛎、大连湾牡蛎等的肉，被誉为滋养补益上品，"炙食甚美，令人细肌肤、美颜色"。牡蛎肉含蛋白质、脂类、碳水化合物、钙、磷、铁、维生素A、烟酸等。性微寒，味咸，入肝、胆、肾经，具有益气滋阴养血、养心安神等作用。《食经》载：牡蛎肉治"夜不眠、志意不定。"此外，将牡蛎去肉，留壳，捣碎生用亦称生海蛎子；火煅后粉碎，称煅牡蛎。前者具滋阴潜阳、镇惊安神、收敛固涩之效；后者亦用以治疗胃痛吐酸，有镇痛止酸之效。经药理学研究证实，生蚝水提物的悬浊液对人体因环己巴比妥钠而造成的嗜睡有协同效果，对青蛙坐骨神经亦有较强的麻醉作用。

蜂乳：

蜂乳，是由吸蜜鸟科昆虫中华蜂等工蜂咽腺产生的乳糜，与蜂蜜按1∶100的比率混合而成的液体，由于这种乳糜是蜂巢箱内王蜂的特殊食品，故也叫蜂王浆。蜂乳有助于提高抵抗力和促进身体生长发育，蜂乳味甘、酸，性平，有益肝血、健脾气、补肾精等作用，也有助于防治头晕失眠。

海参：

海参含有蛋白质、碘、甾醇、钙、磷、铁、三萜醇等。海参味甘、咸，性温，入心、肾经，有补肾益精、养血润燥等功能，适用于因气血不足所致失眠患者。

小麦：

小麦，为禾本科植物小麦的种子。其富含淀粉、蛋白质、糖类、油脂、卵磷脂、谷甾醇、精氨酸、麦芽糖、蛋白酶、维生素等。小麦味甘，性凉，入心、脾、肾经，有健脾益气、除烦止渴等作用。对因心脾两虚引起的失眠、烦躁也有一定效果，实际应用时宜用整颗麦子（去壳）煮食。

小米：

小米中的色氨酸浓度为中国谷物之首，性凉，味甘、咸，入脾、肾、胃经，其有调理脾胃、安眠的作用。常熬小米粥吃，可让人快速进入梦乡。

胡桃：

胡桃，为胡桃科植物胡桃的果实，其核仁即胡桃仁可供食用，又称核桃，性温，味甘，入肾、肺、大肠经。胡桃仁含脂类油40%～70%，大部分是亚油酸甘油酯，此外还包括维生素B_1、维生素B_2、维生素C、维生素E及β-胡萝卜素、烟酸、蛋白质、碳水化合物、钙、磷、铁等。因此胡桃也是一类营养价值较高的滋养食物。胡桃仁有提高体重和血清白蛋白水平的功能，并影响了胆固醇在人体的代谢。而胡桃仁所富含的蛋白质和不饱和脂肪酸是脑部组织新陈代谢物所必需的关键化学物质。而胡桃还有滋养脑细胞和改善脑部功能的效果，因此自古以来就被称之为健脑食物，也经常用于医治失眠、健忘的患者。

葵花子：

葵花子，性平，味甘，入大肠经，含有蛋白质、糖、各种维生素和氨基酸以及不饱和脂肪酸等，有平肝、降压、降胆固醇的功能，并有很好的安眠效果。

鸽蛋：

鸽蛋，富含蛋白质、脂类，以及碳水物质、钙、磷、铁等。鸽蛋味甘、咸，性平，有补益肾气等功能。特别适宜于肾虚所引起的失眠症状，在临床治疗上常炖吃或加冰糖炖熟后服用。

枸杞子：

枸杞子，是茄科植物枸杞子的干制熟成果。本品中含有类胡萝卜素、硫胺素、硫胺素的拮抗物质、核黄素、烟酸、抗坏血酸、β–谷甾醇、亚油酸、玉蜀黍黄素、甜菜碱、酸浆果红素、各种维生素、14种氨基酸、糖、蛋白质、脂类和铁、磷、钙等。经试验证明，枸杞子对免疫功能有显著提高和调节的效果，并具备降脂、预防动脉粥样硬化、降糖、促进造血功能等功效。同时枸杞子还能使血液中的某些反映功能状况的客观指标向年轻化方向改变。由此证明了中医药学中所记述的枸杞子有滋肝补肾、益精明目、强筋骨、壮体魄的功能，且久服能暂缓老化，从而延年益寿。适用于防治肝肾阴虚型的老年人失眠，取其滋润肝肾、养血安神之功。

第四节　现代医家治疗不寐的特点和思路

1.施今墨（1881—1969）[1-3]

施今墨，著名中医学家，北京四大名医之一，对于失眠的治疗有着独到的见解。施氏治不寐，以病因而论可分心肾不交、血不上荣、脑肾不足、阴虚阳亢、阳虚阴抑、肾气失和、胆虚邪扰、肝经受病、瘀血内阻等10余种。对于心肾不交，施氏主张宜交通心肾，用酸枣仁汤、交泰丸、枕中丹、养心固本汤。对于血不上荣，施氏认为宜养血安神，用八珍汤合朱砂安神丸、磁朱丸。虚寒则用远志饮子、十四友丸。脑为髓海，肾主骨生髓，脑与肾密不可分，用脑过度则伤肾气，肾亏则脑不足，治疗宜补肾壮髓，肾水亏虚则用六味地黄丸、杞菊地黄丸、麦味地黄丸，参以酸枣仁、龙骨、牡蛎等。肾阳亏虚则用十全大补汤、三才封髓丹、五子衍宗丸、肉苁蓉丸、还少丹。心阳亢盛者宜清心降火，用黄连阿胶鸡子黄汤、百合知母汤、栀子豉汤。温病后期，余热灼津，或大病久病，心阴暗耗，阴亏津少，则无以养心，心虚则神不守舍，故不能成寐，或忽寐忽醒。宜滋阴宁神，用麦冬、天冬，女贞子、旱莲草、玄参、阿胶、天花粉、石斛等味，可加龙骨、牡蛎、龟板、鳖甲。阳虚阴抑扶阳抑阴，阳虚者益气为先，用人参、黄芪、怀山药、石莲肉，参以紫河车、鹿角胶、淫羊藿、五味子。施氏认为胃气失和也会导致不寐。若胃虚不寐，得食则能卧。胃热、胃实宜导痰化滞，用半夏、茯苓、黄连、枳实、石菖蒲，参以陈皮炭、青皮炭、莱菔子、蒲公英、玫瑰花、厚朴花。胃虚宜建中和胃，用半夏秫米汤合异功散、归脾汤、桂枝龙牡汤。胆热、胆寒、均会造成胆虚，胆虚则决断无权，遇事易惊，神无所归，虑无所定，入寐不易。胆热宜清肝宁胆，用温胆汤去生姜，甚者加龙胆草。胆寒、胆虚宜温胆散寒，用千金温胆汤。肝病会导致肝失疏泄出现气机与情志的抑郁或亢奋，肝不藏魄，魂不守舍则惊骇多梦，夜卧不安，梦游。宜疏肝解郁，用逍遥散、炙甘草汤、柴胡加龙骨牡蛎汤、十味温胆汤、诸复脉汤。肝虚者则用珍珠母丸。年老或久病会导致气血瘀阻，心络瘀阻则心神失养，脑脉瘀阻则元神失养，心脑气血凝滞，阴阳失调，神机不宁，故不能成寐。宜化瘀通络，用旋覆花汤、逍遥散。冲任不调者则用胶艾四物汤。

施氏临证善用对药，其治疗不寐对药共分以下几类：①养心安神类：适宜于阴阳气血亏虚，心神失养所致不寐，常用药对为：茯苓、茯神；茯神、麦冬；生酸枣仁、熟酸枣仁；酸枣仁、柏子仁；远志、石菖蒲；百合、知母。②清心安神类：适宜于邪热扰心，或阴虚火旺所致不寐，常用药对为：酸枣仁、栀子；半夏、夏枯草；黄连、肉桂；黄连、阿胶；刺蒺藜、白薇；秫米、半夏；栀子、淡豆豉。③补肾安神类：适宜于肾精亏虚，髓海不足，阴阳失调，元神失养所致不寐，常用药对为：女贞子、旱莲草；何首乌、刺蒺藜；甘松、鹿角霜；刺蒺藜、潼蒺藜；仙茅、淫羊藿；补骨脂、胡桃肉。④镇惊安神类：适宜于痰湿、瘀血、食积、郁火诸邪扰心及阴阳失调，心神魂魄躁动不宁所致不寐，常用药对为：龙骨、牡蛎；紫石英、紫贝齿；龙齿，紫贝齿；石决明、紫石英；珍珠母、磁珠丸；朱砂、琥珀。

2.祝味菊（1884—1951）[4-5]

祝味菊为近代中西医汇通代表医家之一，沪上名医。对于"气本虚甚，而又兴奋特甚者，清之则益虚其虚，温之则益增其躁""虚人而躁甚者，气怯于内，阳浮于上，其为兴奋，乃虚性兴奋也，甘凉之剂，可令小安，缓和之效也，因其小效，而频服之，则气愈怯则阳愈浮矣，此非抗阳之有余，乃阳衰不能自秘也。大凡神经衰弱者，易于疲劳，又易于兴奋，滋阴清火之法，虽有缓解兴奋之效，然其滋柔阴腻之性，足戕贼元阳，非至善之道也。"这里讲的虚火是气虚阳浮之证，与阴虚火旺之证不同。一般认为，阴虚则阳亢，是从阴阳互根角度出发。正如虚热有阴虚所致，也有气虚所致。气虚是本，治当温补；阳虚是标，治当潜降。以滋阴清火之法治之，虽有缓解兴奋之小效，然非至善之道。首先，祝氏坚持认为虚者当用温补，此乃常法。其次，虚者还须分清阴虚或气虚。此处即为气虚，滋阴柔腻，阻碍元阳。更重要的是，既然是虚证，用寒凉清火，犯虚虚之戒。所以祝氏认为，"气虚而兴奋特甚者，宜与温潜之药，温以壮其怯，潜以平其逆，引火归元，导龙入海，此皆古之法，不可因其外形之兴奋，而滥与清滋之药也。"故此祝医创立

"温潜法"用附子配伍磁石、龙骨、牡蛎等重镇潜下的药物，温阳而又潜降，故称温潜法，附子通十二经，可升可降，为百药之长，能随所伍而异其用。

3.祝谌于（1914—1999）[6-7]

祝谌于认为，不寐一证，主要用于脏腑阴阳失调、气血不和所致，所以治疗须着重在治所病脏腑及其气血阴阳，"补其不足，泻其有余，调其虚实"，使气血调和，阴阳平衡，脏腑功能得以恢复正常。对于肝郁血虚不寐，祝氏用逍遥散加减，方中当归、白芍补血养肝，敛阴益脾；白术、茯苓、炙甘草健脾和中祛湿；柴胡升阳疏肝；薄荷芳香疏泄；何首乌、白蒺藜益肾平肝，散风止痛；女贞子、旱莲草益肾平肝，调和阴阳；酸枣仁、五味子、白薇养血安神祛虚热；夏枯草、半夏引阳入阴，和胃安神。对于痰热内扰，祝氏认为宜化痰清热，养心安神，药用十味温胆汤加减，方中半夏燥湿化痰，和胃止呕；陈皮理气和中，燥湿化痰；茯苓健脾利湿；炙甘草益气和中；枳实下气行痰，和胃止呕；竹茹清热化痰；石菖蒲、远志豁痰开窍；酸枣仁、五味子收敛心气，养血安神；夏枯草与半夏、女贞子与旱莲草交通阴阳；川断、枸杞子、白蒺藜、首乌藤滋补肝肾，清火息风。由瘀血阻滞导致的不寐宜活血化瘀，药用广当益芎芍：方中当归、赤芍、川芎活血化瘀；广木香、白芍行气柔肝；葛根、丹参活血化瘀，滋润筋脉；沙参、麦冬、五味子养阴润燥，祛瘀存阴；白蒺藜、木贼草清肝明目，活血化瘀，行气消滞。心肾不交型，祝氏认为宜交通心肾，宁心安神，药用孔圣枕中丹加减：方中生龙骨、生龟板潜镇阳气，使阳入阴；石菖蒲、远志交通心肾，健脑益智；半夏与夏枯草、女贞子与旱莲草交通阴阳；葛根、丹参活血柔筋；郁金、酸枣仁、百合解郁养血安神。阴虚内热导致不寐宜滋阴清热，药用当归六黄汤加减：方中当归、生地、熟地养血增液，育阴清火；黄连、黄芩、黄柏清热泻火除烦；黄芪补卫固表；沙参、麦冬、五味子益气养阴，宁心敛汗；钩藤、白头翁息风；桑寄生、川断、菟丝子滋补肝肾。祝氏在治疗不寐上必用对药半夏、夏枯草和女贞子、旱莲草，因半夏得至阴之气长，夏枯草得至阳之气长，女贞子冬至之日采，旱莲草夏至之日收，故两组对药合用可引阳入阴，交通阴阳。因不寐关键在于心神不安，故祝氏在辨证论治基础上常施以酸枣仁、五味子、百合等安神之品。

4.邓铁涛（1916—2019）[8-9]

邓氏对平素喜酒或肥甘饮食，舌体偏胖，苔厚或腻，脉弦滑者。辨证为痰湿阻滞型不寐，表现为入睡困难，伴胸闷头晕、恶心、大便不爽，药用温胆汤加减，加补气运脾之品以绝痰源，结合南方气候特点，枳壳、橘红因温燥而减量使用，再根据病情或加重镇之品，或合养血之方，或佐甘缓之品表现为平素性情忧都，或久患不寐，寐而易醒，伴多梦、心悸气短、面色萎黄、精神疲倦、纳差。舌淡，苔白，脉细弱。此为心脾两虚型不寐药用归脾汤加减，多合用甘麦大枣汤养心安神，补中缓急。瘀血内阻型不寐表现为夜间入睡困难，寐而易醒，伴胸闷、头昏、纳差、半身汗出。舌质暗，苔薄黄，脉沉滑，舌下脉络瘀紫。药用补气活法，重用补气药，配合活血药以消瘀散瘀。对于病情复杂的不寐患者，尤其是老年患者，久病之人，或长期不寐久治不愈者，往往虚实错杂，多脏同病，或表里同病，治其实则虚者更虚，治其虚则奎滞邪气，多种治法同用，又显药力不专。邓氏主张采用中药内服配合中药外洗的方法，内服中药主要治其本，外洗则主要治其标。既能标本同治，又不致药力分散。

5.朱良春（1917—2015）[10-12]

朱氏治疗顽固性不寐思路广博，用药独特，崇古而不泥古，善于通权达变，临床遣方用药别具一格。取《黄帝内经》"半夏秫米汤，降其气，即所以敛其阳"之理，自拟半夏枯草煎，用于治疗慢性肝病所致不寐，药用姜半夏、夏枯草、薏苡仁、珍珠母，以此为基本方，肝血不足加当归、白芍、丹参；心阴不足加柏子仁、麦冬、琥珀末；心气虚加大剂量党参；有痰热之象加黄连；脾肾阳衰，健忘头晕，肢倦纳差，或兼夹阳痿加蜈蚣、鸡血藤，治疗顽固不寐疗效满意，屡起沉疴。特别是对于早期肝硬化患者因久病或误治，临床见肝血肝阴两虚，或肝胃不和，或土壅木郁、胃失和降等，导致心失所养，气机逆乱，肝阳偏亢，上扰神明，而致的顽固不寐者，效果尤佳。朱氏拟半夏、夏枯草为对，既取"降其气，即所以敛其阳"之理，又取二药和阳养阴，均治不寐之功。加薏苡仁助半夏和胃除痰，胃和则心神安。珍珠母平肝，潜阳定惊，且有滋肝阴、清肝火之功。而蜈蚣合鸡血藤对慢性肝病患者顽固不寐证属脾肾阳衰或兼阳痿者，有鲜为人知的疗效。蜈蚣既有温壮元阳，善治阳痿，开胃进食，有开瘀解毒之功，又有安神之效，尤配合大剂量鸡血藤，一以温壮元阳，一以活血补血，确是一对安神药。朱氏遵章次公"有些失眠患者，单纯用养阴、安神、镇静药效果不佳时，适当加入桂附一类温阳兴奋药，每每奏效"。自拟甘麦花仙磁石汤，用于治疗顽固性不寐虚多实少，脾肾两虚或心脾两虚证，药用甘草、淮小麦、制黄芪、淫羊藿、五味子、灵磁石、枸杞子、丹参、远志、茯苓，彻夜不寐者加蝉蜕。对现代医学所谓之神经衰弱，夜难入寐，或多梦易惊，或彻夜不寐之症，疗效颇为满意。淫羊藿之用颇有巧思，朱氏尝谓其温而不燥，为燮理阴阳之妙品，盖淫羊藿配伍黄芪足以顾及温阳兴奋，调和阴阳，缓补、温补心脾，强壮肾阳，以达双向调节之目的。蝉蜕为方中又一妙用，朱氏认为凡因风、因痰而生热，因热、因恐而致痉，因惊、因痰而为痫、癫和不寐的证候，用蝉蜕都有疗效。临床症见郁郁不舒，虚烦惊悸，口苦呕涎，或触事易惊，梦寐不详，或短气悸乏，自汗肢肿，饮食无味，心虚烦闷，坐卧不安。朱氏观其病机：一为湿热内蕴或胆虚痰热所致不寐，药用温胆汤加龙胆草；二为胆寒虚烦，心胆虚怯所致不寐，药用温胆汤加钩藤、葛根、苏叶、龙骨、牡蛎；三为气郁生痰，痰气相搏所致不寐，药用温胆汤加生龙骨、生牡蛎。疗效颇为满意。

6.赵绍琴（1918—2001）[13-14]

赵氏对不寐多从肝胆辨治，认为不寐并非都是由于血不养心或心气不足，更多的是由于肝胆郁热，心肝火旺。现代生活的快节奏所造成的精神压力，复杂的人事关系所导致的种种不愉快，对某些人来说，郁怒不能及时发泄，势必形成肝胆郁热，木盛火亦旺，故形成心肝火旺之势，乃至不寐。治疗宜运转枢机，疏调气机，则郁热可泄，不寐自愈。故治宗小柴胡法，取小柴胡汤中主药柴胡、黄芩二味，疏肝清热并举，加川楝子入肝胆泻火热郁结，合升降散疏利气机，枢机运则魂安其舍，气机畅则郁热不生。

7.颜德馨（1920—2017）[15-16]

颜氏认为不寐源于阴阳失调，气属阳，血属阴，阴阳失调具体表现为气血失调，因此，气血失调贯穿于不寐的整个过程，据此颜氏提出以气血失调立论，提出以"衡法"，即调和气血为大法，分为4个不同阶段辨证论治。①肝郁气结型：本阶段以邪实为主，故治宜疏肝理气，解郁宁神，同时多有肝郁化热的病变趋势。方用丹栀逍遥散加减。②气郁化火型：阳浮上越，邪实标盛，急当治标，若专事苦寒泻火，将致气血凝结，郁火愈盛。治当疏发气机，清肝泻火，佐以重镇安神。方用柴胡加龙骨牡蛎汤加减。③气滞血瘀型：病多虚实夹杂，宜疏肝调血，活血以祛瘀，养血以安神。用血府逐瘀汤加减。④气血两虚型：此时正气亏损，心脾肝气羸弱，上下交损，治取中焦，立法益气补血，健脾养神，佐以柔肝疏肝。方用归脾汤加减，方中木香不可多用，以5g为宜。此外，气血失调，尚可导致痰湿产生，蔽阻心窍，或化热扰动心神。此时，可视体质虚实，选用黄连温胆汤或十味温胆汤祛除痰湿以治标，待痰湿得去，仍当以调和气血治本为法。颜氏应用"衡法"调和气血，谨守气血以流通为贵的特点，遵循"木郁达之，火郁发之，泻其有余，补其不足"的原则，在辨证施治的基础上，加用治"气"药如柴胡、枳壳、桔梗、黄芪、香附等；治"血"药常用丹参、川芎、赤芍、蒲黄等。并喜用具有引药入经或助眠安神的药味及药对，如：黄连入心经，于方中少量佐用，可清心安神，而无苦寒伤阴之弊；百合养心兼补肝气，有安神之功；黄连合肉桂交通心肾，既济水火以安神；夏枯草合半夏协调阴阳以助眠；合欢皮合夜交藤解郁养血以助眠；石菖蒲合远志通肾气上达于心。另外，颜氏提出用药当中病为贵，过用刚烈峻猛及阴柔滋腻之品，可伤及气机或碍滞血运，对治疗不利。调和阴阳气血也应以平衡为宜，不可偏执一端而过用重镇潜阳，以免阻碍清阳舒展。

8.何任（1921—2012）[17-18]

何氏治疗顽固性不寐，其独到之处有四：其一，治病求本，久病化瘀：病邪久羁，诸药罔效，久病入络。当此之时，若用一般养心安神之品，只能是隔靴搔痒，杯水车薪。何氏针对瘀血之因，确立用活血化瘀之法，方选清代王清任的血府逐瘀汤以活血逐瘀。其二，瘀多挟痰，痰瘀同治：瘀血阻络，脉络不畅，气机瘀滞，则水湿不化，聚湿为痰。痰瘀交结，故病邪缠绵，胶着难辨。何氏在方中常配姜半夏以祛痰化湿。其三，久病必虚，活中有养：不寐日久，心脾必虚。脾虚则气血生化无源，导致气虚，气虚帅血无力则血瘀，血虚无以灌心则阴亏。阴血亏损，心神失常，心神不宁，故病势缠绵。何氏重用丹参、夜交藤意在攻中有补，祛邪而不伤正。尤其是丹参一味，为补血活血之上品，故有"一味丹参饮，功同四物汤"之美誉。④审因用药，奇中取胜：针对不寐沉疴重症，何氏并不在方中用大队的重镇安神或宁心安神如朱砂、磁石、柏子仁、酸枣仁、茯神、远志之品。而是针对瘀痰互结，用祛痰化瘀直攻其邪，为防攻邪伤正，则辅活中有养。

9.王翘楚（1927—2020）[19-23]

王氏认为脑主神明，肝主情志，心主血脉，五脏皆能致不寐，但以肝为主，主张不寐从肝论治。认为脏腑功能失调导致气血失和是不寐产生的关键，情志因素是引发不寐的主要病因，主要病位在肝脏，常涉及影响心脾肾等其他脏腑，而表现出各种不同的证型，而肝脏功能失调是病之本。五脏虽皆致不寐，调治亦不离肝。在治疗上善用平肝活血安神法。王氏认为存在于每个人周围的心理、社会因素影响并非使人得病，那些患不寐的人大都属肝旺之体，因而对心理、社会因素容易产生易感性，故易被情志所伤，所以在治疗中要充分考虑到肝旺的本质因素，并积极调和紊乱之气血以顾其标象，平肝活血安神法能使肝旺之体得到平衡，尤亢盛之阳得以平静，失和之气血趋于调和，从而起到标本兼治的整体综合效果。并善于将辨证用药与精神调养有机结合，以调其情志，因此"从肝论治"理论包含了辨证用药和思想疏导两方面的内容。在临床治疗中，根据肝阳偏亢，气滞血瘀这一基本病机特征和临床表现，以"从肝论治"为原则，采用平肝潜阳、活血安神为法组成基本方，药用柴胡、生龙骨、生牡蛎、郁金、枳壳、天麻、钩藤、菊花、枸杞子、赤芍、白芍、丹参、麦冬、五味子、夜交藤、合欢皮、灯心草。若心阴不足、虚烦梦多，加百合、知母、生地；心肝火旺、烦热易怒、惊悸，加生铁落、淮小麦、甘草、大枣、川黄连；肝阳上亢、头晕胀痛，加川菊、葛根、石决明；肝郁气滞、两胁胀闷隐痛，加金铃子、延胡索；肝胃不和，胃气上逆，加旋覆花、代赭石、制半夏；脾虚便溏、食后胀闷，加黄芪、党参、苍术、白术、茯苓；肠胃湿热、泄泻、腹胀，加川黄连、木香、秦皮、焦山楂；肾虚腰膝酸痛、足跟痛，加桑寄生、杜仲、骨碎补；肾虚泄泻加补骨脂；肺热咽痛加桑叶、菊花、玄参、射干。

10.周仲瑛（1928—）[24-26]

周氏辨治不寐重视分析病机特点，明辨病因，指出辨治不寐必须深入分析其病机特点，明辨导致不寐的病因，从病因入手是提高不寐临床疗效的关键。正常情况下，昼阳行于外则寤，夜阳归于内则寐；阳气生长收藏的自然进行，是保证睡眠觉醒正常节律的前提。这一自然进程一旦受到干扰，由阳入阴的途径受阻，则心神不能由动转静，从而引起不寐，是其基本病机。气行不畅则气郁，血脉不通则血瘀，津液不归正化则生痰，久郁不通则化火，郁、瘀、痰、火是引起不寐最为常见的病理因素。从病位分析，五脏皆与不寐有关，其主病在心、肝二脏。治疗上周氏立足复法处方，力争药证契合。复法是指两种以上治法的联合应用，是处理证候兼夹、病机错杂一类疾病的有效手段。周氏认为，在临证实践中，较单一的病机病证固然存在，但病证交叉相兼的情况更为多见。周氏用药组方多从古方化裁，尤擅长小方复合的组方方法，所谓小方一般指主要用药很少，但组合相当精细，疗效经过了中医药几千年来的实践与临床证明。在其处方中可见酸枣仁汤、朱砂安神丸、温胆汤、千里流水汤、交泰丸、半夏汤、百合地黄汤、四君子汤等多种小方结合而用的例子，如：心肝火旺、心神不安用酸枣仁汤合百合地黄汤；心肾不交、痰热内蕴用交泰丸合黄连温胆汤。小方复合法是周教授组方用药的一大特色，在其他疾病的治疗中仍然适用此方法。当然，周教授也使用一些大方，如天王补心丹、安神定志丸、归脾汤等，但总以突出方中主药为方法进行组方，灵活变通运用。

11.周绍华（1937—）[27-28]

周氏重视辨证与辨病相结合，提出现代医学的神经衰弱、焦虑症、癔病、抑郁症以及内脏器官的功能紊乱、更年期精神病、躁狂忧郁症等，凡临床表现以不寐为主者均属中医不寐范畴。而对一些疾病如气管炎、肺心病、心绞痛、胸膜炎和一些脑血管病等，因病而难以入寐者，则另当别论。对于肝炎、贫血、高血压、脑动脉硬化等，临床中有不寐表现者，应在治疗原有疾病的基础上兼治不寐，这样睡眠得安，精神好转，有利于原有疾病的康复。

周氏对不寐的辨治分为5种证型：①木郁火旺证：常因恼怒伤肝，气郁化火，内扰神明而发。表现为入寐困难，噩梦纷繁，平时心烦意乱，口苦口干，或自卑感重，甚至有轻生念头，舌质红，苔薄黄，脉弦数或弦细数。宜疏肝泻火定神志，药用丹栀逍遥散加磁石、淡竹叶。②湿热内扰证：多由平素嗜食肥甘，聚生湿热，或肝郁脾虚，湿邪内生，日久化热，上扰神明所致。表现为寐而不安，时寐时醒，胸中烦闷，时嗳气，头昏沉，注意力不集中，喜凉恶热，舌质红，苔黄腻，脉弦滑。宜清热化湿安心神。药用柴苓温胆汤加石菖蒲、炒远志。③阴虚火旺证：因心血亏少，心肾之阴不足所致。表现为不寐心烦，似寐似醒，或忧或怒，恍惚不宁，头昏健忘，便干，耳鸣头晕，舌红少苔或薄黄少津，脉细数。宜滋阴养血宁心神。药用天王补心丹或酸枣仁汤加减。④忧思郁结证：因忧思过度，心阴暗耗，气血不和所致。表现为虚烦少寐，多忧善虑，精神恍惚，悲伤欲哭，或暗自发笑，悲喜无常，问之则多无明显诱因，纳差神疲，舌淡苔薄白，脉弦细或数。宜养心安神调气血。药用甘麦大枣汤合逍遥散加减。⑤心脾两虚证：多由于肝郁日久，木克脾土，或素体脾胃虚弱而致气血生化不足，或产后虚损，或久患他疾，气血暗耗、心失所养而致。表现为入寐困难，寐而易醒，面白无华，气短乏力，惊悸健忘，甚则头昏眼花，纳谷不香，舌淡，苔薄白，脉细弱。宜益气养血安心神。药用归脾汤加减。

12.裘昌林（1944—）[29-31]

裘氏强调从整体出发，找病因，定病性，分虚实邪正关系辨证论治，以"补其不足，泻其有余，调其虚实"为辨证用药总则。临床对不寐以虚实辨治：①虚证：心脾两虚证、心胆气虚证。治以补气养血、养心安神为法。②实证：肝郁气滞证、心火亢盛证、痰热扰心证、肝胆湿热证、食积胃气不和证。治以疏肝理气、清热泻火、祛痰化湿、消食和胃、活血化瘀为法。③虚实夹杂证：阴虚火旺证、心肾不交证。治以补虚泻实，调其虚实，摇度阴阳为法。裘氏认为不寐虽然涉及心、肝、脾、肾等脏腑功能失调，但着重在心、肝。以清心、养心、宁心之法来调节心的功能，心神得安，则夜寐得宁。清心之法：心经实热者，善用黄连，配以淡竹叶、灯心草以清泻实热，热清则神交，神交则寐；虚热扰心者，多以生地、麦冬、玄参、酸枣仁养阴清热安神。养心之法：常用酸枣仁、柏子仁、淮小麦、丹参，尤其重用酸枣仁。宁心之法：多用生龙骨、生牡蛎、青龙齿重镇之品，以宁心安神。以疏肝、清肝、养肝之法来调节肝的功能。疏肝之法：以柴胡、郁金、合欢皮、玫瑰花、绿萼梅等疏肝解郁。清肝之法：以牡丹皮、焦山栀、黄芩、龙胆草等清肝泻火。养肝之法：以丹参、当归、白芍、酸枣仁养肝柔肝。除此之外，裘氏还非常重视针对病因，开展精神治疗。

参考文献

[1]林虹，李翔.施今墨先生治疗失眠经验浅析[J].天津中医，2000，17（5）：1-2.

[2]李德珍，裴蓉，王抗战.施今墨论治失眠探析[J].中医研究，2013，26（6）：63-65.

[3]吕景山.施今墨对药[M].北京：人民军医出版社，2010:216-307.

[4]招萼华.温潜法治不寐三家医案述评[J].中医文献杂志，2002，75（3）：35-36.

[5]招萼华.祝味菊医案经验集[M].上海：上海科学技术出版社，2007:58-62.

[6]杨兵.祝谌予治疗不寐证经验[J].中国中医药导报，2002，17（9）：551-552.

[7]祝肇刚.祝谌予临床经验辑要[M].北京：中国医药科技出版社，2002:128-143.

[8]徐云生.邓铁涛教授治疗失眠的经验[J].新中医，2000，32（6）：5-6.

[9]邱仕君，邓铁涛，李俊德.邓铁涛医案与研究[M].北京：人民卫生出版社，2009:201-203.

[10]邱志济，朱建平.朱良春治疗顽固失眠的用药经验和特色[J].辽宁中医杂志，2001，28（4）：205-206.

[11]朱良春，蒋熙，朱又春，等.朱良春用药经验集[M].湖南：湖南科学技术出版社，2011:75-77.

[12]朱建平，马旋卿，强刚，等.朱良春精方治验实录[M].北京：人民军医出版社，2010:92-95.

[13]彭建中.赵绍琴教授临床活用经方验案举隅[J].国医论坛，1994，9（4）：17-18.

[14]彭建中，杨连柱.赵绍琴临证验案精选[M].北京：学苑出版社，2000:143-146.

[15]章日初，俞关全.颜德馨教授辨治失眠十法经验[J].陕西中医，1996，17（3）：122-123.

[16]杨志敏，老膺荣，汤湘江.颜德馨教授从气血失调辨治失眠的经验[J].中医药学刊，2003，21（8）：1247-1248.

[17]高尚社.国医大师何任教授辨治失眠验案赏析[J].中国中医药现代远程教育,2011,9(2):15-16.

[18]郑虹,赵雄龙.何任诊治不寐的经验[J].浙江中医学院学报,1995,19(1):31-32.

[19]许良.王翘楚治不寐学术思想初探[J].中医文献杂志,2002,76(4):42-44.

[20]严晓丽,王翘楚.王翘楚教授从肝论治失眠症[J].北京中医药,2008,27(1):22-23.

[21]徐建,王翘楚,施明.从肝论治失眠症——王翘楚教授学术思想初探[J].上海中医药杂志,1995,39(7):1-3.

[22]许红,徐建,王惠祐.王翘楚辨治失眠症学术思想和临证经验[J].上海中医药杂志,1995,39(7):1-3.

[23]苏泓,王翘楚.王翘楚教授从肝论治失眠症[J].中医药通报,2006,5(1):51-53.

[24]陈曦,孙杰,郭立中,等.周仲瑛教授治疗失眠病机与药物关系探讨[J].辽宁中医药大学学报,2011,13(5):57-58.

[25]王长松.周仲瑛治疗失眠经验[J].山东中医杂志,2006,25(7):487-488.

[26]陈婕,曹承燕,徐澄,等.基于数据挖掘的周仲瑛治疗失眠症组方用药规律[J].河北中医,2010,32(6):806-807.

[27]云志有,康显.周绍华教授治疗不寐证经验[J].河南中医,1997,17(4):237-238.

[28]毛丽军,宁侠.周绍华神经科方药心得[M].北京:科学出版社,2010:178-180.

[29]姚憬.裘昌林治疗不寐证临床经验[J].实用中医内科杂志,2001,15(3):15-16.

[30]裘涛.裘昌林应用经方治疗失眠经验[J].浙江中西医结合杂志,2011,21(9):594-595.

[31]陈利芳,周金丽,裘昌林.裘昌林运用丹栀逍遥散治疗围绝经期失眠经验[J].世界中医,2009,4(2):86-87.